改訂新版
栄養管理プロセス
Nutrition Care Process

栄養ケアプロセス研究会 監修
木戸 康博・中村 丁次・寺本 房子 編

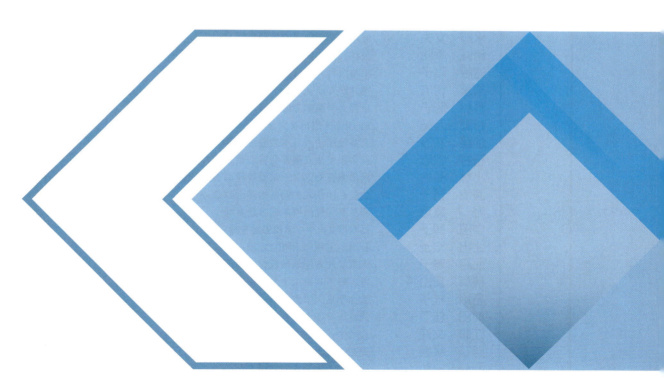

第一出版

監 修	栄養ケアプロセス研究会	
編 者	木戸　康博	金沢学院大学栄養学部栄養学科教授
	中村　丁次	神奈川県立保健福祉大学名誉学長
	寺本　房子	川崎医療福祉大学名誉教授
編集幹事	石長　孝二郎	広島女学院大学人間生活学部教授
	片桐　義範	公立大学法人福岡女子大学国際文理学部教授
	寺本　房子	川崎医療福祉大学名誉教授
	山本　貴博	中村学園大学栄養科学部准教授
著 者	中村　丁次	神奈川県立保健福祉大学名誉学長
（執筆順）	木戸　康博	金沢学院大学栄養学部栄養学科教授
	山本　貴博	中村学園大学栄養科学部准教授
	石長　孝二郎	広島女学院大学人間生活学部教授
	片桐　義範	公立大学法人福岡女子大学国際文理学部教授
	津田　とみ	前 徳島文理大学人間生活学部教授
	笠原　賀子	北陸学院大学教授
	外山　健二	国立大学法人奈良女子大学生活環境学部特任教授
	寺本　房子	川崎医療福祉大学名誉教授
	川島　由起子	横浜市青葉区医師会認定栄養ケア・ステーション責任者
	幣　憲一郎	武庫川女子大学食物栄養科学部教授
	水野　文夫	城西大学薬学部特任准教授
	徳丸　季聡	公益社団法人日本栄養士会医療事業推進委員会副委員長
	遠藤　陽子	川崎医科大学附属病院栄養部部長
	須永　将広	国立がん研究センター東病院栄養管理室長
	野村　聡子	京都大学医学部附属病院疾患栄養治療部管理栄養士
	杉野　万紀	前 国際医療福祉大学三田病院栄養室係長
	加藤　すみ子	公益社団法人日本栄養士会常任理事
	石村　敦志	社会福祉法人福寿会特別養護老人ホーム松林荘管理栄養士
	小林　弘治	島田療育センター栄養管理部 NST 室室長
	渡邉　啓子	公益社団法人福岡県栄養士会会長
	堀　寛恵	埼玉県保健医療部健康長寿課
	中田　智子	栃木市立大平中学校栄養教諭
	北出　宏予	石川県宝達志水町立志雄小学校栄養教諭
	北島　雅子	東京都教育庁地域教育支援部課長代理
	植草　真由美	習志野市立第二中学校栄養教諭
	石川　桂子	愛知学泉大学家政学部講師
	前田　佳予子	武庫川女子大学食物栄養科学部教授
	江頭　文江	地域栄養ケア PEACH 厚木代表
	熊谷　琴美	愛知学院大学健康科学部講師
	西村　一弘	駒沢女子大学人間健康学部教授
	田中　弥生	関東学院大学栄養学部教授
	利光　久美子	愛媛大学医学部附属病院栄養部長
	下浦　佳之	公益社団法人日本栄養士会専務理事

はじめに

　栄養管理プロセス（栄養ケアプロセス：Nutrition Care Process；NCP）とは，栄養管理（栄養ケア；nutrition care and cure）を必要とする対象者や対象集団に対して，効果的でかつ効率的な栄養支援ができるように工夫された手順を示すものです。栄養管理プロセスの目的は，対象者や対象集団の栄養管理するための手順とその方法を標準化することです。栄養管理プロセスは，①栄養状態の評価（栄養アセスメント），②栄養診断（栄養状態の判定），③栄養介入，④栄養モニタリングと評価（判定）の４段階の手順で構成されています。この中の栄養診断では，標準化されたPES報告書として，「Sの根拠に基づき，Eが原因や関係した，Pの栄養状態と考える（栄養診断できる）」と一文により記載します。

　本書「栄養管理プロセス（NCP）」は，栄養管理の手順を理解して，その方法を活用し，管理栄養士・栄養士の業務を明確にするとともに，関連する専門職と連携をはかり，管理栄養士・栄養士の業務を遂行するために必須のテキストであると確信しています。国際栄養士連盟（ICDA）では，Nutrition Care Process を普及させることにより，管理栄養士（栄養士）の資格を国際認定することを目指しています。Nutrition Care Process は，ICDA が提案している管理栄養士・栄養士のコンピテンシーの国際基準です。

　本書の改訂にあたり栄養管理プロセス研究会に編集幹事会を立ち上げ，栄養管理プロセスで用いる用語の国際定義を遵守し，日本での実績と実情を考慮して表記を修正しました。また，栄養管理プロセスが医療分野だけでなく，保健分野や福祉分野，災害時の栄養管理でも活用できるように，それぞれの分野での事例を記載しました。

　本書が栄養専門職である管理栄養士・栄養士の資質向上に寄与し，国際認定が可能となる管理栄養士・栄養士の養成施設における教育に寄与することを願っています。また，本書で学んだ管理栄養士・栄養士が日本の栄養士制度の中で「全人的栄養ケア」の視点で実践活動を行い，実践例を世界に発信するとともに，人々の生活の質（QOL）の向上に寄与することを期待しています。

　最後に，出版に当たってお世話になった第一出版編集部や関係諸氏に心から感謝を申し上げます。

2022 年 3 月

編者一同

目　次

はじめに

第 1 章　栄養管理プロセスの概要　　1

1-1　栄養管理プロセスの概要 ──────────（中村丁次）2

1-1-1　栄養管理の歴史 ………………………………………… 2

（1）わが国の栄養問題の変遷と栄養管理　2

（2）新たな栄養問題と栄養管理　3

1-1-2　栄養管理プロセスの背景 ……………………………… 4

（1）栄養管理の国際標準化　4

（2）栄養診断の意義と必要性　5

1-1-3　栄養管理プロセスの意義 ……………………………… 8

1-2　栄養管理プロセスの活用 ──────────（木戸康博）10

1-2-1　栄養管理プロセスと栄養ケア・マネジメント ……… 10

1-2-2　栄養に関する標準用語とそのコード化 ……………… 11

1-2-3　栄養診断の報告書 ……………………………………… 12

1-2-4　栄養管理 ………………………………………………… 13

1-2-5　保健と医療・福祉の現場での活用 …………………… 13

第 2 章　栄養管理プロセス　　15

2-1　栄養スクリーニングと紹介 ──────────（山本貴博）16

2-1-1　栄養スクリーニングとは　16

2-1-2　種々の栄養スクリーニング法　16

2-2　栄養評価 ──────────────────（石長孝二郎）24

2-2-1　栄養アセスメントとは ………………………………… 24

（1）栄養評価データ（指標）と栄養評価（栄養アセスメント）　25

（2）栄養評価（栄養アセスメント）と栄養診断のコード　26

（3）栄養評価のための標準的用語と分類　26

2-2-2　栄養評価するための比較基準値 ……………………… 27

（1）エネルギーおよび栄養素の比較基準値　27

（2）身体計測の比較基準　40

（3）生化学データ，臨床検査と手順　46

（4）栄養に焦点を当てた身体所見　46

（5）個人履歴　47

i

2-2-3 栄養評価における比較基準値の活用法 ………………………………… 47

  (1) 食物・栄養に関連した履歴　47

  (2) 身体計測　47

  (3) 生化学データ，臨床検査と手順　48

  (4) 栄養に焦点を当てた身体所見　48

  (5) 個人履歴　49

2-2-4 栄養評価の用語とコード ………………………………………………… 50

2-3　栄養診断（栄養状態の判定） ──────────────── (片桐義範) 57

2-3-1 栄養診断（栄養状態の判定）とは ………………………………………… 57

2-3-2 栄養診断の7つのステップ ………………………………………………… 58

  (1) 栄養診断の7つのステップを用いた具体的な進め方　58

  (2) 栄養モニタリング　61

2-3-3 栄養診断の用語とコード ………………………………………………… 62

2-3-4 栄養診断（用語）の解説 ………………………………………………… 65

  (1) エネルギー・栄養素摂取量　65

  (2) 臨床栄養　112

  (3) 行動と生活環境　124

  (4) その他の栄養　142

2-4　栄養介入 ──────────────────────────── 143

2-4-1 栄養介入の概要 …………………………………………………… (津田とみ) 143

  (1) 栄養介入とは　143

  (2) 栄養介入の4領域　143

  (3) 栄養介入の用語とコード　144

2-4-2 栄養介入計画とその提言・指導 ……………………………… (津田とみ) 146

  (1) 栄養介入計画とその記録　146

  (2) 栄養介入の提言　147

2-4-3 栄養介入用語の解説 …………………………………………… (笠原賀子) 148

2-5　栄養モニタリングと判定 ─────────────────── 170

2-5-1 栄養モニタリングと判定の目的 ……………………………… (山本貴博) 170

2-5-2 栄養評価と栄養モニタリング ………………………………… (山本貴博) 170

2-5-3 栄養モニタリング項目 …………………………………………………… 170

2-5-4 栄養モニタリングと判定の具体的な進め方 ……………………………… 173

2-5-5 栄養管理プロセス実践の成果の判定 ………………………… (外山健二) 174

  (1) 成果の判定方法の概要　174

  (2) 栄養管理プロセスのアウトカム指標の重要性　176

| 2-6 | 栄養管理の記録方法 ──────────────── (寺本房子) 178 |

（1）問題志向型システム　178
（2）問題志向型診療記録　179
（3）栄養指導報告書　180
（4）栄養管理プロセスの記録　180

| 2-7 | アウトカム管理システム ──────────── (川島由起子) 184 |

2-7-1 アウトカム管理システム（アウトカム・マネジメント）とは ……………… 184
（1）評価の観点　184
2-7-2 栄養管理プロセスにおけるアウトカム管理システムとは …………………… 185
（1）栄養管理プロセス実施の結果のモニタリング（監視）　185
（2）影響評価とは　185
（3）最適なパフォーマンスとアウトカム（結果）に達しなかった原因の特定・分析　185

第3章　栄養管理プロセス演習　187

| 3-1 | 医療分野 ──────────────────── (幣 憲一郎) 188 |

事例1　糖尿病…………………………………………………… (水野文夫) 189
事例2　腎疾患（巣状分節性糸球体硬化症） ………………… (徳丸季聡) 193
事例3　胃がん術後…………………………………………………… (遠藤陽子) 198
事例4　上行結腸がん回盲部切除術後（化学療法中） ………… (須永将広) 202
事例5　慢性閉塞性肺疾患（COPD） ………………………………… (杉野万紀) 206
事例6　アテローム血栓性脳梗塞 ………………………… (野村聡子，幣 憲一郎) 210

| 3-2 | 福祉分野 ──────────────────── (加藤すみ子) 216 |

事例1　認知症……………………………………………………… (石村敦志) 217
事例2　脳性麻痺……………………………………………………… (小林弘治) 220
事例3　パーキンソン病，低栄養…………………………………… (渡邉啓子) 223

| 3-3 | 公衆栄養分野 ───────────────────── (堀 寛恵) 227 |

事例　メタボリックシンドローム 積極的支援 ………………………… (堀 寛恵) 228

| 3-4 | 学校教育分野 ──────────────────── (中田智子) 233 |

事例1　肥満………………………………………………………… (北出宏予) 234
事例2　食物アレルギー……………………………………………… (北島雅子) 239
事例3　痩せ………………………………………………………… (植草真由美) 245
事例4　偏食………………………………………………………… (石川桂子) 249

3-5 地域活動分野 ————————————————————————— （前田佳予子）254

事例1 パーキンソン病, 多系統萎縮症 ………………………………… （江頭文江）255

事例2 S状結腸がん, 腸閉塞 ………………………………………… （熊谷琴美）260

事例3 嚥下障害 …………………………………………………………… （西村一弘）265

3-6 保険制度と栄養管理プロセス ———————————————————— 269

3-6-1 医療保険と介護保険を結ぶ栄養管理プロセス ………………… （田中弥生）269

3-6-2 栄養管理計画書・栄養情報提供書における活用 ……………… （利光久美子）274

3-6-3 栄養ケア・マネジメントとNCP応用のポイント ………… （加藤すみ子）279

3-7 その他 ——————————————————————————————————— 283

3-7-1 災害時の栄養における活用 ……………………………………… （下浦佳之）283

（1）災害時の栄養と食　283

（2）日本栄養士会災害支援チーム（JDA-DAT）　283

（3）災害時の緊急対応　284

（4）栄養管理プロセスの活用　284

3-7-2 病診連携での活用 ……………………………………………………… 288

事例　嚥下障害・低栄養 ………………………………………………… （渡邉啓子）288

巻末演習

索引 ——— 298

第 1 章

栄養管理プロセスの概要

1-1 栄養管理プロセスの概要

1-1-1 栄養管理の歴史

(1) わが国の栄養問題の変遷と栄養管理

　明治政府は，日本国家の近代化を図るために欧米の科学の導入を積極的に進めた。医学，栄養学も例外ではなかった。1877年，ドイツ人医師フォイトは，当時の日本人医学生に対して「好みに従って食事を食べるのはよくない。成分によって食べること」と述べ，栄養学の思想と各種栄養素の含有量が多い西洋型の食事の優位性を紹介した。当時の日本人の食事は，ご飯の偏重に少量の魚介類，野菜類，さらにいも類を中心としており，炭水化物が多く，たんぱく質，脂質，ビタミン，さらにミネラルの少ない食事で，国民の多くが低栄養状態にあり，各種の栄養欠乏症に悩まされていた。そのため，栄養欠乏症から逃れるための栄養改善が必要であった。特に，戦争による食糧事情の悪化は，深刻な低栄養状態を招いた。

　これに対し，2つの基本的解決策がとられた。1つは，国民への栄養知識の普及を目的とした栄養教育であり，もう1つは集団給食施設を介した食事の改善運動である。これらを実践する専門職として栄養士が誕生し，その業務を総称して栄養指導といった。このように，わが国の栄養指導とは，単に栄養教育だけではなく，集団給食における栄養管理業務も含まれた広い概念であった。昭和27（1952）年には，国民の栄養改善を目的とした法律「栄養改善法」が制定され，国策として栄養改善運動が実施された。当時，農産物の生産不足，貧困，さらに伝統的な食習慣により，食品の不足や偏りが多く，国民の低栄養状態が一般的に存在していたからである。

　栄養改善とは，すべての国民の栄養摂取量が必要量を満たすようにすることであり，その基準値として「栄養所要量」が定められた。栄養教育では，できるだけ多くの栄養素を高濃度に含み，消化のよいものが優れた食品として教育された。つまり，当時の食事は，食品の栄養素含有量で評価されたのである。学校，事業所，病院，施設などの集団給食施設においては，性・年齢階層別の栄養所要量が算出され，利用者の性・年齢別の重みを考慮した施設ごとの加重平均栄養所要量が算定され，その基準値を満たす献立が作成されて，給食が提供された。病院においては，特別治療食と一般食に分類し，特別治療食は患者個々に決定された医師の食事箋に基づいて献立が作成され，一般食は他の集団給食施設と同様の栄養管理が行われた。一般食を摂取する患者を，その病院の集団と考えて加重平均栄養所要量が算出され，その量を満たす献立が作成されたのである。このような方法で作られた食事は，施設の集団的特性を反映してはいるが，利用者個々の健康状態，栄養状態を配慮したものではなかった。病院の食事だけでは不足する者は，家庭や売店から食べ物を持ち込み，病院食では過剰栄養になる場合もあり，食べられない者は食べ残した。このことからも，当時の集団給食施設の役割は栄養欠乏症を平均的に予防することであったことがわかる。

　1960年以降，国民の栄養は欠乏状態が解決されると，肥満になる者や非感染性慢性疾患

（生活習慣病）の患者が増加し，逆に食べすぎが問題視され始めた。こうした中で，平成15
（2003）年度，「栄養改善法」は「健康増進法」へと改正され，対象者個々の栄養状態を改善す
ることを目標にした栄養管理基準が導入されたのである。

（2）新たな栄養問題と栄養管理

わが国における栄養問題は，生活の近代化，戦前・戦後の栄養・食糧政策，高度経済成長等
を経ることにより，食料不足や食品摂取の偏りによる低栄養問題から，過剰栄養による肥満，
生活習慣病へと移行してきた。一方，過剰栄養問題が深刻化する中で，若年女性を中心に極端
なやせや貧血がみられ，さらに，病院や福祉施設に入院・入所している傷病者や高齢者の中か
ら，高頻度に低栄養障害者が出現してきたのである。また，傷病者や高齢者の低栄養状態の放
置により，手術や薬物療法の治療効果が低下し，疾病の増悪化が進み，介護度は増大し，入院
日数も増加し，結局，医療費や介護費を増大させることが明らかになった。

同じ国に，同じ地域に，さらに同じ家庭に過剰栄養と低栄養が混在する栄養障害の二重負荷
（DBM；double burden malnutrition）が出現したのである。このような状態がみられるのは，
集団の特性のみではなく，同一人物でも，中高年までは過剰栄養によるメタボリックシンドロ
ーム，高齢になると低栄養によるフレイルやサルコペニアと，課題変遷する。つまり，中高年
期から高齢期にかけて，腹八分目に食べる指導からしっかり食べる指導へのギヤチェンジを，
いつ，どのような方法で行うかが課題となってきたのである。

ところで，近年，平均寿命から健康寿命の延伸へと人々のニーズは変化しつつある。健康寿
命の延伸の弊害となる介護の要因を調べると，生活習慣病の後遺症と老年症候群，特に衰弱，
骨折・転倒によるものが多く，これらの要因として過剰栄養と低栄養が混在していることにな
る。つまり，健康寿命の延伸には，生活習慣病予防とフレイル予防が必要になる。また，人々
は，単に疾病の予防・治療だけではなく，精神的にも社会的にも良好な状態を目指している。
いつまでも元気で，はつらつと生きがいを感じながら，幸せでいたいと願い，生活の質
（QOL；quality of life）を維持，向上できる食事のあり方も検討することが，必要になる。

一方，経済格差も食生活や健康に影響を与えつつある。「平成26年国民健康・栄養調査報
告」によると，低所得者層は，高所得者層に比べて穀類の摂取量が多いが，野菜類および肉類
摂取量が少なく，運動習慣のない者の割合が多く，喫煙率が高く，健診などの未受診者や肥満
者の割合は高い，というように，健康状態は悪かった。

超高齢社会を迎え，人々は，単なる命の保証だけではなく，元気よく健康に生きたいと願う
ようになり，QOLを向上する食事を願うようになった。その要望に応えるには，患者・クラ
イエント*の個々の特徴やニーズに沿った栄養管理が必要になる。このような状況は，欧米先
進諸国では，すでに1970年ごろよりみられ，その取り組みが行われていた。急速な高度経済
成長が始まったアジア，アフリカ，南米でも同様の状況が生まれつつあり，その対策が始まろ
うとしている。

以上のことから，栄養改善の目的が，栄養欠乏症時代の食品摂取の改善から，人間の栄養状
態の改善へと変化し，その方法に栄養ケア・マネジメント（NCM；Nutrition Care and Man-

agement) が導入されたのである[1,2]。そして，その実践に対しての診療報酬・介護報酬が算定されるようになった。平成 17（2005）年の介護保険改定では「栄養ケア・マネジメント」が，平成 18（2006）年の診療報酬改定では「栄養管理実施加算」が導入され，平成 20（2008）年には医療制度改革に基づき「特定健康診査・特定保健指導」が実施された。さらに，急性期のハイリスク者に対応するために，平成 22（2010）年の診療報酬改定で「栄養サポートチーム加算」が新設され，平成 24（2012）年には，「栄養管理実施加算」の内容がそのまま入院基本料に包括された。

栄養管理が管理栄養士の最も重要な業務になったのである。

*患者・クライエントとは，個人，グループ，家族，介護者などを指す。

1-1-2 栄養管理プロセスの背景

（1）栄養管理の国際標準化

栄養問題が多様化，複雑化する中で，個人に対する栄養管理の重要性は広く認められるようになった。ところが，疾病の診断方法や治療方法が科学的根拠に基づいて国際標準化されるのに対して，栄養領域では専門用語や概念，さらに方法に統一性がなく，混乱状態が続いていた。栄養と食事のアカデミー（AND；Academy of Nutrition and Dietetics，元 アメリカ栄養士会）はこのような状況を踏まえ，栄養管理に関する言語と概念，さらに方法を正式に定義して標準化することを決定した。

1998 年，AND の Polly Fitz 会長は，Health Services Research に栄養管理に関するタスクフォースを立ち上げ，2001 年から栄養管理に関する本格的な検討を始めた。2003 年，その成果を基に，AND は Nutrition Care Process（NCP，栄養管理プロセス）の導入を正式に決定し，その内容を機関誌に発表した[3]。検討過程で特に強調されたことは，栄養管理に関する言語や概念，さらに方法に統一性がなく混乱状態であることが，医療を行う専門職側のみの問題ではなく，栄養療法や食事療法を不確かなものにし，国民や患者に不利益をもたらしている事実であった。つまり，AND は，栄養管理の統一性を目指すことを社会から強く要望されたのである。

さらに AND は，NCP の国際標準化を進めることを 2005 年に提案し，この年の 8 月 23 日～24 日，シカゴの AND 本部で「食事療法の国際的標準化に関する会議（International Meeting on Standardized Language for Dietetics）」を開催した[4]（図 1-1）。会議には，アメリカ，カナダ，イスラエル，オーストラリア，イギリス，日本が参加し，日本からは著者が参加した。提案された NCP は，マネジメントサイクルに基づき，①栄養評価（nutrition assessment），②栄養診断（nutrition diagnosis），③栄養介入（nutrition intervention），④栄養モニターと評価（nutrition monitoring and evaluation）から構成されたものであった。会議中，多くの時間をかけて議論されたのが「栄養診断」の導入であった。各国間での国内事情に多少の差異があったが大筋で合意し，以後，参加国は国際栄養士連盟（ICDA；International Con-

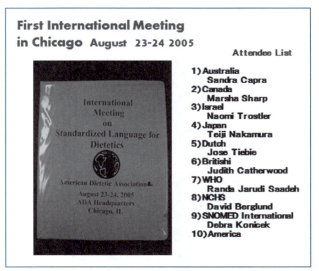

図 1-1　International Meeting on Standardized Language for Dietetics, 2005

federation of Dietetic Association）を軸に，それぞれの国で NCP の教育，普及に努めることを約束した[5]。わが国は，その後，平成 20（2008）年，横浜で開催された第 15 回国際栄養士会議（ICD；International Congress of Dietetics 2008）でワークショップ（Evidence-based Practice: Nutrition Care Process and Standardized as Clinical Elements）を開催し，議論を深めることとした。なお，日本においては，平成 12（2000）年に栄養士法の改正を行ったばかりであり，NCM を体系化し，管理栄養士の養成や栄養政策に導入しつつある段階であったことから，まず，AND が発行する NCP についての書籍の翻訳を出すことを約束した。

2008 年，AND は，NCP の最初の単行本『International Dietetics & Nutrition Terminology（IDNT）Reference Manual——Standardized Language for the Nutrition Care Process』を出版した（図 1-2）。

平成 20（2008）年，横浜で開催された第 15 回国際栄養士会議（ICD2008）のワークショップでは，各国の代表から NCP の取り組みや研修の実態が報告された。日本は，独自で進めている NCM が，国際的な NCP の概念と同様のものであり，栄養診断の言葉が一般化するまでは，栄養アセスメントを「栄養状態の評価」，栄養診断を「栄養状態の判定」という言葉で表現し，栄養管理に関する教育，普及をより一層進めていく旨を表明した。その後，栄養診断という言葉が国内外で一般化し，国際的に NCP が普及することにより，平成 24（2012）年，社団法人日本栄養士会（現 公益社団法人日本栄養士会，以下，日本栄養士会）から NCP の翻訳本が出版され[5,6]，日本栄養士会に NCP 検討委員会が創設されると同時に，各地で研修会が開始され始め，現在に至っている。

（2）栄養診断の意義と必要性

栄養管理プロセス（NCP）とは，質の高い栄養管理を提供するためのシステムアプローチであり，栄養管理のモデルである。しかし，NCP は，栄養管理の方法を標準化することを目

第 1 章　栄養管理プロセスの概要

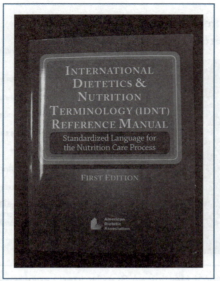

図 1-2　『International Dietetics & Nutrition Terminology（IDNT）Reference Manual——Standardized Language for the Nutrition Care Process』初版本

指したものであり，すべての患者・クライエントに同じ内容の栄養管理を行うことを目的にしているのではない。患者・クライエントの栄養状態の評価，判定から出発して，栄養状態を改善し，その結果を再評価し，さらに介入を続ける NCP の方法は，患者・クライエントがもつ個々のニーズと特徴を考慮して，科学的エビデンスに基づいて行うフレームワークを示しているのである。つまり，栄養管理の重要性が叫ばれながら，その方法に統一性がなく，混乱状態を起こしているために，その解決策として NCP が作成されたと理解すべきである。中でも，NCP で特記すべきことは，その過程に栄養診断（Nutrition Diagnosis）の段階が存在することであり，このことは患者・クライエント個々の特性を生かした個別の栄養管理を実施する上で，大きな意味をもつ。

1）栄養診断と，栄養評価や医療診断との違い

　栄養診断とは，NCP における栄養評価と栄養介入の中間に位置し，栄養評価を基に患者・クライエントの栄養状態を診断することである。また，栄養介入により解決，改善すべき特異的な課題を明確化することでもある。つまり，NCP の最初のステップである栄養評価は，栄養が関係する問題，その原因，さらに栄養管理の意義を識別するために必要な各種のデータを取得，解明，さらに検証するためにシステマチックに行われる。一方，栄養診断は，栄養評価を基に，栄養に関する特異的な課題を明確化することである。栄養評価は，各種のデータを個別に評価するのに対して，栄養診断では栄養評価の個別の評価を基に総合的評価，判定をすることになる。栄養評価の具体的な評価項目には，食物・栄養に関連した履歴，生化学データ，臨床検査と手順，身体計測，身体所見，個人履歴がある。

例えば，医師が，それぞれの患者の身体所見や臨床検査を評価して，最終的に「糖尿病」と病名を診断するように，栄養診断は，各種指標からなる栄養評価の評価項目から，標準化された基準により栄養状態を一言で判定しようということである。つまり，疾病に診断基準があるように，栄養に関しても国際的に標準化された基準を作成したということになる。これにより，管理栄養士間の栄養状態の評価，判定のばらつきを最小限にすることができ，専門職が瞬時にその状態を理解できることになる。また，標準化された方法で整理しておけば，栄養管理の科学的エビデンスの蓄積が可能となり，栄養介入によりどの程度問題が解決できたのか，あるいはできなかったのかを客観的に判断できることにもなる。

ところで，注意しなければならないことは，栄養診断は，医師が病気の診断をする医療診断（medical diagnosis）とは異なる点である。栄養診断は，栄養領域に限定された状態や現象を診断することであり，栄養療法の介入により改善できることが前提になる[7]。例えば，「エネルギー・たんぱく質欠乏症」や「脚気」は医師が行う，栄養性疾患である「病気の診断」である。栄養診断は，栄養評価によりエネルギー・たんぱく質あるいはビタミン B_1 の摂取不足状態が存在し，エネルギーやたんぱく質あるいはビタミン B_1 の摂取量を増加させる栄養介入により改善が期待できる場合に，「エネルギー・たんぱく質不足状態」や「ビタミン B_1 不足状態」と「栄養状態の診断」をすることになる。

AND は 70 種に及ぶ栄養の診断基準を作成している。

栄養診断は下記の 3 つの項目から構成される。

①摂取量：食物や栄養素が，実際の必要量や推定必要量に比べて過剰か過小に摂取されている状態
②臨床：病態や身体状態に関係した栄養問題
③行動・環境：対象者の知識，態度，信念，身体を取り巻く環境，食物へのアクセス，食物の安全性の問題

2）PES による栄養診断の記述

栄養診断ができたら，標準化された PES と呼ばれる方法で記述する（ 表1-1 ）。P（problem or nutrition diagnosis label）とは問題や栄養診断の表示で，患者・クライエントが改善すべき内容をいい，E（etiology）とは栄養状態を悪化させている原因や要因を示し，S（sign/symptoms）とは，患者・クライエントの症状や徴候で，栄養診断に導く栄養評価上のデータである。つまり，従来，わが国で栄養評価と呼んでいた項目は S の中に含まれ，これらの科学的エビデンスに基づく総合的な判定が栄養診断である。

栄養診断は，「S の根拠に基づき，E が原因や関係した，P と栄養診断できる」と一文により記述する。このような表現すれば，医療関係者は，栄養診断の根拠や栄養状態を悪化させた要因を共通して理解でき，栄養管理上最も重要な栄養障害の内容を知ることができ，優先順位（プライオリティ）の高い栄養管理が実施できる。

PES で記述しておけば，P が栄養診断となり，E がその原因や要因となっているので，次の

第 1 章　栄養管理プロセスの概要

表 1-1　PES による栄養診断（Nutrition Diagnosis）の記述

（P）Problem or Nutrition Diagnosis Label	問題点や栄養診断の表示 　　つまり，患者・クライエントの栄養状態の中で，修正すべき内容
（E）Etiology	原因となる/関係している危険因子 　　→栄養介入（計画と実施）
（S）Sign/Symptoms	患者・クライエントの症状や徴候であり，栄養診断を行うための栄養評価上のデータ 　　→栄養モニターと評価

過程である栄養介入では，E を解決するために食事や栄養補給上の修正，改善をどのような方法で解決すればよいか，栄養計画を策定することができる。そして，その計画に基づいて実施すれば，栄養診断の次の段階である栄養介入を実施できることになる。そして，最後の過程となるモニターや再栄養評価では，診断の根拠となった S が改善されたか否かを観察する。つまり，栄養評価で用いた症状/徴候や検査項目を評価して，栄養介入によりこれらがどの程度変化したかを判定するということである。問題点が解決されない場合は，最初の過程に戻り，再栄養評価を行い，このサイクルを回転させることにより，栄養状態を徐々に改善していくことができる。

1-1-3　栄養管理プロセスの意義

　21 世紀を前に，これからの日本の栄養のあり方に関する議論が繰り返され，平成 12（2000）年には栄養士法の大改正が行われた。議論の根底に流れていたことは，これからの日本の栄養問題は，従来のような不適切な食物摂取にあるのではなく，栄養素を受け入れる人間側にあり，人間栄養学の教育，研究を進め，それに基づいた栄養政策をすべきであるという意識であった[1]。そこで，管理栄養士を傷病者の栄養指導を行う専門職と位置づけ，傷病者の健康状態・栄養状態に基づいた人間の栄養管理ができる専門職になるという目標が定められた。カリキュラムの改定が行われ，管理栄養士の業務として，疾病の一次予防には特定健康診査・特定保健指導が，二次予防の医療と三次予防の福祉には NCM に基づく栄養管理が新設され，急性期医療に対しては栄養サポートチーム（NST：nutrition support team）加算も新設された。この十数年間で栄養士を取り巻く環境は激変したのである。このように，管理栄養士の業務は，従来の対物業務から対人業務に変化したのである。しかし，現在でも，管理栄養士の役割として献立作成や調理が重要だとの意見がある。

　おいしい料理が提供できる管理栄養士の存在意義は大きい。しかし，病棟や高齢者施設，あるいは在宅患者には，食欲がなくなり，正常な味覚を失い，咀嚼や嚥下ができず，やせこけて病状が悪化し，適正な栄養管理が実施されていないという状況が多くみられる。このような場合には，どのようにおいしい料理を提供したとしても，患者・クライエントを救うことができないことは，一度でもベッドサイドに出ればすぐに理解できる。

8

管理栄養士には，「なぜ味覚が低下し，食欲が出ないのか？　それは，病気が原因なのか？」，「栄養管理上の問題なのか？」，「味覚や食欲を落とす薬物の副作用なのか？」　さらには，「薬物が栄養素の消化，吸収，さらに代謝に影響を与えていないか？」，「精神的問題なのか？」といった議論ができる知識や技術が求められる。ベッドサイドで管理栄養士が医師，看護師，さらに薬剤師と議論しなければ解決できない課題は多い。傷病者や高齢者の栄養状態の改善は，単に提供されている食事の修正だけではできないからである。

最近，管理栄養士がベッドサイドに行き，NST にも参加するようになった。果たしてその成果は出たのであろうか？　欧米でも，30〜40 年前に同じような問題が起こった。臨床での知識や技術は，経験を積み重ね，症例を多く経験すれば自然に向上する。しかし，その間の患者・クライエントは，専門職が育つための道具ではなく，管理栄養士の未熟さにより患者・クライエントが治療上の不利益を受けることがあってはならない。そのためにも，栄養管理の最低限の知識や技術は修得しておく必要があり，それが，NCP が誕生した理由の一つである。

幸いなことに，NCP は，手順に従って実施すればある程度の質の高い栄養管理が提供できるシステムになっている。すべての管理栄養士が NCP を修得することの意義は大きく，管理栄養士としての職業倫理でもある。そして，この技術を基に臨床経験を積み上げれば，苦しむ患者・クライエントを救うための確かな手段を早く獲得することができるのである。日本の管理栄養士が NCP を修得し，栄養管理の技術を向上させ，日本の人々に貢献することはもちろんのこと，国際的にも活躍できるようになることを切に願っている。

参考文献

1）細谷憲政：臨床栄養序論，チーム医療に必要な人間栄養の取り組み，臨床栄養，中村丁次編，p.2-28（2012）第一出版
2）松田 朗，小山秀夫，杉山みち子：これからの高齢者の栄養管理サービス—栄養ケアとマネジメント（1998）第一出版
3）Karen L, Ellen P; Nutrition Care Process and Model: ADA adopts road map to quality care and outcomes management, *J Am Diet Assoc*, **103**, 1061-1072（2003）
4）Documents of International Meeting on Standardized Language for Dietetics, August 23-24, 2005, American Dietetic Association, Chicago
5）中村丁次：栄養管理の国際的標準化と栄養診断の導入，臨床栄養，**11**，89-91（2006）
6）公益社団法人日本栄養士会監訳：栄養診断，国際標準化のための栄養ケアプロセス用語マニュアル，pp.190-337（2012）第一出版
7）中村丁次，川島由起子，寺本房子：栄養ケアプロセスにおける栄養診断，日臨栄会誌，**40**，8-14（2018）

1-2 栄養管理プロセスの活用

　管理栄養士・栄養士は，患者・クライエントに食物と栄養管理を確実に提供することができる唯一の有資格者である。熟練した管理栄養士・栄養士は，患者・クライエントに情報を伝え，教育し，激励することが可能である。この栄養の指導は，健康を維持増進させるだけでなく，時には人生を変えるものとなる。この管理栄養士・栄養士の業務は，科学的根拠に基づく情報とともに，栄養の指導を実践するために必要なガイドラインを提示するものでもある。このためには，膨大な症例と学術論文から，栄養素を正しく摂取するための「食生活全体の取り組み」を裏づける最新情報を常に入手しなければならない。

　一般食や調整食を評価するためには，それぞれの食品に含まれる栄養素に関する詳しい知識が必要である。特に，食生活を適正にするための食品と食事についての知識は不可欠である。管理栄養士・栄養士が提示する食事やメニュー・レシピは生きた教育教材になるからである。学校給食，地域における料理教室，病院や高齢者施設で提供される食事や栄養補助食品などは食習慣改善のための具体的な提案となる。さらに，患者・クライエントの食習慣を変えることは，大きな責任を伴う介入であることを肝に命じなければならない。日常の食習慣を変えることにより，患者・クライエントの将来にわたる健康に対して責任をもつことになるからである。

　栄養管理プロセス（NCP）とは，質の高い栄養管理を提供するためのシステムアプローチであり，栄養管理のモデルである。NCPで特記すべきことは，その過程に標準化され，コード化された栄養診断（Nutrition Diagnosis）の段階が存在することである。この栄養診断では，標準化されたPESと呼ばれる方法で記述される。PES報告書では，「Sの根拠に基づき，Eが原因や関係した，Pと栄養診断できる」と一文で記述する。この報告書により，管理栄養士・栄養士とともにチームとして栄養改善に当たる関係専門職（保健・医療関係者など）が，栄養診断の根拠や栄養状態を悪化させた原因や誘因を共通して理解でき，栄養管理上最も重要な栄養障害の内容を知ることができ，優先順序の高い栄養管理を実施できる。

1-2-1 栄養管理プロセスと栄養ケア・マネジメント

　日本栄養士会は，平成26（2014）年4月より，管理栄養士・栄養士が食と栄養に関する知識と技術を能動的に高めるための生涯教育を始めた。この生涯教育のポイントは，「専門職としての職業倫理」と「栄養管理プロセス（NCP）」の導入である（図1-3）。

　従来の栄養ケア・マネジメント（NCM；Nutrition care and management）と栄養管理プロセス（NCP）との違いは，NCMの「栄養アセスメント」をNCPでは「栄養評価」と「栄養診断」に分けたことである（図1-4）。栄養診断とは，栄養評価項目を基に患者・クライエントの栄養問題を明らかにすることである。栄養評価は栄養状態の評価であり，栄養診断は栄養状態の総合的な判定という概念である。

1-2. 栄養管理プロセスの活用

1. 専門職としての職業倫理をベースにした態度や行動をとる。
2. 栄養士や管理栄養士が行う「栄養の指導」の本質とその実践形態を理解し説明できる。
3. 栄養管理プロセス（栄養評価，栄養診断，栄養介入，栄養モニタリングと評価（判定））の基本を理解し，活用できる。
4. 行動変容の理論と実践について習熟している。

図 1-3　管理栄養士・栄養士のミニマムスタンダード

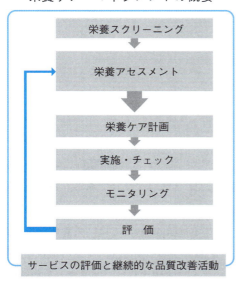 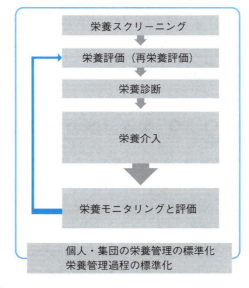

図 1-4　栄養ケア・マネジメントと栄養管理プロセス

　管理栄養士・栄養士は，栄養診断を実践する中で，栄養に限局した診断であることを意識して取り組まなくてはならない。栄養に限局した診断とは，栄養管理を必要とするすべての対象者に「経口栄養法」，「経腸栄養法」，「経静脈栄養法」を総合的に捉え，栄養状態を「問題なし」，「低栄養」，「過剰栄養」，「栄養バランスの不良」の4つのカテゴリーに分けて，その判定根拠とその原因や誘因について評価・判定することである。つまり，栄養診断内容が栄養介入により解決できる問題である。

1-2-2　栄養に関する標準用語とそのコード化

　管理栄養士・栄養士は，その勤務場所にかかわらず栄養管理を実施し，その業務内容を標準化した用語で記録し，それらをコード化する必要がある。管理栄養士・栄養士が栄養に関する標準用語を用い，それらをコード化し，科学的根拠に基づく栄養管理を行うことにより，管理栄養士・栄養士の業務の範囲を示していくことになる。管理栄養士・栄養士の業務を明確にするためにも，用語の標準化とコード化は必要である。

第 1 章　栄養管理プロセスの概要

S（Sign/Symptoms）の根拠に基づき，

> 栄養評価の指標を根拠として，SOAP の P（Plan）の
> Mx）Monitoring plan（モニタリング計画）と関連づけて記載する。

E（Etiology）が原因（関係した）となった，

> 栄養診断の原因を根拠として，SOAP の P（Plan）の
> Rx）Therapeutic plan（栄養治療計画）
> Ex）Education plan（栄養教育計画）
> と関連づけて記載する。

P（Problem or Nutrition Diagnosis Label）である。

図 1-5　PES 報告書

1-2-3 栄養診断の報告書

　栄養診断ができたら，標準化された PES 報告書として記述する（図 1-5）。栄養診断の
PES 報告書は，「S の根拠に基づき，E が原因（関係した）となった，P である」と一文にな
るように記述する。P（Problem or Nutrition Diagnosis Label）とは，問題や栄養診断の表示
を示し，患者・クライエントが改善すべき内容をいう。E（Etiology）とは，栄養状態を悪化
させている原因や誘因である。S（Sign/Symptoms）とは，患者・クライエントの症状や徴候
であり，栄養診断に導く栄養評価の指標である。このように表現すれば，関連する専門職は，
栄養診断の根拠や栄養状態を悪化させた原因や誘因を共通して理解でき，栄養管理上最も重要
な栄養障害の内容を知ることができ，優先順位を考えた栄養管理が実施できることになる。

　PES 報告書では，P が栄養診断となり，E がその原因や誘因となっているので，次の過程で
ある栄養介入では，原因や誘因（E）を解決するために食事や栄養補給上の修正を施し，栄養
を改善するための活動を栄養管理計画として策定することができる。そして，その栄養管理計
画に基づいて，栄養診断の次の段階である栄養介入として実施することになる。その際，非常
に重要なことは，行動変容理論を理解し，患者・クライエントの行動変容段階を正しく判断す
ることである。無関心期と関心期とでは，管理栄養士・栄養士の栄養の指導内容が大きく異な
ることを理解し，その行動変容段階に最適な栄養管理計画を提案しなければならない。さら
に，最後の過程となるモニタリングや再栄養評価では，栄養診断の根拠となった S が改善さ
れたか否かを観察する。つまり，栄養評価で用いた症状/徴候や検査項目などがモニタリング
項目になり，それを指標として評価して，栄養介入によりこれらがどの程度変化したかを判定
する。問題点が解決されない場合は，最初の過程に戻り，再栄養評価を行い，このサイクルを
回転させることにより，栄養状態を徐々に改善していくことになる。

1-2. 栄養管理プロセスの活用

1−2−4 栄養管理

　栄養管理で最初に行うことは，患者・クライエントに対して科学的根拠に基づく正しい食と栄養の情報をわかりやすく提供することである。保健，医療，福祉，教育など管理栄養士・栄養士の活動の分野が異なっていても，患者・クライエントのさまざまな情報を基に栄養診断する。このときの栄養状態を悪化させている原因や誘因（E）の多くは，食と栄養の情報が正しく理解されていないことであり，栄養診断としては「栄養に関する知識不足」となる。

　患者・クライエントは，どのような栄養問題があるのか，その栄養問題にどのように対応すればよいのか，がわからないのであり，管理栄養士・栄養士は，科学的根拠に基づきその解決方法を丁寧にわかりやすく説明しなければならない。そのためには，常に新しい情報を入手して，食と栄養の専門職としての知識と技能の向上に努めなければならない。管理栄養士は，なぜ味覚が低下するのか，なぜ食欲が出ないのか，なぜ食欲が旺盛なのか，それは病気が原因なのか，栄養管理上の問題なのか，味覚や食欲を減退させたり増進させたりするものは何か，さらに，栄養素の消化，吸収，代謝，排泄に影響を与えているものは何か，精神的問題なのか，など，さまざまな観点から，栄養問題解決のための原因や誘因（E）を考えなければならない。

1−2−5 保健と医療・福祉の現場での活用

　管理栄養士・栄養士の活動現場は，保健，医療，福祉と大きく3分野に分けることができる。保健分野には，健康の保持・増進，疾病の予防などが含まれる。栄養管理の対象は，個人と集団である。医療分野には，疾病の発症予防・重症化予防などが含まれる。福祉分野には，成長期の子どもや高齢者の栄養失調予防や介護予防などが含まれる。栄養管理の対象は，個人と集団である。

　対象分野が保健分野であろうが医療分野であろうが，患者・クライエントに対する基本はNCPに従って行われる。NCPの中で最も重要なことは，栄養問題の本質的な原因や誘因（E）を見抜く知識と技術を身につけることである。事例や症例を基に，職域ごとの身近なグループで，関連職種を交えたグループで，ベテランと新人を交えたグループで，NCPを活用する能力を身につけることは，すべての職域の管理栄養士・栄養士に必須の課題である。

13

第 2 章

栄養管理プロセス
（Nutrition Care Process）

2-1 栄養スクリーニングと紹介

2-1-1 栄養スクリーニングとは

栄養スクリーニングは，ある集団の中から栄養不良の者，または栄養不良に陥るリスクを有する者を抽出するために行う。「栄養不良」は，低栄養以外に過栄養，代謝異常なども含まれる。栄養スクリーニングは，すべての患者・クライエントに行うことが基本であり，容易に入手できる指標を用いて行う。また，できるだけ早期に実施することを推奨している[1, 2]。

1）栄養スクリーニングと栄養評価

栄養スクリーニングは，広義では栄養評価に含まれ，初期段階の簡易栄養評価といえる[1, 3, 4]。狭義では，「選別」と「抽出」が目的であり，栄養不良の程度は問わない。一方，栄養評価は栄養スクリーニングの次の段階で詳細なデータを用い，栄養管理上の問題点を包括的に調べる[5, 6]。

栄養スクリーニングは，「簡便性」と「正確性」の妥協点により評価項目の組合せが決定する。患者・クライエントにより評価項目は異なるが，いずれも特別な器具や侵襲を要しない項目を組み合わせる。

2）栄養スクリーニング法の評価

栄養スクリーニング法の「正確性」を評価する際に用いる指標として，感度（鋭敏度）と特異度がある（表2-1）。栄養不良の者を抽出する場合，基準値（カットオフ値）を上げると栄養不良の者を高率に選別できるため，感度（鋭敏度）は高くなるが，栄養状態良好の者を栄養不良と誤判定する場合が増えるので，特異度は低くなる。逆に，基準値を下げると栄養状態良好の者を「栄養状態良好」と判定できるため，特異度は高くなる。しかし，栄養不良の者を栄養状態良好と誤判定する場合が増えるので感度（鋭敏度）は低くなる。

2-1-2 種々の栄養スクリーニング法

栄養スクリーニングで用いられる栄養評価項目には，主観的項目と客観的項目がある。客観的評価の指標には，臨床診査，病歴，血液・生化学検査，理学所見，身体計測，栄養摂取状況などがあり，このような項目を組み合わせて栄養スクリーニング，さらに栄養評価を実施する[7]。スクリーニング法は，評価項目の組み合せにより特徴が異なるため，対象者の特性に応じて選択することが重要である（表2-2）。

1）SGA

主観的包括的評価（SGA；subjective global assessment）[8]は，簡単な問診と病歴から対象者の栄養状態を主観的に判定する方法で，栄養評価に分類される場合もある（図2-1）。問診

表2-1 感度と特異度

	栄養不良（＋）	栄養不良（ー）	合　計
スクリーニング（＋）	真陽性（A）	偽陽性（B）	A＋B
スクリーニング（ー）	偽陰性（C）	真陰性（D）	C＋D
合　計	A＋C	B＋D	A＋B＋C＋D

感度：スクリーニングで栄養不良と判定し，実際に栄養不良だった数（A）を，栄養不良
　　　者の数（A＋C）で除す。
特異度：スクリーニングで栄養不良なし（栄養状態良好）と判定し，実際に栄養不良がな
　　　　かった者の数（D）を，栄養不良がなかった者の数（B＋D）で除す。

表2-2 栄養スクリーニングの評価項目

	体重関連項目			食事関連項目		身体機能・基礎疾患関連項目					その他の項目		生化学検査値
	BMI	体重減少	理想体重比	食事内容	食事量の減少	消化器症状	身体所見	身体機能	基礎疾患	侵襲	精神状態	服薬	
SGA		○		○	○	○	○	○		○			
MNA®-SF	○	○			○	○		○		○	○		
MUST	○	○			○								
NRS	○	○			○				○				
MST		○			○								
CONUT													○
GNRI			○										○

資料）早川麻里子，他：栄養アセスメントツールの対象患者と効果的な活用．静脈経腸栄養，25，581-584（2010）

項目は本人から情報を得ることができない場合，家族などから情報を得て判定することが可能である。「疾患と栄養必要量」はストレス係数に関する項目である。身体状況は0〜3の4段階で判定するが，明確な基準は示されておらず，評価者の主観により判定する。SGAは簡便である一方，評価者のスキルにより結果が異なるため，評価のための教育が必要である。教育を受けた評価者の判定は精度が高く，予後予測に対しても有用である[9,10]。

2）MNA®-SF

MNA®（Mini Nutritional Assessment）[11]は，65歳以上の高齢者の栄養状態を判定する方法として開発され，その後もさまざまな改訂が加えられている。このMNA®を簡便にした上で，MNA®と同等の栄養スクリーニングの精度を保つものがMNA®-short form（MNA®-SF）である（図2-2）[12]。MNA®-SFには，高齢者特有の身体・精神症状に対する質問項目があり，過去3か月の消化器症状，体重変化，日常生活動作，病歴を問診し，合計スコアにより「栄養状態良好」，「栄養不良のおそれあり」，「栄養不良」の3段階で判定する。栄養状態に問題がある場合は，MNA®を用いた詳細な栄養評価を推奨している。

第2章　栄養管理プロセス

```
A. 病歴
  1. 体重の変化
     過去6か月間における体重喪失：＿＿kg　（喪失率％）＿＿％
     過去2週間における変化：□増加　□無変化　□減少
  2. 食物摂取における変化（平常時との比較）
     □無変化
     □変化：（期間）＿＿週　＿＿月
     内容：□固形食　□完全液体食　□水分　□絶食
  3. 消化器症状（2週間の持続）
     □なし　□悪心　□嘔吐　□下痢　□食欲不振
  4. 身体機能性
     □機能不全なし
     □機能不全：（期間）＿＿週　＿＿月
     タイプ：□制限つき労働　□歩行可能　□寝たきり
  5. 疾患と栄養必要量との関係
     初期診断：＿＿＿＿＿＿＿＿＿＿＿＿＿＿＿＿＿＿＿＿＿＿＿＿
     代謝：亢進に伴う必要量／ストレス：□なし　□軽度　□中等度　□高度

B. 身体状況（スコアで表示：0＝正常，1＋＝軽度，2＋＝中等度，3＋＝高度）
     皮下脂肪の喪失（三頭筋，胸部）＿＿＿＿＿
     筋肉喪失（四頭筋，三角筋）＿＿＿＿
     くるぶし部浮腫＿＿＿＿　　仙骨部浮腫＿＿＿＿　　腹水＿＿＿＿

C. 主観的包括的評価
     □A：栄養状態良好
     □B：中等度の栄養不良　B
     □C：高度の栄養不良
```

図2-1 SGA（主観的包括的評価）

3）MUST

MUST（Malnutrition Universal Screening Tool）[13] は5段階の構成で，体重，BMI，最近5日間の栄養摂取状況の3項目で栄養状態を判定するものである（図2-3）。ステップ1でBMI，ステップ2で体重減少率，ステップ3で最近5日間の栄養摂取状態と栄養摂取を障害する疾患の有無を評価する。それぞれの段階で0～2のスコアが割り振られており，ステップ4でステップ1～3のスコアを合計して栄養障害の危険度を判定し，ステップ5で栄養管理の方法を選択する。MUSTもスコアにより「栄養障害危険度低」，「栄養障害危険度中等度」，「栄養障害危険度高度」の3段階で判定する。"Universal（万人向け，普遍的）"Screeningと表記しているとおり，成人であれば入院中の患者以外に施設入所者，地域住民などが広く対象となる[4]。

簡易栄養状態評価表
Mini Nutritional Assessment-Short Form
MNA®

Nestlé
NutritionInstitute

氏名：

性別： 年齢： 体重： kg 身長： cm 調査日：

下の□欄に適切な数値を記入し、それらを加算してスクリーニング値を算出する。

スクリーニング

A 過去3ヶ月間で食欲不振、消化器系の問題、そしゃく・嚥下困難などで食事量が減少しましたか？
0＝著しい食事量の減少
1＝中等度の食事量の減少
2＝食事量の減少なし

B 過去3ヶ月間で体重の減少がありましたか？
0＝3 kg 以上の減少
1＝わからない
2＝1～3 kg の減少
3＝体重減少なし

C 自力で歩けますか？
0＝寝たきりまたは車椅子を常時使用
1＝ベッドや車椅子を離れられるが、歩いて外出はできない
2＝自由に歩いて外出できる

D 過去3ヶ月間で精神的ストレスや急性疾患を経験しましたか？
0＝はい　2＝いいえ

E 神経・精神的問題の有無
0＝強度認知症またはうつ状態
1＝中程度の認知症
2＝精神的問題なし

F1 BMI　体重(kg)÷[身長(m)]^2
0＝BMI が19 未満
1＝BMI が19 以上、21 未満
2＝BMI が21 以上、23 未満
3＝BMI が 23 以上

BMI が測定できない方は、F1 の代わりに F2 に回答してください。
BMI が測定できる方は、F1 のみに回答し、F2 には記入しないでください。

F2 ふくらはぎの周囲長(cm)：CC
0＝31cm未満
3＝31cm以上

スクリーニング値
(最大：14ポイント)

12-14 ポイント： □ 栄養状態良好
8-11 ポイント： □ 低栄養のおそれあり (At risk)
0-7 ポイント： □ 低栄養

保存します
印刷します
リセットします

Ref. Vellas B, Villars H, Abellan G, et al. *Overview of the MNA® - Its History and Challenges.* J Nutr Health Aging 2006;10:456-465.
Rubenstein LZ, Harker JO, Salva A, Guigoz Y, Vellas B. *Screening for Undernutrition in Geriatric Practice: Developing the Short-Form Mini Nutritional Assessment (MNA-SF).* J. Geront 2001;56A: M366-377.
Guigoz Y. *The Mini-Nutritional Assessment (MNA®) Review of the Literature - What does it tell us?* J Nutr Health Aging 2006; 10:466-487.
Kaiser MJ, Bauer JM, Ramsch C, et al. *Validation of the Mini Nutritional Assessment Short-Form (MNA®-SF): A practical tool for identification of nutritional status.* J Nutr Health Aging 2009; 13:782-788.

さらに詳しい情報をお知りになりたい方は、**www.mna-elderly.com** にアクセスしてください。

図 2-2　MNA®-SF

4）NRS2002

NRS2002（Nutrition Risk Screening 2002）[14] は，欧州臨床栄養代謝学会が 2002 年 6 月までに報告されたスクリーニング法について検討を行い，独自に作成したスクリーニング法である（図 2-4）。2 段階の評価方法で，initial screening において，「BMI＜20.5」，「最近 3 か月以内に体重減少がある」，「最近 1 週間以内に食事摂取量の減少を認める」，「重篤な疾患を有している」のうち一つでも該当すれば，次のステップで final screening を実施し，「積極的な栄養補給」の必要性について判定する。final screening は栄養障害スコア（体重減少率，BMI，食事摂取量）と侵襲スコア（疾患）の 2 項目で判定する。判定はどちらも「なし：0 点」，「軽

Step1　BMIスコア	Step2　体重減少率	Step3　最近の栄養摂取状況
BMI(kg/m^2)　　スコア ＞20（＞30 肥満）＝0 18.5〜20　　　　＝1 ＜18.5　　　　　＝2	過去3〜6か月間の意図しない 体重減少率（％） 　　　　　スコア ＜5　　＝0 5〜10＝1 ＞10　＝2	5日間以上の栄養摂取を障害する可能性のある急性疾患の存在 　　　　スコア なし＝0 あり＝2

Step1＋Step2＋Step3

Step4　栄養障害の危険度を診断する
Step1〜3のスコアを合計し，栄養障害の危険度を診断する スコア0＝危険度低，スコア1＝危険度中等度，スコア2以上＝危険度高

Step5　栄養管理法の選択基準		
スコア0（危険度低） 特別な管理を要しない	スコア1（危険度中等度） 経過観察	スコア2以上（危険度高） 栄養療法を施行
標準的な栄養管理を行う スクリーニングは週1回程度	厳重な観察が必要 食事摂取状況の改善がみられなければ介入を要することもある	栄養士あるいはNSTによる積極的な介入を要する

図2-3　MUST

資料）岩佐正人：キーワードでわかる臨床栄養 改訂版，p. 46（2011）羊土社

度：1点」，「中等度：2点」，「高度：3点」の4段階であり，合計が3点を超える場合は積極的な栄養補給が必須と判定する。なお，70歳以上は＋1のスコアとなる。

侵襲スコアに疾患名を用いていることからも，NRSは医療施設を対象としたスクリーニング法である。日本人に使用する場合，initial screenigのBMIのカットオフ値（20.5 kg/m^2）の妥当性について検討が必要である[4]。

5）MST

MST（Malnutrition Screening Tool）[15]は，医療施設の成人患者・クライエントを対象として作成されたスクリーニング法であるが，「体重変化」と「食欲」の2項目で判定するシンプルな構成のため，広く使用されている（図2-5）。「体重減少の有無（有の場合は体重減少量）」と「食欲低下（食事量減少）の有無」を点数化し，合計を「低リスク」，「中等度リスク」，「高リスク」の3段階で判定する。リスクの程度により，スクリーニングの頻度や栄養相談（コンサルテーション）を行う時期が示されている。

2-1. 栄養スクリーニングと紹介

●initial screening

1. BMI＜20.5
2. 最近3か月以内に体重減少がある
3. 最近1週間以内に食事摂取量の減少を認める
4. 重篤な疾患を有している

上記の1つでも該当すれば，次の詳細なスクリーニングを実施する。

●final screening

1. 栄養障害スコア

なし	スコア0	栄養状態正常
軽度	スコア1	体重減少＞5%/3か月 1週間の食事摂取量が必要量の50～75%以下
中等度	スコア2	体重減少＞5%/2か月，あるいはBMI18.5～20.5および 一般状態の障害および食事摂取量が必要量の25～60%
高度	スコア3	体重減少＞5%/1か月（15%/3か月），あるいはBMI＜18.5および 一般状態の障害および食事摂取量が必要量の0～25%

2. 侵襲スコア（エネルギー必要量増加と相関）

なし	スコア0	栄養状態正常
軽度	スコア1	骨盤骨折（hip fracture），慢性疾患，特にその急性合併症，肝硬変，慢性閉塞性肺疾患（COPD），慢性透析患者，糖尿病，悪性腫瘍
中等度	スコア2	腹部手術（大），脳梗塞・脳出血，重症肺炎，血液悪性腫瘍
高度	スコア3	頭部外傷，骨髄移植患者，ICU収容患者（APACHE＞10）

栄養障害スコア＋侵襲スコア＝合計スコア（70歳以上は＋1）
合計スコア＞3の場合には，積極的な栄養補給が必須であると判定する。

図2-4　NRS

●ステップ1：MSTスクリーニング

	選択肢	スコア
1. 過去6か月の間，痩せようとせずに体重が減少することがありましたか。	いいえ	0
	わからない	2
「はい」の場合，どのくらい体重が減少しましたか。	0.9～6.3 kg	1
	6.4～10.7 kg	2
	10.8～15.9 kg	3
	15 kg以上	4
2. 食欲が低下したために食事量が減少しましたか。	いいえ	0
	はい	1
合　計		

●ステップ2：MSTスコアに基づくリスク

	MSTスコア	状態	対応
よく食べ，体重減少はほとんどない	0～1	低リスク	入院中は週1回のスクリーニングを行う
不十分な食事量，または最近体重が減少した	2～3	中等度のリスク	経口的栄養補助48～72時間の栄養相談が推奨される
食事量が少なく，最近体重が減少した	4～5	高リスク	経口的栄養補助24時間以内の栄養相談が推奨される

図2-5　MST

第2章　栄養管理プロセス

血清アルブミン値（g/dL）	スコア	総リンパ球数（/μL）	スコア	血清総コレステロール値（mg/dL）	スコア		栄養状態	CONUT値
≧3.50	0	≧1,600	0	≧180	0		正常	0〜1
3.00〜3.49	2	1,200〜1,599	1	140〜179	1		軽度不良	2〜4
2.50〜2.99	4	800〜1,199	2	100〜139	2		中等度不良	5〜8
<2.50	6	<800	3	<100	3		高度不良	>8

図2-6　CONUT法

6）CONUT法

CONUT法（Controlling Nutritional Status）[16] は，主に医療施設で使用されているスクリーニング法である（図2-6）。簡便に患者・クライエントの栄養状態を判定するため，血清アルブミン値，総リンパ球数，血清総コレステロール値を組み合わせている。問診や身体計測が不要であるため，医療スタッフの省力化を図ることができる。血清アルブミン値は，栄養指標の一つとして使用されるが，栄養指標として信頼性に欠けることは広く認識されている。CONUT法はたんぱく質代謝，脂質代謝，免疫能の異なる指標を用いることでこの問題を解消している。また，血清アルブミン値が低下する前のat risk患者を抽出することができる[17]。

7）GNRI

GNRI（Geriatric Nutritional Risk Index）[18] は，65歳以上の高齢者を対象としたスクリーニング法である。「血清アルブミン値」，「現体重と理想体重の比（％理想体重）」の2項目を計算式〔14.89×血清アルブミン値g/dL＋41.7×（現体重kg/理想体重kg）〕に当てはめ，算出する。算出した値が82未満を「高度リスク」，82〜91を「中等度リスク」，92〜98を「軽度リスク」，99以上を「リスクなし」と4段階で判定する。近年は，透析患者など特定の疾患でも有用と報告されている[19, 20]。

8）その他の栄養スクリーニング法

上記の他に，BMI（Body Mass Index）をはじめとする体格指数はスクリーニング項目の一つになっており，単独でスクリーニングが可能で，思春期前の小児や70歳以上の高齢者を除く広い年齢層に対して有用である。体格指数で小児をスクリーニングする場合は，ローレル指数やカウプ指数が用いられる。また，成長曲線は身長・体重による発育の指標であり，小児に対して現在最も有用な指標とされている。

参考文献

1 ）日本静脈経腸栄養学会編：静脈経腸栄養ガイドライン 第3版，pp.6-12，照林社（2013）

2 ）全国回復期リハビリテーション病棟連絡協議会栄養委員会編：回復期リハビリテーション病棟における栄養管理マニュアル，pp.3-10（2010）

3 ）Lacey K, Pritchett E: Nutrition Care Process and Model: ADA adopts road map to quality care and outcomes management, *J Am Diet Assoc.*, **103**, 1061-1072（2003）

4 ）雨海照祥，久保知子，黒川典子，他：MUST と NRS2002 は日本人に使えるか——栄養アセスメントツールの普遍性の検証，臨床栄養，**126**，708-714（2015）

5 ）伊藤美穂子：特集 栄養アセスメントの重要性とピットホール，管理栄養士の立場から，静脈経腸栄養，**27**，879-884（2012）

6 ）Mueller C, Compher C, Ellen DM: American Society for Parenteral and Enteral Nutrition（A. S. P. E. N）Board of Directors: A. S. P. E. N. clinical guidelines: Nutrition screening, assessment, and intervention in adults, *JPEN J Parenter Enteral Nutr.*, **35**, 16-24（2011）

7 ）早川麻理子，西村佳代子，山田卓也，他：栄養アセスメントツールの対象患者と効果的な活用，静脈経腸栄養，**25**，581-584（2010）

8 ）Detsky AS, McLaughlin JR, Baker JP, *et al.*: What is subjective global assessment of nutritional status?, *JPEN J Parenter Enteral Nutr*, **11**, 8-13（1987）

9 ）Stephenson GR, Moretti EW, El-Moalem H, *et al.*: Malnutrition in liver transplant patients：preoperative subjective global assessment in predictive of outcome after liver transplantation, *Transplantation.*, **72**, 666-670（2001）

10）白木 亮，西村佳代子，寺倉陽一，他：Subjective global assessment（SGA）とアウトカム，栄養-評価と治療，**25**，243-246（2008）

11）Guigoz Y, Lauque S, Vellas BJ: Identifying the elderly at risk for malnutrition. The Mini Nutritional Assessment, *Clin Geriatr Med.*, **18**, 737-757（2002）

12）Kaiser MJ, Bauer JM, Rämsch C, *et al*: Frequency of malnutrition in older adults: a multinational perspective using the mini nutritional assessment, *J Am Geriatr Soc.*, **58**, 1734-1738（2010）

13）Stratton RJ, Hackston A, Longmore D, *et al.*: Malnutrition in hospital outpatients and inpatients: prevalence, concurrent validity and ease of use of the 'malnutrition universal screening tool'（'MUST'）for adults, *Br J Nutr*, **92**, 799-808（2004）

14）Kondrup J, Allison SP, Elia M, *et al.*: ESPEN guidelines for nutrition screening 2002, *Clin Nutr.*, **22**, 415-421（2003）

15）Ferguson M, Capra S, Bauer J, *et al.*: Development of a valid and reliable malnutrition screening tool for adult acute hospital patients, *Nutrition.*, **15**, 458-464（1999）

16）Ignacio de Ulíbarri J, González-Madroño A, de Villar NG, *et al.*: CONUT: a tool for controlling nutritional status. First validation in a hospital population, *Nutr Hosp.*, **20**, 38-45（2005）

17）藤原絵里，西原常宏，大成政揮，他：当院 NST における栄養評価として介入前後の CONUT 法の有用性，医学検査，**60**，887-892（2011）

18）Bouillanne O, Morineau G, Dupont C, *et al.*: Geriatric Nutritional Risk Index: a new index for evaluating at-risk elderly medical patients, *Am J Clin Nutr.*, **82**, 777-783（2005）

19）樋口輝美，眞野善裕，石川由美子，他：血液透析患者の geriatric nutritional risk index（GNRI）と各種パラメーターとの関連，日本透析医学会雑誌，**45**，937-945（2012）

20）山田康輔，熊谷裕通：透析患者の栄養評価の進め方（栄養スクリーニング），栄養-評価と治療，**25**，342-346（2008）

2-2 栄養評価 (Nutrition Assessment)

2-2-1 栄養アセスメントとは

1986 年の武藤らの報告[1] では，栄養アセスメントとは人体の栄養状態をさまざまな栄養学的指標を用いて客観的に評価することであり，一般的には 表2-3 に示した栄養状態の区分のどれに当てはまるかを決める作業である。また，栄養治療に当たっては，栄養状態の客観的な評価と判定，すなわち栄養評価・栄養診断が，適切な栄養治療の決定並びに効果判定に不可欠であることを提言している。

表2-3 栄養状態の区分

	栄養状態	備 考
①	適正な栄養状態	
②	特定の栄養素の欠乏状態	ビタミン，微量元素欠乏症［例：鉄欠乏性貧血，亜鉛欠乏症など］，必須脂肪酸欠乏
③	数種類の栄養素の欠乏状態	栄養失調・飢餓［例：たんぱく質エネルギー欠乏症；PEM など］
④	特定の栄養素の過剰状態	ビタミン，重金属過剰症［例：ビタミン A 中毒症など］
⑤	数種類の栄養素の過剰状態	過栄養［例：肥満症など］
⑥	栄養素相互のバランスが崩れた状態	栄養不均衡［例：アミノ酸インバランスなど］

資料）武藤泰敏，他：栄養評価の意義と今後の展望. *JJPEN*, **7**, 941-944（1986）より改変引用

それでは，武藤らが提示した栄養アセスメントと本書で解説する NCP[2] での栄養評価（栄養アセスメント）・栄養診断の違いを整理する。従来，栄養アセスメントと総合的な判定の栄養診断は，実施者の主観で「栄養アセスメント」として記録してきた。しかし，NCP では上述の「人体の栄養状態をさまざまな栄養学的な指標を用いて客観的に評価することであり」の部分が "栄養評価（栄養アセスメント）" に該当し，「一般的には 表2-3 に示した栄養状態の区分のどれに当てはまるかを決める作業である」の部分が "栄養診断（栄養に関する総合的な判定）"，正確には栄養診断の "Nutrition Intake" に当たる。さらに，NCP では，身体機能や臨床症状・徴候などにおける栄養関連の問題点，例えば，咀嚼・嚥下障害に関する総合的な判定や食物・薬剤の相互作用の影響等は栄養診断の "Nutrition Clinical" の領域とし，食生活に影響を与える行動様式や生活環境の問題は栄養診断の "Nutrition Behavioral/environmental" の領域として整理している。

なお，従来から実施してきた栄養アセスメントの考え方や方法は同じであり，NCP では栄養評価（栄養アセスメント）により判定した結果を整理し，それらを基に栄養診断するという手順に明確に区分された。

2-2. 栄養評価 (Nutrition Assessment)

（1）栄養評価データ（指標）と栄養評価（栄養アセスメント）

　NCP における栄養評価（栄養アセスメント）の考え方の基本は，「人体の栄養状態をさまざまな栄養指標を用いて客観的に（一つずつ丁寧に）評価すること」である。この "栄養指標" が栄養評価データであり，表2-4 の内容となる。

表2-4　栄養評価（栄養アセスメント）に必要な 5 つの領域と指標

領　域	指　標
食物・栄養関連の履歴（FH）	食物・栄養素摂取，食物・栄養の管理，薬剤・補完的代替医療食品の使用，食物・栄養に関する知識・信念・態度，栄養管理に影響を及ぼす行動，食物および栄養関連用品の入手のしやすさ，身体活動と機能，栄養に関連した生活の質
身体計測（AD）	身長，体重，体格指数（BMI），成長パターン指標・パーセンタイル値，体重歴
生化学データ，臨床検査（BD）	生化学検査値，検査［例：胃内容排泄時間，安静時エネルギー代謝量］
栄養に焦点を当てた身体所見（PD）	身体的な外見，筋肉や脂肪の消耗，嚥下機能，消化管の状態，食欲，感情，バイタルサイン
個人履歴（CH）	個人の履歴，医療・健康・家族の履歴，治療歴，社会的な履歴

資料）日本栄養士会監訳：国際標準化のための栄養ケアプロセスマニュアル[2]（2012）より改変

　栄養評価の手法は，現時点で問題となっている（問題であると思われる）データや症状・徴候を見つけ，本当に問題なのかを客観的に評価するために，信頼のある比較基準値（目標あるいは推奨栄養素等量も含む）と一つずつ丁寧に評価する。エネルギー摂取量で具体例を提示すると，「（食事摂取記録より）エネルギー摂取量が 2,800 kcal であった」とし，「比較基準値を，日本人の食事摂取基準[3] を活用して推奨量の 2,200 kcal」とすると，栄養評価は「患者・クライエントは食事摂取記録より 2,800 kcal/日を摂取しており，これは推奨量 2,200 kcal/日に対して 127% のエネルギー摂取率である」となる。

　なお，栄養評価する際に比較基準値が存在しない場合もあるが，その際は常識的な考えで評価する。例えば，高齢者で一人暮らしのため買い物に行く手段が限られており，1 日 1 食は宅配サービスを受けている等である。そして，これらの問題や症状，徴候を引き起こしている原因の探求も栄養評価では重要であり，この原因の特定も栄養評価の対象となる。これらの栄養評価を統合して，栄養に関する総合的な判定である栄養診断につなぐことになる。

　NCP を使いこなすには，"栄養診断の根拠" である PES 報告「S の根拠に基づき，E が原因となった，P（栄養診断）である」の内容を核にして，栄養ケアプラン，栄養介入，栄養モニタリングにつなげる必要があり，この仕組みを理解することが重要である。

　栄養評価は，PES 報告の「S の根拠に基づき」と「E が原因となった」の "根拠" と "原因" を明確にする役割を担っている。特に "原因" を言葉で表示することは簡単ではないが，管理栄養士・栄養士には，栄養障害を起こしている "原因" を見つけ，他職種にもわかるように表現する能力が求められる。

第2章　栄養管理プロセス

低栄養状態となる原因としては，表2-5が関連するといわれており[4]，現在は疾患に伴う炎症の存在も低栄養状態の原因に加わっている。そして，炎症は，急性疾患などに伴う短期間の急激な炎症惹起を"侵襲"，慢性疾患に伴う長期間の微弱な炎症惹起を"悪液質"といい，エネルギーやたんぱく質の消費に影響を及ぼす。

栄養診断（PES報告）で原因（E）を考えるに当たっては，具体的に検討することでより効果的な栄養介入計画を立案できるが，低栄養状態の原因を栄養アセスメントする際には表2-5の内容を理解して，多角的に原因を考える。

表2-5　成人低栄養の3つの原因[4]

1. 急性疾患/外傷
   （侵襲，外傷，手術，重症感染症，熱傷）
2. 慢性疾患
   （悪液質，慢性感染症，慢性臓器不全，がん）
3. 社会生活環境
   （飢餓，摂食障害）

資料）文献[4] より改変引用

この栄養評価データは，栄養評価する際の根拠データとして活用する他に，その後の"栄養モニタリングや再評価"の際にも根拠データとして活用する。

PES報告では，「Sの根拠に基づき」の「S」には簡略化した栄養評価結果の表現を活用する［例：BMI高値，体重減少，エネルギー摂取量過剰など］。

一方で，栄養介入後の栄養モニタリング〔P：Mx)〕では，「S」と同じ指標を経時的に観察することになる［例：BMI，体重，エネルギー摂取量など］が，同じ栄養指標の活用でも目的は異なる。最初の栄養評価では，現時点の栄養状態等の評価をするためにデータを活用するが，栄養介入を実施した後の栄養モニタリングでは栄養介入の効果判定をするために活用する。

（2）栄養評価（栄養アセスメント）と栄養診断のコード

NCPでは，これからのデータベース化を見据えて，栄養評価や栄養診断，栄養介入項目がコード番号で整理されている。栄養評価コードは，整理・分類するためのコードであり，栄養診断コードは結論を伝えるコードである。栄養評価コードと栄養診断コードとの違いをエネルギーで例示すると，栄養評価コードはエネルギー摂取量（FH-1.1.1），栄養診断コードはエネルギー摂取量過剰（NI-1.3）となる。

栄養診断コードは今の栄養問題に対して総合的な判定をした結果で，栄養評価コードは今までの蓄積されたデータを将来の分析に利用するためのデータベース化を目的に割り振られた分類を表したコードである。そのため，個々の栄養問題を解決しようとしたときは，栄養診断コードを活用することとなる。

（3）栄養評価のための標準的用語と分類

栄養評価に必要な5つの領域を表2-4に示した。栄養アセスメントに必要な領域は，"食物・栄養関連の履歴（FH：Food/Nutrition-Related History）"，"身体計測（AD：Anthropometric Measurements)", "生化学データ，臨床検査と手順（BD：Biochemical Data，Medical Tests and Procedures)"，"栄養に焦点を当てた身体所見（PD：Nutrition-Focused Physical Findings)"，"個人履歴（CH：Client History)"の5領域で，それぞれの栄養評価指標と併せた具体例が示されている。その概念を 図2-7 に，具体的な栄養評価5領域と細分化された栄養評価の用語コードを 表2-4 に示した。

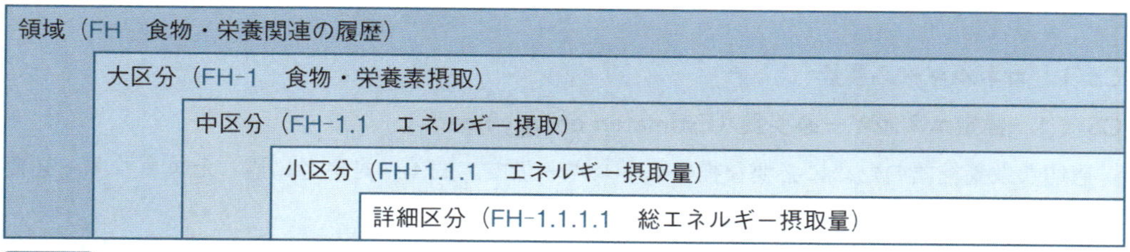

領域（FH　食物・栄養関連の履歴）
大区分（FH-1　食物・栄養素摂取）
中区分（FH-1.1　エネルギー摂取）
小区分（FH-1.1.1　エネルギー摂取量）
詳細区分（FH-1.1.1.1　総エネルギー摂取量）

図2-7 栄養アセスメントコードの分類（イメージ）

　管理栄養士・栄養士は，栄養評価に当たって，これらの栄養評価の用語（栄養評価指標）を理解し，患者・クライエントの問題点を整理して適切な栄養評価ができることが重要である。

2-2-2 栄養評価をするための比較基準値（CS：Comparative Standards）

　栄養評価の最初の手順は，まず 表2-4 に示す栄養指標から，現時点で問題となっている（問題であると思われる）データを収集する。次に，"客観的に評価"するために，科学的根拠に基づいた標準的な分析や解釈を実施する。すなわち，科学的根拠に基づき認められている臨床検査や身体計測（BMI，下腿周囲長など）の基準値と比較して，過不足等を評価する。

　食物・栄養に関する適正エネルギーや栄養素等量の栄養学分野での信頼のある比較基準値（目標量や推奨量も含む）としては，"日本人の食事摂取基準"[3]がその代表である。

　日本人の食事摂取基準は主に健常者を対象としているが，傷病者はさまざまな学会が提示している診療ガイドライン，例えば，日本臨床代謝学会の「静脈経腸栄養ガイドライン第3版」[5]，糖尿病では日本糖尿病学会編・著「糖尿病治療ガイド2024」[6]，CKDでは「慢性腎臓病に対する食事療法基準2014年版」[7]，脂質異常症では「動脈硬化性疾患予防ガイドライン2022年版」[8]などがあり，病態ごとに各種学会の診療ガイドラインを活用することが推奨される。

　なお，診療ガイドラインとは，科学的根拠に基づき，系統的な手法により作成された推奨を含む文書のことである。患者と医療者を支援する目的で作成され，臨床現場における意思決定の際に，判断材料の一つとしても利用することができる。

（1）エネルギーおよび栄養素の比較基準値（CS）

　食物・栄養に関連した履歴を栄養評価する際には，そのためのエネルギーおよび栄養素の比較基準値が必要となる。患者・クライエントに適したエネルギーや栄養素の推定必要量を算出して，摂取量に対する的確性（過剰や不足）を評価するための比較基準として用いたり，栄養処方作成のために使用したりする。

第2章　栄養管理プロセス

　日本人の比較基準値として広く利用されている「日本人の食事摂取基準」を中心に解説する。日本人の食事摂取基準[3]における活用対象者は，健康な個人および健康な者を中心として構成されている集団とし，生活習慣病等に関する危険因子を有していたり，また，高齢者においてはフレイルに関する危険因子を有していたりしても，おおむね自立した日常生活を営んでいる者およびこのような者を中心として構成されている集団に活用される。

CS-1　エネルギー必要量

CS-1.1　推定エネルギー必要量（Estimated energy needs）

　適切な栄養補給のために必要な推定エネルギー量で，個々の対象者に適したエネルギー必要量の大まかな参考基準を提示する。

1）日本人の食事摂取基準 2025 年版[3]に示されている推定エネルギー必要量

　日本人の食事摂取基準では，性別，年齢，身体活動レベルが考慮された推定エネルギー必要量が示されている（表 2-6）。

〔成人（18歳以上）の場合〕

●推定エネルギー必要量（kcal/日）＝基礎代謝量（kcal/日）×身体活動レベル

表 2-6　推定エネルギー必要量（kcal/日）日本人の食事摂取基準 2025 年版[3]

性　別	男　性			女　性		
活動レベル[1]	低い	ふつう	高い	低い	ふつう	高い
0〜5（月）		550			500	
6〜8（月）		650			600	
9〜11（月）		700			650	
1〜2（歳）		950			900	
3〜5（歳）		1,300			1,250	
6〜7（歳）	1,350	1,550	1,750	1,250	1,450	1,650
8〜9（歳）	1,600	1,850	2,100	1,500	1,700	1,900
10〜11（歳）	1,950	2,250	2,500	1,850	2,100	2,350
12〜14（歳）	2,300	2,600	2,900	2,150	2,400	2,700
15〜17（歳）	2,500	2,850	3,150	2,050	2,300	2,550
18〜29（歳）	2,250	2,600	3,000	1,700	1,950	2,250
30〜49（歳）	2,350	2,750	3,150	1,750	2,050	2,350
50〜64（歳）	2,250	2,650	3,000	1,700	1,950	2,250
65〜74（歳）	2,100	2,350	2,650	1,650	1,850	2,050
75 以上（歳）[2]	1,850	2,250	－	1,450	1,750	－
妊婦（付加量）[3] 　初期				+50	+50	+50
中期				+250	+250	+250
後期				+450	+450	+450
授乳婦（付加量）				+350	+350	+350

[1] 身体活動レベルは，「低い」，「ふつう」，「高い」の3つのカテゴリーとした。
[2] 「ふつう」は自立している者，「低い」は自宅にいてほとんど外出しない者に相当する。「低い」は高齢者施設で自立に近い状態で過ごしている者にも適応できる値である。
[3] 妊婦個々の体格や妊娠中の体重増加量および胎児の発育状況の評価を行うことが必要である。
注1）活用に当たっては，食事評価，体重および BMI の把握を行い，エネルギーの過不足は体重の変化または BMI を用いて評価すること。
注2）身体活動レベルが「低い」に該当する場合，少ないエネルギー消費量に見合った少ないエネルギー摂取量を維持することになるため，健康の保持・増進の観点からは，身体活動量を増加させる必要がある。

28

また，個々の推定エネルギー必要量を算出する際には，表2-7の基礎代謝量基準値を参考値として活用する。基礎代謝量基準値は，1980年以降に国内で測定された日本人対象の50研究のデータを踏まえている。基礎代謝量基準値は，参照体位において推定値と実測値が一致するように決定されている。表2-7に示す基礎代謝量基準値に体重を乗じて基礎代謝量（参照体重の場合の基礎代謝量基準値）を算出する。エネルギー必要量は，基礎代謝量に身体活動レベル（表2-8）を考慮して必要量を算出する。BMI 25.0〜29.9 kg/m^{2}の肥満者では，この推定式で基礎代謝量の推定は可能である。

表2-7　基礎代謝量基準値と参照体重における基礎代謝量[3]

性　別	男　性			女　性		
年　齢 （歳）	基礎代謝量基準値 （kcal/kg体重/日）	参照体重 （kg）	基礎代謝量 （kcal/日）	基礎代謝量基準値 （kcal/kg体重/日）	参照体重 （kg）	基礎代謝量 （kcal/日）
1〜2	61.0	11.5	700	59.7	11.0	660
3〜5	54.8	16.5	900	52.2	16.1	840
6〜7	44.3	22.2	980	41.9	21.9	920
8〜9	40.8	28.0	1,140	38.3	27.4	1,050
10〜11	37.4	35.6	1,330	34.8	36.3	1,260
12〜14	31.0	49.0	1,520	29.6	47.5	1,410
15〜17	27.0	59.7	1,610	25.3	51.9	1,310
18〜29	23.7	63.0	1,490	22.1	51.0	1,130
30〜49	22.5	70.0	1,570	21.9	53.3	1,170
50〜64	21.8	69.1	1,510	20.7	54.0	1,120
65〜74	21.6	64.4	1,390	20.7	52.6	1,090
75以上	21.5	61.0	1,310	20.7	49.3	1,020

表2-8　身体活動レベル（カテゴリー）別にみた活動内容の代表例[3]

身体活動レベル	低い	ふつう	高い
身体活動レベル 基準値[1]	1.5（1.40〜1.60）	1.75（1.60〜1.90）	2.00（1.90〜2.20）
日常生活の内容	生活の大部分が座位で，静的な活動が中心の場合	座位中心の仕事だが，職場内での移動や立位での作業・接客等，通勤・買い物での歩行，家事，軽いスポーツのいずれかを含む場合	移動や立位の多い仕事への従事者，あるいは，スポーツ等余暇における活発な運動習慣を持っている場合

[1] 代表値。（　）内は，おおよその範囲
資料）日本人の食事摂取基準2025年版[3]，p.68を改変引用

2）基礎代謝量の推定式を基に算出する方法

■目標エネルギー量＝基礎代謝量（BEE）×ストレス係数×活動係数

　基礎代謝量は，①ハリス・ベネディクト式，②国立健康・栄養研究所の基礎エネルギー代謝量の推定式を使用するのが一般的である。

①ハリス・ベネディクト式

術後，褥瘡患者，低栄養患者等の傷病者を対象として活用される場合が多い。ただし，ハリス・ベネディクト式は，日本人には過大評価される場合があるので，体重増減等を観察して調整することが大切である。

ハリス・ベネディクト式〔基礎エネルギー代謝量（BEE）の推定式：kcal/日〕

男性　$66.47 + 13.75W + 5.0H - 6.76A$

女性　$655.1 + 9.56W + 1.85H - 4.68A$

　　W：体重（kg）　H：身長（cm）　A：年齢（歳）

②国立健康・栄養研究所の基礎エネルギー代謝量の推定式（Ganpule の式[9]）

日本人の統計データから算出された式であり，軽度のやせ，BMI 30 kg/m^2 程度の肥満でも推定誤差は少ない。

基礎エネルギー代謝量（kcal/日）=〔$0.0481W + 0.0234H - 0.0138A -$ 定数（男性：0.4235，女性：0.9708）〕×1,000/4.186

　　W：体重（kg）　H：身長（cm）　A：年齢（歳）

● ストレス係数（障害因子）

術後（合併症なし）　　1.0

がん　　　　　　　　　1.10〜1.30

腹膜炎・敗血症　　　　1.10〜1.30

重症感染症・多発外傷　1.20〜1.40

多臓器不全症候群　　　1.20〜1.40

熱傷　　　　　　　　　1.20〜2.00

● 活動係数（活動因子）

ベッド上安静：1.2　　　ベッド外活動：1.3

CS-2　エネルギー産生栄養素必要量

適切な栄養補給のために必要な脂質やたんぱく質，炭水化物・食物繊維，ビタミン・ミネラルの推定必要量とその種類について，日本人の食事摂取基準を基本に提示する。推定必要量は，患者・クライエントの推定摂取量の適格性や過剰状態を評価するための比較基準として用いたり，栄養処方の作成のために使用する。

CS-2.1　推定脂質必要量（Estimated fat needs）

● 脂質エネルギー比率（目標量）　1歳以上：20〜30%

● 飽和脂肪酸の食事摂取基準（% エネルギー比率）　18 歳以上：7% 以下

● n-6 系脂肪酸の食事摂取基準，n-3 系脂肪酸の食事摂取基準は，年齢・性別により違いがあるので，「日本人の食事摂取基準」で確認する。

2-2. 栄養評価 （Nutrition Assessment）

CS.2.2　推定たんぱく質必要量 （Estimated protein needs）

表2-9 は，日本人を対象として性別，年齢が考慮されたたんぱく質の食事摂取基準である。

表2-9　たんぱく質の食事摂取基準

性別	男性				女性			
年齢等	推定平均必要量 (g/日)	推奨量 (g/日)	目安量 (g/日)	目標量[1] (% エネルギー)	推定平均必要量 (g/日)	推奨量 (g/日)	目安量 (g/日)	目標量[1] (% エネルギー)
0～5 （月）	–	–	10	–	–	–	10	–
6～8 （月）	–	–	15	–	–	–	15	–
9～11 （月）	–	–	25	–	–	–	25	
1～2 （歳）	15	20	–		15	20	–	
3～5 （歳）	20	25	–		20	25	–	
6～7 （歳）	25	30	–		25	30	–	
8～9 （歳）	30	40	–		30	40	–	13～20
10～11 （歳）	40	45	–	13～20	40	50	–	
12～14 （歳）	50	60	–		45	55	–	
15～17 （歳）	50	65	–		45	55	–	
18～29 （歳）	50	65	–		40	50	–	
30～49 （歳）	50	65	–		40	50	–	
50～64 （歳）	50	65	–	14～20	40	50	–	14～20
65～74 （歳）[2]	50	60	–	15～20	40	50	–	15～20
75 以上 （歳）[2]	50	60	–		40	50	–	
妊婦 （付加量）　初期					+0	+0	–	–[3]
中期					+5	+5	–	–[3]
後期					+20	+25	–	–[4]
授乳婦 （付加量）					+15	+20	–	–[4]

[1] 範囲については，おおむねの値を示したものであり，弾力的に運用すること。

[2] 65 歳以上の高齢者について，フレイル予防を目的とした量を定めることは難しいが，身長・体重が参照体位に比べて小さい者や，特に 75 歳以上であって加齢に伴い身体活動量が大きく低下した者など，必要エネルギー摂取量が低い者では，下限が推奨量を下回る場合があり得る。この場合でも，下限は推奨量以上とすることが望ましい。

[3] 妊婦 （初期・中期）の目標量は，13～20% エネルギーとした。

[4] 妊婦 （後期）および授乳婦の目標量は，15～20% エネルギーとした。

- たんぱく質推定平均必要量 （g/日）＝たんぱく質維持必要量＋新生組織蓄積量

　※たんぱく質推定平均必要量 （g/日）＝維持必要量 （g/kg 体重/日）×参照体重 （kg）

　※新生組織蓄積量＝たんぱく質蓄積量/蓄積効率

- たんぱく質推奨量 （g/日）＝たんぱく質推定平均必要量 （g/日）×推奨量算定係数 （1.25）

第2章　栄養管理プロセス

CS-2.3　推定炭水化物必要量（Estimated carbohydrate needs）

●炭水化物エネルギー比率（1歳以上，男女共通）（目標量）50〜65％

CS-2.4　推定食物繊維必要量（Estimated fiber needs）

表2-10は，日本人を対象として性別，年齢が考慮された食物繊維の食事摂取基準である。

表2-10　食物繊維の食事摂取基準（g/日）

性　別	男　性	女　性	性　別	男　性	女　性
年齢等	目標量	目標量	年齢等	目標量	目標量
0〜 5（月）	―	―	15〜17（歳）	19以上	18以上
6〜11（月）	―	―	18〜29（歳）	20以上	18以上
1〜 2（歳）	―	―	30〜49（歳）	22以上	18以上
3〜 5（歳）	8以上	8以上	50〜64（歳）	22以上	18以上
6〜 7（歳）	10以上	9以上	65〜74（歳）	21以上	18以上
8〜 9（歳）	11以上	11以上	75以上（歳）	20以上	17以上
10〜11（歳）	13以上	13以上	妊婦		18以上
12〜14（歳）	17以上	16以上	授乳婦		18以上

CS-3　水分必要量

CS-3.1　推定水分必要量（Estimated fluid needs）

適切な栄養補給のために必要な推定水分量である。

■水の出納から適正量を考える。

食事をしている場合は，健常時の水の出納（食事中の水分，代謝水）を参考にして，飲料水の適正量を考える。

●食事をしている高齢者の場合は，体重当たり30〜40 mL/日を基準とし，食事中の水分量および代謝水を差し引いて適切な飲料水の目安量を考える。

●高齢者は口渇感が低下するので，脱水にならないよう尿量や脱水の有無を身体的評価（アセスメント）で確認する。

●健常人の水出納の参考例（食事をしている場合）

体内に入る水分（mL）		排出される水分（mL）	
飲料水	1,200	尿	1,400
食事中の水分	1,000	皮膚	600
代謝水*	300	呼気	400
		糞便	100
計　2,500		計　2,500	

*代謝水とは，体内でエネルギーが燃焼するときに生じる水をいう。
※皮膚や呼気から失われる水分を，不感蒸泄という。

2-2. 栄養評価（Nutrition Assessment）

CS-4　微量栄養素必要量

CS-4.1　推定ビタミン必要量（Estimated vitamin needs）

適切な栄養補給または毒性を回避するために必要な1種類から数種類にわたるビタミンの推定量が示されている。日本人の食事摂取基準[3]で確認する。

CS-4.2　推定ミネラル・微量元素必要量（Estimated mineral/trace element needs）

適切な栄養補給または毒性を回避するために必要な1種類から数種類にわたるミネラルの推定量が示されている。ミネラル類の食事摂取基準は年齢・性別により違いがあるので，日本人の食事摂取基準[3]で確認する。

参考　各種学会が示している診療ガイドライン

各種学会の診療ガイドラインを 表2-11 に示した。これらを参考に，病態別の目標エネルギー・栄養素量を算出する。各診療ガイドラインの主な項目について述べる。詳細は，各診療ガイドラインを参照する。

表2-11　各種学会が示している診療ガイドライン

糖尿病…糖尿病治療ガイド 2024，日本糖尿病学会編
肥満…肥満症診療ガイドライン 2022，日本肥満学会編
腎臓病…CKD 診療ガイドライン 2018，CKD 診療ガイド 2024，慢性腎臓病に対する食事療法基準 2014 年版，日本腎臓学会編
脂質異常症…動脈硬化性疾患予防ガイドライン 2022，日本動脈硬化学会編
高血圧…高血圧治療ガイドライン 2019，日本高血圧学会編
フレイル…フレイル診療ガイド 2018 年版，編集主幹 荒井秀典
サルコペニア…サルコペニア診療ガイドライン 2017 年版，日本サルコペニア・フレイル学会
肝硬変…慢性肝炎・肝硬変の診療ガイド 2019，日本肝臓学会編
骨粗鬆症…骨粗鬆症の予防と治療ガイドライン 2015 年版，骨粗鬆症学会・骨代謝学会　など

■糖尿病治療ガイド 2024[6]

●年齢，肥満度，身体活動量，病態，患者のアドヒアランスなどを考慮し，エネルギー摂取量を決定する。ただし，現体重と目標体重に乖離のある場合は，柔軟に対処する。

●治療開始時の目安とするエネルギー摂取量の算出方法は，

エネルギー摂取量[注1]＝目標体重[注2]×エネルギー係数[注3]　で求める。

　　[注1]　小児・思春期については○頁，妊娠については○頁を参照。

　　[注2]　目標体重（kg）の目安：総死亡率が最も低い BMI は年齢によって異なり，一定の幅があることを考慮し，以下の式から算出する。

　　　　65 歳未満　〔身長（m）〕$^2 \times 22$

　　　　前期高齢者（65〜74 歳）　〔身長（m）〕$^2 \times 22 \sim 25$

　　　　後期高齢者（75 歳以上）　〔身長（m）〕$^2 \times 22 \sim 25$※

　　　※75 歳以上の後期高齢者では，現体重に基づき，フレイル，（基本的）ADL 低

下，合併症，体組成，身長の短縮，摂食状況や代謝状態の評価を踏まえ，適宜判断する。

注3　エネルギー係数は，身体活動レベル並びに病態に基づいたエネルギー必要量（kcal/kg 目標体重）。高齢者のフレイル予防では，身体活動レベルより大きい係数を設定できる。また，肥満で減量を図る場合には身体活動レベルより小さい係数を設定できる。いずれにおいても，目標体重と現体重との間に大きな乖離がある場合は，次の目安を参考に，柔軟に係数を設定する。

〈エネルギー係数の目安〉
軽い労作（大部分が座位の静的活動）　　　　　　　　　20〜30 kcal/kg 目標体重
普通の労作（座位中心だが通勤・家事，軽い運動を含む）　30〜35 kcal/kg 目標体重
重い労作（力仕事，活発な運動習慣がある）　　　　　　35〜 kcal/kg 目標体重

●エネルギーバランスは，体重の変化に表れる。治療開始後の代謝状態を評価しながら，適正体重の個別化を図る注4。

注4　肥満者の場合には，まず 3% の体重減少を目指す。

●その後，体重の増減，血糖コントロールを勘案して設定を見直す。

●一般的には，初期設定として指示エネルギー量の 40〜60% を炭水化物から摂取し，さらに食物繊維が豊富な食物を選択する。たんぱく質は 20% までとして，残りを脂質とするが，25% を超える場合は，飽和脂肪酸を減じるなど脂肪酸組成に配慮する。ただし，食事療法の継続可能性や体重，血糖コントロール，血圧，脂質に対する影響を勘案して，栄養素の構成は適切に変更すべきである。

●炭水化物，たんぱく質，脂質，ビタミン，ミネラルなどの各栄養素が必要量摂取できるように配慮する。

■肥満症診療ガイドライン 2022[10]「肥満度分類」を参照

表　肥満度分類

BMI（kg/m^2）	判 定		WHO 基準
BMI＜18.5	低体重		Under weight
18.5≦BMI＜25	普通体重		Normal range
25≦BMI＜30	肥満（1度）		pre-obese
30≦BMI＜35	肥満（2度）		Obese class Ⅰ
35≦BMI＜40	高度肥満	肥満（3度）	Obese class Ⅱ
40≦BMI		肥満（4度）	Obese class Ⅲ

注）　高度な肥満は，病態や合併する健康障害などについて，高度でない肥満とは異なった特徴をもつため，BMI≧35 を高度肥満の定義とする。

■肥満症診療ガイドライン 2016[10]

●肥満症の治療は食事療法が基本となる。食事療法を実行することで内臓脂肪の減少が得られ，肥満に伴う健康障害の改善が期待できる。

●肥満症（25≦BMI＜35）では，1日の摂取エネルギー量の算定基準は25 kcal×目標体重（kg）以下である。

●高度肥満症（BMI≧35）では，1日の摂取エネルギー量の算定基準は20～25 kcal×目標体重（kg）以下である。減量が得られない場合は超低エネルギー食（VLCD, 600 kcal/日以下）の選択を考慮する。

●指示エネルギー量の内訳は，炭水化物50～65％，たんぱく質13～20％，脂肪20～30％とする。肥満症の食事療法では必須アミノ酸を含むたんぱく質，ビタミン，ミネラルの十分な摂取が必要である。

●合併症改善にはリバウンドを伴わない継続した減量が最も有効である。食事療法として全飢餓療法は危険である。

■ CKD（慢性腎臓病）に対する食事療法 2014年版 [7]

参考表　CKD（慢性腎臓病）ステージによる食事療法基準

ステージ（GFR）	エネルギー （kcal/kg 体重/日）	たんぱく質 （g/kg 体重/日）	食塩 （g/日）	カリウム （mg/日）
ステージ1（G1） （GFR≧90）		過剰な摂取をしない		制限なし
ステージ2（G2） （GFR60～89）		過剰な摂取をしない		制限なし
ステージ3a（G3a） （GFR45～59）		0.8～1.0		制限なし
ステージ3b（G3b） （GFR30～44）	25～35	0.6～0.8	＜6.0	≦2,000
ステージ4（G4） （GFR15～29）		0.6～0.8		≦1,500
ステージ5（G5） （GFR＜15）		0.6～0.8		≦1,500

注）エネルギーや栄養素は，適正な量を設定するために，合併する疾患（糖尿病，肥満など）のガイドラインなどを参照して，病態に応じて調整する。性別，年齢，身体活動などにより異なる。

注）体重は，基本的に標準体重（BMI＝22）を用いる。

●たんぱく摂取量は，CKDステージG1～G2では過剰にならないように注意する。ステージG3aでは0.8～1.0 g/kg/日，ステージG3b以降では0.6～0.8 g/kg/日で指導することを推奨する。

●たんぱく質制限を強化する場合には，十分なエネルギー摂取量が必要である。

●サルコペニア・フレイルを合併したCKD患者の場合にはたんぱく質制限を緩和する場合がある。

●食塩摂取量の基本は6.0 g/日未満であるが，高齢者など個々の対象に応じて無理のない目標を定める場合もある。

●摂取エネルギー量は性別，年齢，身体活動レベルで調整し，おおむね25～35 kcal/kg/日が推奨されるが，肥満症例では体重に応じて20～25 kcal/kg/日を指導してもよい。

第2章　栄養管理プロセス

別表　CKD（慢性腎臓病）ステージ 5D による食事療法基準

ステージ 5D	エネルギー (kcal/kgBW/日)	たんぱく質 (g/kgBW/日)	食塩 (g/日)	水分	カリウム (mg/日)	リン (mg/日)
血液透析 （週3回）	30〜35[注1, 2]	0.9〜1.2[注1]	<6[注3]	できるだけ少なく	≦2,000	≦たんぱく質 (g)×15
腹膜透析	30〜35[注1, 2, 4]	0.9〜1.2[注1]	PD除水量(L)×7.5 ＋尿量(L)×5	PD除水量＋尿量	制限なし[注5]	≦たんぱく質 (g)×15

注1）体重は基本的に標準体重（BMI＝22）を用いる。
注2）性別，年齢，合併症，身体活動量により異なる。
注3）尿量，身体活動度，体格，栄養状態，透析間体重増加を考慮して適宜調整する。
注4）腹膜吸収ブドウ糖からのエネルギー分を差し引く。
注5）高カリウム血症を認める場合には血液透析同様に制限する。

〈解説〉　GFR（glomerular filtration rate）は糸球体濾過量であり，単位時間当たりに腎臓のすべての糸球体で濾過される原尿のこと。腎機能が悪化すると GFR 能力が低下する。

18歳以上では，血清 Cr 値に基づく GFR 推算式を用いて血清 Cr 値から推算 GFR（eGFR）を推定することができる。

男性：eGFR（mL/分/1.73m^2）＝$194×Cr^{-1.094}×$年齢（歳）$^{-0.287}$

女性：eGFR（mL/分/1.73m^2）＝$194×Cr^{-1.094}×$年齢（歳）$^{-0.287}×0.739$

るいそうまたは下肢切断者など，筋肉量の極端に少ない場合には血清シスタチン C の推算式（eGFRcys）がより適切である。

■動脈硬化性疾患予防ガイドライン 2022 年版[8]

別表　動脈硬化疾患予防のための食事療法

1. 過食に注意し，適正な体重を維持する。
   ●総エネルギー摂取量（kcal/日）は，一般に目標とする体重（kg）*×身体活動量（軽い労作で25〜30，普通の労作で30〜35，重い労作で35〜）を目指す
2. 肉の脂身，動物脂，加工肉，鶏肉の大量摂取を控える
3. 魚の摂取を増やし，低脂肪乳製品を摂取する
   ●脂肪エネルギー比率を20〜25％，飽和脂肪酸エネルギー比率を7％未満，コレステロール摂取量を200 mg/日未満に抑える
   ●n-3系多価不飽和脂肪酸の摂取を増やす
   ●トランス脂肪酸の摂取を控える
4. 未精製穀類，緑黄色野菜を含めた野菜，海藻，大豆および大豆製品，ナッツ類の摂取量を増やす
   ●炭水化物エネルギー比率を50〜60％とし，食物繊維は25 g/日以上の摂取を目標とする
5. 糖質含有量の少ない果物を適度に摂取し，果糖を含む加工食品の大量摂取を控える
6. アルコールの過剰摂取を控え，25 g/日以下に抑える
7. 食塩の摂取は6 g/日未満を目標にする

*18歳から49歳：〔身長（m）^{2}×18.5〜24.9 kg/m^2，50歳から64歳：〔身長（m）^{2}×20.0〜24.9 kg/m^2，65歳から74歳：〔身長（m）^{2}×21.5〜24.9 kg/m^2，75歳以上：〔身長（m）^{2}×21.5〜24.9 kg/m^2 とする

■高血圧治療ガイドライン 2019[12]

〈参考〉生活習慣の修正項目（高血圧治療ガイドライン 2019[12] より）

1. 食塩制限6g/日未満

2．野菜・果物の積極的摂取*

　飽和脂肪酸，コレステロールの摂取を控える。

　多価不飽和脂肪酸，低脂肪乳製品の積極的摂取。

3．適正体重の維持：BMI〔体重（kg）÷身長（m）^{2}〕25 未満

4．運動療法：軽強度の有酸素運動（動的および静的筋肉負荷運動）を毎日 30 分，または 180 分/週以上行う。

5．節酒：エタノールとして男性 20～30 mL/日以下，女性 10～20 mL/日以下に制限する。

6．禁煙

生活習慣の複合的な修正は，より効果的である。

*カリウム制限が必要な腎障害患者では，野菜・果物の積極的摂取は推奨しない。肥満や糖尿病などエネルギー制限が必要な患者における果物の摂取は，80 kcal/日程度にとどめる。

■フレイル診療ガイド 2018 年版 [13]

　●栄養状態は，フレイルと関連がある。

　●微量栄養素，特に血清ビタミン D 低値は，フレイルのリスクとなる。

　●地中海食をはじめ，バランスのとれた良質な食事は，フレイルを予防する可能性がある。

■サルコペニア診療ガイドライン 2017 年版 [14]

　●サルコペニアの予防・改善には，食事の多様性およびたんぱく質摂取（最低でも 1.0 g/kg 適正体重/日）が有効であると考えられる。

■慢性肝炎・肝硬変の診療ガイド 2019 [15]

〈肝硬変の日常生活の指導〉

　●代償期には特段の生活制限は不要であり，規則正しい生活を心がけ，便秘，過労を避けるように指導する。

　●食事は，25～30 kcal/kg 標準体重/日，たんぱく質 1.2～1.3 g/kg 標準体重/日，脂質エネルギー比 20% を目安とする。食塩は 5～7 g/日以下，鉄は血清フェリチン値が基準以上の場合には 7 mg/日以下とする。管理栄養士による指導が望ましい。

　●腹水・浮腫などを呈する非代償期には，安静を指示する。食塩は 5～7 g/日以下，たんぱく質は不耐症がある場合，0.5～0.7 g/kg 標準体重/日とし，脳症等改善後は，肝不全用経腸栄養剤を併用する。代償期の安静は食後 30 分で十分であり，適切な有酸素運動（例えば 1 回 30 分，週 3 回の散歩）を指導する。

■静脈経腸栄養ガイドライン [5]

　（静脈栄養，経腸栄養患者を対象に提示されているが，経口摂取の傷病者でも参考値として活用できる）

第2章　栄養管理プロセス

●エネルギー投与量

・体重当たり 25～30 kcal を基準とし，ストレスの程度に応じて増減する。

・間接カロリメトリー（間接熱量測定）により，安静時エネルギー消費量を測定して算出する。

・ハリス・ベネディクト式などを用いて基礎エネルギー消費量を予測し，活動量や病態によるエネルギー代謝の変化を考慮して算出する。

●脂質投与量

・経腸栄養では，総エネルギー投与量の 20～40% を基準とし，病態に応じて増減する。

・静脈栄養では，原則として脂肪乳剤を併用する。ただし，投与速度は 0.1 g/kg/時以下とし，1日 1.0 g/kg 以上の投与は避ける。

・脂質は，エネルギー源として重要であり，全体の 20～40% を占める。脂質は1g が9 kcal と，たんぱく質や炭水化物に比して高エネルギーであり，効率的なエネルギー投与が行える。特に，慢性閉塞性肺疾患（COPD）や急性呼吸促拍症候群（ARDS）などでは，炭水化物より脂質を投与したほうが二酸化炭素の産生を抑制することができる。これは，ブドウ糖の呼吸商（RQ）が 1.0 であるのに対して，脂質の RQ が 0.7 と低いことによる。

●たんぱく質投与量

・体重当たり 0.8～1.0 g/日を基準とし，病態およびストレスの程度に応じて増減する。

・非たんぱく質カロリー（non-protein calorie）/窒素比（NPC/N 比）を，一般的な入院患者では 150 前後に設定するが，侵襲時には 100 前後と低値になる。一方，保存期腎不全では NPC/N 比を高くし，病態によっては 300 以上とすることがある。

・外科や手術，褥瘡などの創傷治癒には十分なたんぱく質投与が必須である。また，炎症性腸疾患などで消化管からたんぱく質が漏出する病態，熱傷や水疱性疾患により皮膚からたんぱく質が浸出する病態，胸水や腹水に血漿たんぱく質が移行する病態では，たんぱく質の必要量が著しく増加する。

●糖質投与量

・総エネルギー投与量の 50～60% を基準とし，病態に応じて増減する。ただし，静脈栄養の場合は，グルコースとして 5 mg/kg/分以下（侵襲時は 4 mg/kg/分以下）の速度で投与する。

・ブドウ糖に代表される炭水化物は，エネルギー投与量の 50～60% と，総エネルギー投与量の最も多くを占める栄養素である。これは，食事，経腸栄養，静脈栄養のいずれにおいても同じような考え方でよい。

・感染症や侵襲時にはインスリン抵抗性が強くなり，耐糖能異常が起こりやすい。この場合，血糖コントロールが適切に行われないと炭水化物を投与しても高血糖を助長するだけで，創傷治癒が遷延し，感染症などの合併症リスクも高くなる。

●水分投与量

・体重当たり 30～40 mL/日を基準とし，病態に応じて増減する。

2-2. 栄養評価（Nutrition Assessment）

・1.0 mL×投与エネルギー（kcal/日）として算出する方法もある。ただし，投与エネルギー量が少ない場合には水分量が不足するので注意する。

●ビタミンの投与量

・「日本人の食事摂取基準」値を基本に算出することができる。しかし，この基準は健常者を対象としてのものであり，疾患や病態によっては投与量を調整する必要がある。

・中心静脈栄養施行時には，1日推奨量の総合ビタミン剤を投与する（市販製剤の各1セット）。特に，ビタミンB_1は，厚生労働省が発表している適正使用情報の3 mg/日以上を投与して代謝性合併症（ウェルニッケ脳症，乳酸アシドーシス）を予防する。

〈理由〉ビタミンB_1のように，静脈栄養施行時にはブドウ糖の代謝が円滑に進むために3 mg/日を投与することが必須となっている。欠乏すると，乳酸アシドーシスやウェルニッケ脳症など重篤な合併症をきたす可能性があるので，特に注意が必要である。

末梢静脈栄養施行時にも，病態によってはビタミンB_1が欠乏する可能性があるので，投与する。

●微量元素の投与量

・経腸栄養施行時には，「日本人の食事摂取基準」値による1日推奨量を基に，病態による変化を考慮して算出する。

・医薬品の経腸栄養剤では，微量元素，特にセレンの含有量が不足している製剤もあるので，注意する。経腸栄養剤の微量元素については，銅，亜鉛，セレンなど二価イオンの拮抗作用があり，含有比率にも注意が必要である。

・日本国内において静脈栄養に用いる微量元素製剤は1種類であり，鉄，亜鉛，銅，ヨウ素，マンガンの5種類が含有されている。もともとこの微量元素製剤の含有量は，成人における1日必要量として設定されたものであるため，中心静脈栄養の基本組成として必ず投与するべきである。また，本製剤には含まれていない微量元素であるセレンは，特に長期の中心静脈栄養症例では欠乏症に注意する必要がある。

■妊娠高血圧症候群 [16]

●尿量500 mL/日以下や肺気腫では，全日尿量に500 mLを加える程度に制限するが，それ以外は制限しない。口渇を感じない程度の摂取が望ましい。

〈解説〉水分摂取について，妊娠高血圧症候群妊婦では循環血漿量の減少を認めるため，極端な制限は行わない。

●塩分摂取7～8 gに制限する（極端な塩分制限は勧められない）。予防には10 g/日以下が勧められる。

〈解説〉最近の報告では，妊娠高血圧症候群に対する塩分制限の効果は否定的なものが多く，循環血漿量が減少している妊娠高血圧症候群妊婦では塩分制限によりさらに循環血漿量を減少させてしまう可能性も指摘されている。

第 2 章　栄養管理プロセス

■骨粗鬆症の予防と治療ガイドライン 2015 年版 [17]

●カルシウム摂取量を増やすことは，骨粗鬆症の予防，治療に有効であるが，腸管からのカルシウム摂取量は，ある摂取量以上ではプラトー（上昇も低下もない水平状態）になる。また，腸管からのカルシウムの吸収は，ビタミン D の栄養状態によっても影響を受ける。さらに，吸収されたカルシウムが骨に沈着するかどうかは骨形成の状態によって決まる。したがって，カルシウム摂取量のみを考えるのではなく，栄養素全体の摂取，バランスを考えることが重要である。

推奨摂取量

栄養素	摂取量
カルシウム	食品から 700〜800 mg（サプリメント，カルシウム剤を使用する場合には注意が必要である *)
ビタミン D	400〜800 IU（10〜20 µg）
ビタミン K	250〜300 µg

*近年，カルシウム摂取と心血管疾患の関係が報告されている。これは，カルシウム薬やカルシウムサプリメントの使用により，心血管疾患のリスクが高まる可能性があるというものである。ただし，同じ量のカルシウムを食品として摂取した場合にはそのようなリスクの上昇はなく，栄養素としてのカルシウムの特徴とも考えられている。

（2）身体計測（AD：Anthropometric Measurements）の比較基準（CS）

CS-5.1　目標体重・BMI（Recommended body weight/body mass index）

栄養状態を評価するために参考となる目標体重，BMI，成長曲線（成長期）で，個々の患者・クライエントの体重の大まかな参考基準を特定する。目標体重は，患者・クライエントの体重を評価するための比較基準として用いたり，栄養処方の作成に使用する。

CS-5.1.1　目標体重

■「日本人の食事摂取基準 2025 年版」[3] を参照

●体格指数（BMI：body mass index）を用いて算出する。

$$BMI = 体重（kg）÷〔身長（m）〕^2$$

表　目標とする BMI の範囲（18 歳以上）[注1,2]

年齢（歳）	目標とする BMI（kg/m²）
18〜49	18.5〜24.9
50〜64	20.0〜24.9
65〜74 [注3]	21.5〜24.9
75 以上 [注3]	21.5〜24.9

1　男女共通。あくまでも参考として使用すべきである。

2　上限は総死亡率の低減に加え，主な生活習慣病の有病率，医療費，高齢者および労働者の身体機能低下との関連を考慮して定めた。

3　総死亡率をできるだけ低く抑えるためには下限は 20.0 から 21.0 付近となるが，その他の考慮すべき健康障害等を勘案して 21.5 とした。

CS-5.1.2　成長期の比較基準値

■小児の栄養状態判定の指標[18, 19]

　小児では長期間の栄養不良により身長の伸びは抑制されるため，身長は栄養指標の一つとなり，慢性栄養障害の指標としてWaterlow[20]の栄養不良の分類がある。なお，小児は成長期にあるため，体重の絶対値は栄養指標としての意味は少なく，年齢と身長との関係で評価するのが重要である。

● Waterlow[20]の栄養不良の分類（一部改編引用）

		身長/年齢比（% H/A）[*1]			
		正常 ≧95%	Grade1 90〜95%	Grade2 85〜90%	Grede3 <85%
体重/身長比 （% W/H）[*2]	正常　　≧95%	正常	Stunting（発育停止）		
	Grade1　80〜90%	Wasting （やせ）	Mixed （やせと発育停止が同時に起こっている）		
	Grade2　70〜80%				
	Grede3　＜70%				

[*1]　実測身長÷同じ年齢の標準身長（% H/A）
　　　身長/年齢比（% H/A）は95%以上：正常，90〜95%未満：軽度不良，85〜90%未満：中等度不良，85%未満：高度不良
　　　同じ年齢の標準身長は厚生労働省の調査を基につくられた乳幼児身体発育曲線（身長）が用いられる。
[*2]　児の実測体重÷児の身長に対する標準体重（% W/H）
　　　体重/身長比（% W/H）は90%未満をwasting（やせ）として急性栄養障害と判定する。80〜90%未満：軽度不良，70〜80%未満：中等度不良，70%未満：高度不良

注1)　年齢や身長から標準体重を求めることができる。

〈1〜6歳までの標準体重計算式〉

　　幼児（男子）の標準体重（kg）＝ $0.00206 \times$〔身長（cm）〕$^2 - 0.1166 \times$ 身長（cm）＋ 6.5273

　　幼児（女子）の標準体重（kg）＝ $0.00249 \times$〔身長（cm）〕$^2 - 0.1858 \times$ 身長（cm）＋ 9.0360

〈学童期以降の標準体重計算式[19]〉

　　学童期以降の標準体重（kg）＝ $a \times$ 実測身長（cm）$- b$

第2章　栄養管理プロセス

表　標準体重計算式に用いる係数

年齢	男子 *a*	男子 *b*	女子 *a*	女子 *b*
5	0.386	23.699	0.377	22.750
6	0.461	32.382	0.458	32.079
7	0.513	38.878	0.508	38.367
8	0.592	48.804	0.561	45.006
9	0.687	61.390	0.652	56.992
10	0.752	70.461	0.730	68.091
11	0.782	75.106	0.803	78.846
12	0.783	75.642	0.796	76.934
13	0.815	81.348	0.655	54.234
14	0.832	83.695	0.594	43.264
15	0.766	70.989	0.560	37.002
16	0.656	51.822	0.578	39.057
17	0.672	53.642	0.598	42.339

肥満度（％）＝（実測体重－標準体重）／標準体重×100
肥満度±15％以内：「ふつう」，－20～－15％：「やせ」，
　－20％以下：「やせすぎ」
肥満度－20％は％W/H80％に相当する。

注2）母子健康手帳には2010年に厚生労働省が調査した乳幼児身体発育調査結果を基につくられた乳幼児身体発育曲線（身長，体重）が参照される。また，2000年調査の乳児の身長体重曲線などもある。

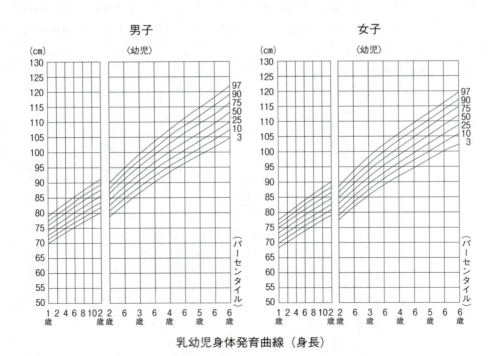

乳幼児身体発育曲線（身長）

2-2. 栄養評価（Nutrition Assessment）

CS-5.3　その他の体重による比較基準値

■体重減少率[21]

体重減少率（％）＝〔平常時体重(kg)−現在体重（kg)〕／ 平常時体重(kg)×100

〈判定〉

	1 週間	1 か月	3 か月	6 か月
有意な体重減少	1〜2%	5%	7.5%	10%
高度な体重減少	2% 以上	5% 以上	7.5% 以上	10% 以上

■通常体重比（% UBW：% usual body weight）を参照

% UBW＝現在体重（kg）／健常時の体重（kg）

■理想体重比（% IBW：% ideal body weight）を参照

% IBW＝現在体重（kg）／ 理想体重（kg）

〈判定〉

栄養状態	% UBM	% IBW
正　常	≧95	≧90
軽度の栄養不良	85〜95	80〜90
中等度の栄養不良	75〜85	70〜80
高度の栄養不良	≦75	≦70

CS-5.4　体組成の比較基準値

■日本人の新身体計測基準値 JARD2001[22] を参照

貯蔵脂肪量の指標…上腕三頭筋部皮下脂肪厚，肩甲骨下部皮下脂肪厚

骨格筋肉量の指標…上腕筋囲，上腕筋面積

※上腕筋囲の算出式

上腕筋囲（cm）＝上腕周囲長（cm）−〔π（3.14）×上腕三頭筋皮下脂肪厚（mm)/10〕

JARD2001〈男性〉上腕三頭筋皮下脂肪厚（mm）中央値（50 パーセンタイル値）

年　齢	18〜24 歳	25〜29 歳	30〜34 歳	35〜39 歳	40〜44 歳	45〜49 歳	50〜54 歳
中央値	10.0	11.0	13.0	12.0	11.0	10.2	10.0
年　齢	55〜59 歳	60〜64 歳	65〜69 歳	70〜74 歳	75〜79 歳	80〜84 歳	85 歳〜
中央値	9.0	9.0	10.0	10.0	9.3	10.0	8.0

JARD2001〈女性〉上腕三頭筋皮下脂肪厚（mm）中央値（50 パーセンタイル値）

年　齢	18〜24 歳	25〜29 歳	30〜34 歳	35〜39 歳	40〜44 歳	45〜49 歳	50〜54 歳
中央値	14.0	14.0	14.0	15.0	15.5	16.0	14.5
年　齢	55〜59 歳	60〜64 歳	65〜69 歳	70〜74 歳	75〜79 歳	80〜84 歳	85 歳〜
中央値	16.0	15.1	20.0	16.0	14.0	12.5	10.0

JARD2001〈男性〉上腕筋囲（cm）中央値（50 パーセンタイル値）

年　齢	18〜24歳	25〜29歳	30〜34歳	35〜39歳	40〜44歳	45〜49歳	50〜54歳
中央値	23.2	23.7	24.4	24.1	24.4	24.0	23.8
年　齢	55〜59歳	60〜64歳	65〜69歳	70〜74歳	75〜79歳	80〜84歳	85歳〜
中央値	23.7	23.4	24.0	23.6	22.9	21.8	21.4

JARD2001〈女性〉上腕筋囲（cm）中央値（50パーセンタイル値）

年齢	18〜24歳	25〜29歳	30〜34歳	35〜39歳	40〜44歳	45〜49歳	50〜54歳
中央値	19.9	19.5	19.9	20.2	21.1	20.6	20.8
年齢	55〜59歳	60〜64歳	65〜69歳	70〜74歳	75〜79歳	80〜84歳	85歳〜
中央値	20.5	20.6	20.1	20.3	20.2	20.0	19.3

■下腿周囲長

　65歳以上の高齢者で，体重測定できない場合には“ふくらはぎの周囲長”を活用する場合もある。

　〈判定〉“ふくらはぎの周囲長”31 cm未満は低栄養状態の危険因子の一つ（MNA®-SF：Mini Nutritional Assessment®-Short Form）。

■ウエスト周囲長を参照

腹部肥満（内臓脂肪貯蓄）	ウエスト周囲長（cm）
内臓脂肪面積：男女とも100 cm^2	男性：85 cm，女性：90 cm

CS-5.5　その他　国内でよく活用される比較基準値

■成人における血圧値の分類（mmHg）高血圧治療ガイドライン2019[12]「成人における高血圧の分類」を参考にする

分類	診察室血圧（mmHg）			家庭血圧（mmHg）		
	収縮期血圧		拡張期血圧	収縮期血圧		拡張期血圧
正常血圧	<120	かつ	<80	<115	かつ	<75
正常高値血圧	120-129	かつ	<80	115-124	かつ	<75
高値血圧	130-139	かつ/または	80-89	125-135	かつ/または	75-84
Ⅰ度高血圧	140-159	かつ/または	90-99	135-144	かつ/または	85-89
Ⅱ度高血圧	160-179	かつ/または	100-109	145-159	かつ/または	90-99
Ⅲ度高血圧	≧180	かつ/または	≧110	≧160	かつ/または	≧100
（孤立性）収縮期高血圧	≧140	かつ	<90	≧130	かつ	<85

資料）日本高血圧学会高血圧治療ガイドライン作成委員会編：高血圧治療ガイドライン2019, p.18より許諾を得て転載

2-2. 栄養評価（Nutrition Assessment）

■ メタボリックシンドロームの診断基準

腹部肥満（内臓脂肪蓄積）	ウエスト周囲長（cm）
	男性：85 cm 以上，女性：90 cm 以上

上記に加えて以下のうち2項目以上に該当する場合に判定する。

該当項目	
トリグリセリド値 150 mg/dL 以上　かつ/または HDL コレステロール値 40 mg/dL 未満	脂質代謝異常
収縮期血圧 130 mmHg 以上　かつ/または 拡張期血圧 85 mmHg 以上	血圧高値
空腹時血糖 110 mg/dL 以上	糖代謝異常

■ GLIM 基準（日本栄養治療学会：JSPEN）

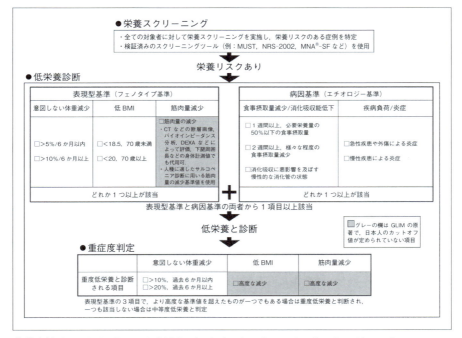

参考文献 Cederholm T, et al. GLIM criteria for the diagnosis of malnutrition – A consensus report from the global clinical nutrition community. Clinical Nutrition 2019; 38: 1-9. https://doi.org/10.1016/j.clnu.2018.08.002.
資料）日本栄養治療学会 GLIM ワーキンググループ作成（2024年10月10日改訂版）
参照：2025年1月23日

■ 〈高齢者〉フレイルの基準

　フレイルとは，老化に伴う種々の機能低下（予備能力の低下）を基盤とし，さまざまな健康障害に対する脆弱化が増加している状態。すなわち健康障害に陥りやすい状態を示す。健康障害の中には，日常生活動作（ADL）障害，要介護状態，疾病発病，入院や生命予後などが含まれる。

第2章　栄養管理プロセス

表　日本語版フレイル基準（J-CHS 基準）[23]

項　目	評価基準
体重減少	6か月で2～3kg以上の体重減少
筋力	握力：男性26kg，女性18kg未満
易疲労性	（ここ2週間）訳もなく疲れたような感じがする
歩行速度	1.0m/秒未満
身体活動	①軽い運動・体操はしていますか？ ②定期的な運動・スポーツはしていますか？ 上記2つのいずれも「していない」と回答

0項目：健常，1～2項目：プレフレイル，3項目以上：フレイル

（3）生化学データ，臨床検査と手順（BD：Biochemical Data, Medical Tests and Procedures）

検査値［例：電解質，グルコース，脂質］や検査［例：胃内容排出時間，安静時エネルギー代謝量］に関する分類コードである。

■血液学的検査，血液生化学検査，内分泌機能検査，血清学的検査，尿検査などの検査基準値を参照

（4）栄養に焦点を当てた身体所見（PD：Nutrition-Focused Physical Findings）

食事摂取や栄養状態に影響を及ぼす身体特性で，身体検査・問診・医療記録などから抽出した病態生理学的症状に関わる所見である。栄養に関連した身体器官，筋肉や皮下脂肪の消耗，口腔内の状況（義歯，歯牙の欠損，衛生状況など），吸引・呼吸の状況，嚥下・摂食能力，食欲，感情等からの所見である。栄養評価用語とコード（2-2-4，p.50）を参考に，栄養摂取に影響を与えている問題点となる身体所見の有無を確認する。

■簡便な嚥下スクリーニングテスト

- ・反復唾液飲みテスト：口腔を湿らせた後に，空嚥下を30秒間繰り返し，何回実施できたかで判定する方法。
- ・改訂水飲みテスト：口腔内に冷水3mLを入れて嚥下させ，むせ，湿性嗄声，呼吸変化などの変化で判定する方法。
- ・食物テスト：ティースプーン1杯（3～4g）のプリンを摂食させ，むせ，湿性嗄声，呼吸変化などの変化で判定する。さらに，空嚥下の追加を指示し，30秒観察する方法。

■脱水のスクリーニング項目（例）

脱水時の主な症状観察の方法（フィジカルアセスメント）

- ・口腔内（舌や口腔粘膜）の乾燥状態を観察する（痰が絡んだ咳を繰り返している）。
- ・腋窩（わきの下）の乾燥状態を確認する。
- ・立位による脈拍30拍/分以上の増加の有無を確認する。
- ・〈主に幼児〉毛細血管再充満時間（CRT）で確認する。
- ・〈主に幼児〉ツルゴール（皮膚の緊張）で確認する。

（5）個人履歴（CH：Client History）

個人的，医療的，家族および社会的履歴についての現在，過去に関する情報で，患者・クライエントの行動改善に重要な項目である。

2-2-3 栄養評価における比較基準値（CS）の活用法

栄養評価指標と栄養評価基準値（比較基準値）との関連性を理解し，さらに栄養アセスメントとして記載することができるよう，各領域の主な項目について具体例を示す。

（1）食物・栄養に関連した履歴（FH：Food/Nutrition Related History）

食生活状況，食事あるいは輸液や経腸栄養による投与量などを総合して摂取エネルギーや栄養素量を概算し，基準値と比較する。

［例］FH-1.1　エネルギー摂取量（すべての食物，経腸・静脈からのエネルギー摂取量）

　　　FH-1.1.1　エネルギー摂取量

〔定義〕すべての食物［例：食品，飲料，母乳/粉ミルク，補助食品］や経腸・静脈からの総エネルギー摂取量

栄養評価指標	総エネルギー摂取量など
	〈測定方法・情報源〉食物摂取記録，24時間思い出し法，3〜5日間の食物日記，食物摂取頻度質問票，介護者の摂取記録，メニュー分析，摂取・消費記録
目標や比較基準値	日本人の食事摂取基準2020年版[3]，推定式（ハリス・ベネディクト式）などを活用
栄養評価（栄養アセスメント）記録の例	
初回	食物摂取記録によると，約2,800 kcal/日摂取しており，これは推定エネルギー必要量（日本人の食事摂取基準を活用）2,200kcal/日の127%である。
栄養介入後（再評価）	食物摂取記録から摂取エネルギー量は2,300kcal/日であり，改善がみられた。

（2）身体計測（AD：Anthropometric Measurements）

身長，体重，体格指数（BMI），成長パターン指標・パーセンタイル値，体重歴に関する分類コードである。

［例］AD-1.1　身体組成・発育・体重歴
〔定義〕脂肪・筋肉・骨格成分を含む身体の比較測定と発育

栄養評価指標	身長，体重，体格，体重変化，体格指数（BMI），成長パターン指標・パーセンタイル値，体組成の推定など
	【選択した指標（例）】体格指数（BMI）（AD-1.1.5）および体組成の推定（AD-1.1.7）
	〔測定方法・情報源〕関係機関への問い合わせ，直接測定，患者・クライエントの情報，医療記録
目標や比較基準値	目標：適正な体重に回復する 参照基準：体格指数（BMI）の判定基準，日本人の身体計測基準値JARD2001[22]
栄養評価（栄養アセスメント）記録の例	

第2章　栄養管理プロセス

初回	患者の BMI は 18.0 kg/m² であり，体格指数の判定基準より低体重である（AD-1.1.5）。また，上腕筋囲は 19cm であり，JARD2001 の 72 歳男性中央値 23.57cm の 80.6% と低値であり，筋肉量が減少している（AD-1.1.7）
栄養介入後（再評価）	2 か月で BMI は 18.5 kg/m² に上昇し，体構成の上腕筋囲も 19.5 cm（％AMC 82.7%）と徐々に筋肉量が増加している。

（3）生化学データ，臨床検査と手順（BD：Biochemical Data, Medical Tests and Procedures）

血液検査値［例：電解質，グルコース，脂質］や臨床検査［例：胃内容排出時間，安静時エネルギー代謝量］に関する分類コードである。

［例］BD-1.7　脂質プロファイル

〔定義〕脂質異常に関連する検査値

栄養評価指標	血清コレステロール，HDL コレステロール，LDL コレステロール，non−HDL コレステロール，HDL コレステロール/総コレステロール比，HDL コレステロール/LDL コレステロール比，血清トリグリセリドなど
	【選択した指標（例）】LDL コレステロール（BD-1.7.3）
	〔測定方法・情報源〕生化学測定，検査室の報告，患者・クライエントの情報
目標や比較基準値	目標：LDL コレステロールを 139 mg/dL 以下にする。 参照基準：脂質異常症の診断基準，動脈硬化性疾患予防ガイドライン[8]（日本動脈硬化学会）
栄養評価（栄養アセスメント）記録の例	
初回	患者の LDL コレステロールは 159mg/dL であり，日本動脈硬化学会の目標基準値 139 mg/dL 以下よりも高値である。（BD-1.7.3）
栄養介入後（再評価）	肉料理の摂食回数は減少しているが，2 か月後の LDL コレステロールは 160 mg/dL であり，検査値の改善はみられない。

（4）栄養に焦点を当てた身体所見（PD：Nutrition-Focused Physical Findings）

身体器官，筋肉や皮下脂肪の消耗，口腔衛生，吸引・嚥下・呼吸能力，食欲，感情からの所見。

［例］PD-1.1　栄養に焦点を当てた身体所見

〔定義〕栄養に焦点を当てた身体検査・問診・医療記録などから派生した病態生理学的症状に関わる栄養に関連した身体特性

栄養評価指標	総合的外見，ボディランゲージ，心臓・血管・肺，四肢・筋肉・骨格，消化管，目，頭，神経・認知，皮膚，バイタルサインなど
	【選択した指標（例）】消化管（PD-1.1.5），皮膚（PD-1.1.9）およびバイタルサイン（脈拍）（PD-1.1.10）
	〔測定方法・情報源〕直接観察，患者・クライエントの記録，医療記録
目標や比較基準値	目標：高齢による脱水を予防する 参照基準：脱水指標として，高齢者の立位による脈拍増加（30 拍/分以上の増加）。皮膚ツルゴール低下のハンカチーフサインなど

48

2-2. 栄養評価（Nutrition Assessment）

栄養評価（栄養アセスメント）記録の例	
初回	患者は口腔内乾燥傾向がみられ，皮膚にハンカチーフサイン（皮膚ツルゴール低下）があり，立位により脈拍が30拍/分以上増加することから脱水状態が疑われる。（PD-1.1.5，PD-1.1.9，PD-1.1.10）。
栄養介入後（再評価）	朝食時のお茶および15時おやつどきの水分摂取の声がけにより，口腔内乾燥の軽減，皮膚ツルゴールの改善がみられた。

（5）個人履歴（CH：Client History）

〔例〕CH-1.1　個人情報

〔定義〕年齢・性別・人種・民族・職業・喫煙，身体障害などの患者・クライエントの一般的な情報

栄養評価指標	年齢，性別，人種，民族，言語，文字理解力，教育，家庭での役割，喫煙，身体障害，活動など
	【選択した指標（例）】年齢（CH-1.1.1），性別（CH-1.1.2），活動（CH-1.1.10）
	〔測定方法・情報源〕患者・クライエントの情報，医療記録，関係機関への問い合わせ，調査，管理情報など
目標や比較基準値	目標：一般的に使用されない 参照基準：存在しない
栄養評価（栄養アセスメント）記録の例	
初回	患者は40歳男性の糖尿病患者である。（CH-1.1.1，CH-1.1.2） 日常生活は家にこもっており，ほとんど外出はせず，活動の有効性に対して無関心期である。（CH-1.1.10）
栄養介入後（再評価）	1か月経過したが，家にこもって外出はしておらず，行動変容ステージは無関心期から変わっていない。

CH-3.1　社会的な履歴

〔定義〕社会経済的要因，居住環境，医療の援助，職業，宗教，身辺の変化，社会への関わりなどについての患者・クライエントの情報

栄養評価指標	社会経済的要因，生活状況，家庭問題，社会・医療の支援，居住環境，職業，宗教，身辺の変化，日々のストレスレベルなど
	【選択した指標（例）】生活状況（CH-3.1.2），社会・医療の支援（CH-3.1.4）
	〔測定方法・情報源〕患者・クライエントの情報，医療記録，関係機関への問い合わせなど
目標や比較基準値	目標：一般的に使用されない 参照基準：存在しない
栄養評価（栄養アセスメント）記録の例	
初回	患者（クライエント）は郊外に住み，自宅で過ごすことが多い。（CH-3.1.2） 高齢で一人暮らしのため，買い物に行く手段が限られており，1日1食は宅配サービスを受けている。（CH-3.1.4）
栄養介入後（再評価）	1日1食の宅配サービス時に，家庭で保管できるレトルトパックの食品も購入するようになり，1日の食事回数に改善傾向がみられている。

第2章　栄養管理プロセス

2-2-4　栄養評価の用語とコード

FH　食物・栄養に関連した履歴
食物・栄養素摂取，食物・栄養の管理，薬剤・補完的代替医療食品の使用，食物・栄養に関する知識・信念・態度，栄養管理に影響を及ぼす行動，食物および栄養関連用品の入手のしやすさ，身体活動と機能，栄養に関連した生活の質

【FH-1　食物・栄養素摂取】　食物・栄養素摂取の組成や充足度，食事・軽食の摂取パターン

FH-1.1　エネルギー摂取
　FH-1.1.1　エネルギー摂取量
　　FH-1.1.1.1　総エネルギー摂取量
FH-1.2　食物・飲料摂取
　FH-1.2.1　水分・飲料摂取
　FH-1.2.1.1　経口飲料
　FH-1.2.1.2　食物由来の水分
　FH-1.2.1.3　経口栄養流動食，液体サプリメント
　FH-1.2.2　食物摂取
　FH-1.2.2.1　食物の量
　FH-1.2.2.2　食物/食事の種類
　FH-1.2.2.3　食事/軽食のパターン
　FH-1.2.2.4　食事品質指数
　FH-1.2.2.5　食物摂取への主義
　FH-1.2.3　母乳・乳児用粉ミルク摂取
　FH-1.2.3.1　母乳摂取量
　FH-1.2.3.2　乳児用粉ミルク摂取量
FH-1.3　経腸・静脈による栄養素摂取
　FH-1.3.1　経腸栄養投与
　FH-1.3.1.1　製品/溶液
　FH-1.3.1.2　投与チューブの洗浄
　FH-1.3.2　静脈栄養・輸液投与
　FH-1.3.2.1　製品/溶液
　FH-1.3.2.2　輸液製剤
FH-1.4　生物活性物質摂取
　FH-1.4.1　アルコール摂取
　FH-1.4.1.1　ドリンクサイズ，量
　FH-1.4.1.2　頻度
　FH-1.4.1.3　アルコール摂取のパターン
　FH-1.4.2　機能性成分の摂取
　FH-1.4.2.1　植物ステロール・スタノールエステル
　FH-1.4.2.2　大豆たんぱく質
　FH-1.4.2.3　オオバコ，β-グルカン
　FH-1.4.2.4　食品添加物
　FH-1.4.2.5　その他
　FH-1.4.3　カフェイン摂取
　FH-1.4.3.1　総カフェイン摂取量
FH-1.5　主要な栄養素摂取
　FH-1.5.1　脂肪・コレステロール摂取
　FH-1.5.1.1　総脂肪
　FH-1.5.1.2　飽和脂肪酸

　FH-1.5.1.3　トランス脂肪酸
　FH-1.5.1.4　多価不飽和脂肪酸
　FH-1.5.1.5　一価不飽和脂肪酸
　FH-1.5.1.6　n-3系不飽和脂肪酸
　FH-1.5.1.7　食事性コレステロール
　FH-1.5.1.8　必須脂肪酸
　FH-1.5.2　たんぱく質摂取
　FH-1.5.2.1　総たんぱく質
　FH-1.5.2.2　生物価の高いたんぱく質
　FH-1.5.2.3　カゼイン
　FH-1.5.2.4　乳清たんぱく質
　FH-1.5.2.5　アミノ酸
　FH-1.5.2.6　必須アミノ酸
　FH-1.5.3　炭水化物摂取
　FH-1.5.3.1　総炭水化物
　FH-1.5.3.2　砂糖
　FH-1.5.3.3　デンプン
　FH-1.5.3.4　グリセミック・インデックス
　FH-1.5.3.5　グリセミック・ロード
　FH-1.5.3.6　炭水化物の摂取源
　FH-1.5.3.7　炭水化物・インスリン比
　FH-1.5.4　食物繊維摂取
　FH-1.5.4.1　総食物繊維量
　FH-1.5.4.2　水溶性食物繊維量
　FH-1.5.4.3　不溶性食物繊維量
　FH-1.5.4.4　フラクトオリゴ糖量
FH-1.6　微量栄養素摂取
　FH-1.6.1　ビタミン摂取
　FH-1.6.1.1　ビタミンA
　FH-1.6.1.2　ビタミンC
　FH-1.6.1.3　ビタミンD
　FH-1.6.1.4　ビタミンE
　FH-1.6.1.5　ビタミンK
　FH-1.6.1.6　チアミン（ビタミンB_1）
　FH-1.6.1.7　リボフラビン（ビタミンB_2）
　FH-1.6.1.8　ナイアシン
　FH-1.6.1.9　葉酸
　FH-1.6.1.10　ビタミンB_6
　FH-1.6.1.11　ビタミンB_{12}
　FH-1.6.1.12　パントテン酸
　FH-1.6.1.13　ビオチン

2-2. 栄養評価（Nutrition Assessment）

FH-1.6.1.14　マルチビタミン	FH-1.6.2.7　ナトリウム
FH-1.6.1.15　その他	FH-1.6.2.8　亜鉛
FH-1.6.2　ミネラル・微量元素摂取	FH-1.6.2.9　銅
FH-1.6.2.1　カルシウム	FH-1.6.2.10　ヨウ素
FH-1.6.2.2　クロール	FH-1.6.2.11　セレン
FH-1.6.2.3　鉄	FH-1.6.2.12　クロム
FH-1.6.2.4　マグネシウム	FH-1.6.2.13　マルチミネラル
FH-1.6.2.5　カリウム	FH-1.6.2.14　マルチ微量元素
FH-1.6.2.6　リン	FH-1.6.2.15　その他

【FH-2　食物・栄養の管理】　現在・以前の食事や食物の改善，食環境，経腸・静脈栄養の管理

FH-2.1　食事歴	FH-2.1.2.6　食物不耐
FH-2.1.1　治療食の指示	FH-2.1.3　食環境
FH-2.1.1.1　一般食，健康的な食事	FH-2.1.3.1　場所
FH-2.1.1.2　特別食	FH-2.1.3.2　場所の雰囲気
FH-2.1.1.3　経腸栄養の指示	FH-2.1.3.3　介護者・付き添い
FH-2.1.1.4　静脈栄養の指示	FH-2.1.3.4　適切な授乳をする設備・施設
FH-2.1.2　治療食の経験	FH-2.1.3.5　孤食
FH-2.1.2.1　以前に処方された治療食	FH-2.1.4　経腸・静脈栄養管理
FH-2.1.2.2　以前の治療食・栄養教育・カウンセリング	FH-2.1.4.1　経腸栄養のアクセス
FH-2.1.2.3　自分自身で行った食事制限	FH-2.1.4.2　静脈栄養のアクセス
FH-2.1.2.4　食事制限の試み	FH-2.1.4.3　体位，特に角度
FH-2.1.2.5　食物アレルギー	

【FH-3　薬剤，補完的・代替医療食品】　処方薬・店頭薬剤，ハーブ系製剤・補完医療製品も含める

FH-3.1　薬剤	FH-3.2　補完的・代替医療の食品
FH-3.1.1　処方薬・店頭（OTC）薬剤	FH-3.2.1　補完的・代替医療の食品
FH-3.1.2　薬剤の誤用	

【FH-4　知識・信念・態度】　栄養に関連した概念の理解や事実に基づく信念，栄養に関連した行動変容を行う準備性，栄養に関する意見・出来事に対する感覚や感情

〔FH-4.1　食物・栄養の知識〕　それぞれの事項ごとに知識のレベルや技術を判定するために，下記判定レベルを参考にする。

◎不十分 ◎基本（最低限の事実を知っているのみで実用性が少ない）	◎適度（具体的な状況に知識を応用できる） ◎理解力がある（新しい状況に知識を応用して総合的に評価することができる）
FH-4.1.1　知識/技術の分野とレベル ・授乳［例：乳児の満足度のサイン］ ・食行動の結果 ・病気・症状 ・目標設定技術 ・食品表示 ・食物・栄養必要量 ・健康知識の隔たり［例：実際の健康状態と，健康や健康ガイダンスへの理解との対比］ ・健康ケアへの理解 ・臨床検査値と望ましい結果との比較 ・身体症状のレベル ・生理的機能	・自己管理のパラメータ ・食物の盛り付け量の管理 ・食事の準備・調理 ・刺激への反応行動の管理［例：誘因・きっかけを認識し，計画を発展させ，環境や行動を修正する］ ・食事・軽食の計画 ・健康的な食物・食事の選択 ・セルフモニタリング ・その他 FH-4.1.2　栄養に関連した特定または広範囲の知識のスコアの診断

51

〔FH-4.2　信念と態度〕　患者・クライエントが食物・栄養に関連した行動変容の準備性の段階に対応した患者・クライエントの現実に対する意見・信念や感情および情動

FH-4.2.1　個人・家族の間の価値観の不一致	FH-4.2.9　本人の発言・自己認知
FH-4.2.2　歪んだ身体イメージ	FH-4.2.10　現実的でない栄養に関連した目標
FH-4.2.3　終末期の決断	設定［例：1か月で約9kgの体重
FH-4.2.4　動機づけ	減少目標は現実的でない］
FH-4.2.5　食物への関心度	FH-4.2.11　非科学的信念・態度［例：治癒が
FH-4.2.6　体重への関心度	立証されていない特別な食品］
FH-4.2.7　栄養に関連した行動変容を行う準備	FH-4.2.12　食物の選り好み
度（無関心期，関心期，準備期，行	FH-4.2.13　感情［例：怒り，罪悪感，悲しみ，
動期，維持期）	寂しさ，神経質］
FH-4.2.8　自己効力感	

【FH-5　行動】　栄養に関連した目標達成に影響する患者・クライエントの活動や振る舞い

〔FH-5.1　遵守〕　栄養に関する目標達成のために，栄養についての提言や行動変容の遵守またはコンプライアンスのレベル

FH-5.1.1　自己報告の遵守のスコア（1：なし〜10：完全遵守の10レベル）	FH-5.1.4　同意した目標値に対するセルフモニタリング（1：なし〜10：完全遵守の10レベル）
FH-5.1.2　栄養相談受講実績（受講回数/全体の回数）	FH-5.1.5　同意した詳細項目（1：なし〜10：完全遵守の10レベル）
FH-5.1.3　栄養目標を思い出す能力（全部/部分的/皆無）	

〔FH-5.2　回避行動〕　結果や認知の成果をできるだけ先送りにするように，物事や人に近づかないようにすること

FH-5.2.1　回避（特定の食物，食品群，水分，テクスチャー，社会的状況など）	FH-5.4.3　食べるより飲むほうを好む
FH-5.2.2　食事制限（有無）	FH-5.4.4　食べる・噛むことの拒絶
FH-5.2.3　回避行動の原因［例：個人的な選択，処方された食事制限，消化管障害，疑アレルギー，摂食障害，がん治療の副作用，投薬治療，精神疾患，パーキンソン病］	FH-5.4.5　食物の嘔吐
	FH-5.4.6　胃食道逆流
	FH-5.4.7　不十分な摂取に至る摂食過程での患者・クライエント・介護者の疲労
	FH-5.4.8　新しい食物を試みる喜び
	FH-5.4.9　限定された受け入れる食物の数
FH-5.3　大食・自己嘔吐（排出行為）	FH-5.4.10　感覚への頑固な好み（香り，温度，テクスチャー）
FH-5.3.1　大食行動	
FH-5.3.2　自己嘔吐行動	FH-5.5　社会ネットワーク
FH-5.4　食行動	FH-5.5.1　社会ネットワークをつくり，それを利用する能力
FH-5.4.1　食事時間	
FH-5.4.2　食事中，摂食に費やす時間の割合（%）	

【FH-6　食物および食物・栄養関連用品の入手に影響する要因】

FH-6.1　食物・栄養プログラムへの参加	FH-6.2.5　適切な保存技術
FH-6.1.1　行政プログラムへの適用	FH-6.3　水の安全性
FH-6.1.2　地域社会プログラムへの適用	FH-6.3.1　飲料に適した水の入手
FH-6.2　安全な食物・食事の入手	FH-6.3.2　水の浄化法
FH-6.2.1　ショッピング施設の使用	FH-6.4　食物と栄養関連用品の入手に影響する要因
FH-6.2.2　安全な食物の識別と入手	FH-6.4.1　食物・栄養関連用品の入手
FH-6.2.3　適切な食事の準備設備	FH-6.4.2　補助器具類の入手
FH-6.2.4　安全な食品保存設備の使用	FH-6.4.3　調理の補助器具の入手

【FH-7　身体活動と機能】

2-2. 栄養評価（Nutrition Assessment）

FH-7.1　授乳	FH-7.2.9　栄養に関連した ADL スコア
FH-7.1.1　授乳の開始	FH-7.2.10　栄養に関連した IADL スコア
FH-7.1.2　授乳をしている期間	FH-7.3　身体活動
FH-7.1.3　母乳のみ	FH-7.3.1　身体活動歴
FH-7.1.4　授乳の問題	FH-7.3.2　習慣性
FH-7.2　栄養に関連した ADL（日常生活動作）と IADL（手段的日常生活動作）	FH-7.3.3　頻度
FH-7.2.1　食事の準備・身体能力	FH-7.3.4　持続時間
FH-7.2.2　自己摂食するための身体能力	FH-7.3.5　強度
FH-7.2.3　食器に対して適切な姿勢をとる能力	FH-7.3.6　身体活動の種類
FH-7.2.4　摂取に介助が必要	FH-7.3.7　体力（握力）
FH-7.2.5　摂食自助器具を使用する能力	FH-7.3.8　テレビの視聴時間
FH-7.2.6　食事の準備の認識能力	FH-7.3.9　その他の座位時間
FH-7.2.7　忘れずに食べる，食べたことを思い出す	FH-7.3.10　不随意な身体の動き
FH-7.2.8　ミニ・メンタル・ステート検査スコア	FH-7.3.11　NEAT（非運動性熱産生）

【FH-8　栄養に関連した患者・クライエントの評価】

FH-8.1　栄養面における生活の質	
FH-8.1.1　栄養面における生活の質への反応	

AD　身体計測 　身長，体重，体格指数（BMI），成長パターン指標・パーセンタイル値，体重歴

AD-1.1　身体組成・発育・体重歴	AD-1.1.4　体重変化
AD-1.1.1　身長	AD-1.1.5　体格指数（BMI）
AD-1.1.2　体重	AD-1.1.6　成長パターン指標・パーセンタイル値
AD-1.1.3　フレームサイズ（体格）	AD-1.1.7　体組成の推定

BD　生化学データ，臨床検査と手順 　検査値［例：電解質，グルコース，脂質パネル］や検査［例：胃内容排出時間，安静時代謝率］

BD-1.1　酸塩基平衡	BD-1.2.11　リン
BD-1.1.1　動脈血 pH	BD-1.2.12　血清浸透圧，モル濃度
BD-1.1.2　動脈血重炭酸塩（HCO_3^-）	BD-1.2.13　副甲状腺ホルモン
BD-1.1.3　動脈血二酸化炭素分圧（$PaCO_2$）	BD-1.3　必須脂肪酸プロファイル
BD-1.1.4　動脈血酸素分圧（PaO_2）	BD-1.3.1　トリエン：テトラエン比
BD-1.1.5　静脈血 pH	BD-1.4　消化器プロファイル
BD-1.1.6　静脈血重炭酸塩（HCO_3^-）	BD-1.4.1　アルカリホスファターゼ（ALP）
BD-1.2　電解質と腎臓プロファイル	BD-1.4.2　アラニン・アミノ基転移酵素（ALT）
BD-1.2.1　血中尿素窒素（BUN）	BD-1.4.3　アスパラギン酸・アミノ基転移酵素（AST）
BD-1.2.2　クレアチニン	
BD-1.2.3　BUN：クレアチニン比	BD-1.4.4　γ-GT（グルタミン酸転移酵素）
BD-1.2.4　糸球体濾過率	BD-1.4.5　胃内残存量
BD-1.2.5　ナトリウム	BD-1.4.6　総ビリルビン
BD-1.2.6　クロール	BD-1.4.7　血清アンモニア
BD-1.2.7　カリウム	BD-1.4.8　薬物中毒の報告（アルコール含む）
BD-1.2.8　マグネシウム	BD-1.4.9　プロトロンビン時間（PT）
BD-1.2.9　血清カルシウム	BD-1.4.10　部分トロンボプラスチン時間（PTT）
BD-1.2.10　イオン化カルシウム	

53

第2章　栄養管理プロセス

BD-1.4.11　プロトロンビン時間　国際標準化率（INR）
BD-1.4.12　糞中脂肪
BD-1.4.13　アミラーゼ
BD-1.4.14　リパーゼ
BD-1.4.15　その他の消化酵素
BD-1.4.16　D-キシロース
BD-1.4.17　吸気中水素検査
BD-1.4.18　腸生体検査
BD-1.4.19　糞便培養
BD-1.4.20　胃内容排出時間
BD-1.4.21　小腸通過時間
BD-1.4.22　腹部写真
BD-1.4.23　嚥下検査
BD-1.5　グルコース・内分泌プロファイル
BD-1.5.1　空腹時血糖値
BD-1.5.2　随時血糖値
BD-1.5.3　ヘモグロビンA1c（HbA1c）
BD-1.5.4　食前の毛細血管中グルコース
BD-1.5.5　食後血糖（最高）
BD-1.5.6　経口ブドウ糖負荷試験
BD-1.5.7　コルチゾール濃度
BD-1.5.8　IGF結合たんぱく質
BD-1.5.9　甲状腺機能検査（TSH, T4, T3）
BD-1.5.10　下垂体ホルモン検査（TSH, T4, T3）
BD-1.6　炎症プロファイル
BD-1.6.1　C反応性たんぱく
BD-1.7　脂質プロファイル
BD-1.7.1　血清コレステロール
BD-1.7.2　HDLコレステロール
BD-1.7.3　LDLコレステロール
BD-1.7.4　non-HDLコレステロール
BD-1.7.5　HDLコレステロール/総コレステロール比
BD-1.7.6　HDLコレステロール/LDLコレステロール比
BD-1.7.7　血清トリグリセリド
BD-1.8　代謝プロファイル
BD-1.8.1　安静時エネルギー代謝量
BD-1.8.2　呼吸商（RQ）
BD-1.9　ミネラルプロファイル
BD-1.9.1　血清銅・血漿銅
BD-1.9.2　尿中排泄ヨウ素量
BD-1.9.3　血清亜鉛・血漿亜鉛
BD-1.9.4　血清ホウ素・血漿ホウ素
BD-1.9.5　血清クロム・尿中排泄クロム
BD-1.9.6　血漿フッ素
BD-1.9.7　血清マンガン・血漿マンガン・尿中排泄マンガン

BD-1.9.8　血清モリブデン
BD-1.9.9　血清セレン・尿中排泄セレン
BD-1.9.10　その他
BD-1.10　栄養性貧血プロファイル
BD-1.10.1　赤血球数
BD-1.10.2　ヘモグロビン
BD-1.10.3　ヘマトクリット値
BD-1.10.4　平均血中赤血球容積（MCV）
BD-1.10.5　平均赤血球ヘモグロビン濃度（MCHC）
BD-1.10.6　平均赤血球ヘモグロビン量（MCH）
BD-1.10.7　赤血球中葉酸
BD-1.10.8　赤血球分布幅（RDW）
BD-1.10.9　血清ビタミンB_{12}
BD-1.10.10　血清メチルマロン酸（MMA）
BD-1.10.11　血清中葉酸
BD-1.10.12　血清ホモシステイン
BD-1.10.13　血清フェリチン
BD-1.10.14　血清鉄
BD-1.10.15　総鉄結合能
BD-1.10.16　トランスフェリン飽和率
BD-1.11　たんぱく質プロファイル
BD-1.11.1　アルブミン
BD-1.11.2　トランスサイレチン（プレアルブミン）
BD-1.11.3　トランスフェリン
BD-1.11.4　血漿フェニルアラニン
BD-1.11.5　血漿チロシン
BD-1.11.6　その他のアミノ酸
BD-1.11.7　抗体値
BD-1.11.8　炭水化物欠乏トランスフェリン（CDT）
BD-1.12　尿プロファイル
BD-1.12.1　尿の色
BD-1.12.2　尿の浸透圧
BD-1.12.3　尿比重
BD-1.12.4　尿検査
BD-1.12.5　尿量
BD-1.13　ビタミンプロファイル
BD-1.13.1　ビタミンA（血清・血漿レチノール）
BD-1.13.2　ビタミンC（血清・血漿ビタミンC）
BD-1.13.3　ビタミンD（25-ヒドロキシビタミンD）
BD-1.13.4　ビタミンE（血漿α-トコフェロール）
BD-1.13.5　チアミン（ビタミンB_1）（赤血球トランスケトラーゼ活性値）
BD-1.13.6　リボフラビン（ビタミンB_2）（赤血球グルタチオン還元酵素活性値）
BD-1.13.7　ナイアシン（尿中N-メチルニコチンアミド濃度）

2-2. 栄養評価（Nutrition Assessment）

BD-1.13.8　ビタミンB$_6$（血漿・血清ピリドキサル-5-リン酸濃度）	BD-1.14.11　妊娠中の血清プロピオニルCoAカルボキシラーゼ
BD-1.13.9　パントテン酸（パントテン酸尿中排泄量）	BD-1.14.12　その他
BD-1.13.10　ビオチン（3-ヒドロキシイソ吉草酸尿中排泄量）または妊娠中のリンパ球プロピオニルCoA カルボキシラーゼ	

PD　栄養に焦点を当てた身体所見	
身体器官，筋肉や皮下脂肪の消耗，口腔衛生，吸引・嚥下・呼吸能力，食欲，感情からの所見	
PD-1.1　栄養に焦点を当てた身体所見	PD-1.1.6　目
PD-1.1.1　総合的外見	PD-1.1.7　頭
PD-1.1.2　ボディランゲージ	PD-1.1.8　神経・認知
PD-1.1.3　心臓・血管・肺	PD-1.1.9　皮膚
PD-1.1.4　四肢・筋肉・骨格	PD-1.1.10　バイタルサイン
PD-1.1.5　消化管（口から直腸まで）	

CH　個人履歴	
個人的・医療的・家族および社会的履歴についての現在，過去の情報	
【CH-1　個人履歴】	
CH-1.1　個人情報	CH-1.1.6　教育
CH-1.1.1　年齢	CH-1.1.7　家族での役割
CH-1.1.2　性別	CH-1.1.8　喫煙
CH-1.1.3　人種・民族	CH-1.1.9　身体障害
CH-1.1.4　言語	CH-1.1.10　活動
CH-1.1.5　文字理解力	
【CH-2　患者・クライエント・家族の医療・健康の履歴】	
CH-2.1　患者・クライエントやその家族の栄養に関わる医療・健康の履歴	CH-2.1.10　筋骨格
	CH-2.1.11　神経系
CH-2.1.1　栄養に関わる主訴	CH-2.1.12　精神系
CH-2.1.2　心臓・血管	CH-2.1.13　呼吸器
CH-2.1.3　内分泌腺・代謝	CH-2.1.14　その他
CH-2.1.4　排泄	CH-2.2　処置・治療
CH-2.1.5　消化器	CH-2.2.1　医療的処置・治療
CH-2.1.6　婦人科	CH-2.2.2　外科的処置
CH-2.1.7　血液・腫瘍	CH-2.2.3　補完・代替医療
CH-2.1.8　免疫［例：食物アレルギー］	CH-2.2.4　緩和ケア
CH-2.1.9　皮膚	
【CH-3　社会的な履歴】	
CH-3.1　社会的な履歴	CH-3.1.5　住宅環境
CH-3.1.1　社会経済的要因	CH-3.1.6　職業
CH-3.1.2　生活状況	CH-3.1.7　宗教
CH-3.1.3　家庭問題	CH-3.1.8　身辺の変化
CH-3.1.4　社会・医療の援助	CH-3.1.9　日々のストレスレベル

資料）日本栄養士会監訳：国際標準化のための栄養ケアプロセス用語マニュアル[1]（2012）より改変

参考文献

1) 武藤泰敏，吉田 貴，山藤正広，他：栄養評価の意義と今後の展望．*JJPEN*，**7**，941-944（1986）
2) 公益社団法人日本栄養士会監訳：国際標準化のための栄養ケアプロセス用語マニュアル，pp. 10-189（2015）第一出版
3) 厚生労働省：日本人の食事摂取基準（2025年版），「日本人の食事摂取基準（2025年版）」策定検討会報告書（2024）
4) White JV, Guenter P, Jensen G, *et al.*：Consensus statement of the Academy of Nutrition and Dietetics / American Society for Parenteral and Enteral Nutrition：characteristics recommended for the identification and documentation of adult malnutrition（undernutrition）．*J Acad Nutr Diet*，**112**，730-738（2012）
5) 日本静脈経腸栄養学会編：静脈経腸栄養ガイドライン第3版，p. 140-148（2013）照林社
6) 日本糖尿病学会編・著：糖尿病治療ガイド 2024（2024）文光堂
7) 日本腎臓学会編：慢性腎臓病に対する食事療法基準 2024年版（2024）東京医学社
8) 日本動脈硬化学会編：動脈硬化性疾患予防ガイドライン 2022年版（2022）日本動脈硬化学会
9) Gnpule AA, Tanaka S, Ishikawa-Takata K, *et al.*：Interindividual variability in sleeping metabolic rate in Japanese subject．*Eur J Clin Nutr*，**61**，1256-1261（2007）
10) 日本肥満学会編：肥満症診療ガイドライン 2022（2022）ライフサイエンス出版
11) 日本腎臓学会編：CKD 診療ガイド 2024（2024）東京医学社
12) 日本高血圧学会編：高血圧治療ガイドライン 2019（2019）ライフサイエンス出版
13) 荒井秀典編：フレイル診療ガイド 2018年版（2018）ライフサイエンス出版
14) サルコペニア診療ガイドライン作成委員会：サルコペニア診療ガイドライン 2017年版（2017）ライフサイエンス出版
15) 日本肝臓学会編：慢性肝炎・肝硬変の診療ガイド 2019（2019）文光堂
16) 伊藤昌春，草薙康城：診療の基本 妊娠高血圧症候群，日産婦会誌，**58**，61-70（2006）
17) 日本骨粗鬆症学会・日本骨代謝学会：骨粗鬆症の予防と治療ガイドライン 2015年版（2015）ライフサイエンス出版
18) 山本由喜子編：応用栄養学実習ワークブック第2版，pp. 27-33（2015）みらい
19) 山内健：ライフステージ別栄養アセスメント-小児-，ワンステップアップ栄養アセスメント応用編，pp. 106-113，臨床栄養別冊（2010）医歯薬出版
20) Waterlow JC：Classification and definition of protein-calorie malnutrition，*Br Med J*，**3**，566-569（1972）
21) 日本静脈経腸栄養学会編：コメディカルのための静脈経腸栄養ハンドブック（2008）南江堂
22) 細谷憲政，岡田 正，武藤泰敏，他：日本人の新身体計測基準値 JARD2001，栄養-評価と治療別冊，**19**（2002）
23) 国立研究開発法人国立長寿医療研究センター 老年学・社会科学研究センター：日本語版フレイル基準（J-CHS 基準） https://www.ncgg.go.jp/cgss/news/20201008.html

2-3 栄養診断 (Nutrition Diagnosis)

2-3-1 栄養診断 (栄養状態の判定) とは

　栄養診断とは，栄養評価を基に，対象者の栄養状態を総合的に判定することである。

　医療診断の用語は，慢性肝炎，2型糖尿病，高コレステロール血症，鉄欠乏性貧血などがあるが，栄養診断の用語は，栄養補給法である「経口栄養補給法」，「経腸栄養補給法」，「静脈栄養補給法」を総合的に考える。例えば，対象者の必要栄養素量に対して「NI-1.3 エネルギー摂取量過剰」や「NI-2.3 経腸栄養量不足」，「NI-3.1 水分摂取量不足」，「NI-5.7.1 たんぱく質摂取量不足」など，対象者・クライエントの栄養素摂取（補給）量の過不足を総合的に判定するものである。

　栄養診断は，NI (Nutrition Intake：摂取量)，NC (Nutrition Clinical：臨床栄養)，NB (Nutrition Behavioral/environmental：行動と生活環境)，NO (Nutrition Other：その他の栄養) の4つの領域で構成され，すべての栄養診断名にコード番号が付いている。NI (Nutrition Intake：摂取量) に関する栄養診断名が全体の約6割を占めている。特に，NI (Nutrition Intake：摂取量) の中でも「NI-5 栄養素」は全体の約3割の用語が設定されており，栄養診断用語の多くが栄養素の過不足を判定する内容となっている（表2-12）。

　栄養診断には，それぞれ「定義」・「徴候/症状」・「原因/要因」の項目が定められている。「徴候/症状」は，主観的・客観的な徴候/症状を栄養評価の過程で集約した，問題の所在，問題の数値化，その重症度である。「原因/要因」は，栄養評価の過程で集約された病態生理学的，心理社会学的，状況的，発育的，文化的および環境的な問題である。

　したがって，対象者の栄養状態を評価する際に得られた栄養評価データから徴候/症状，栄養状態を悪化させている原因/要因をチェックし，栄養診断に示されている「定義」・「徴候/症状」・「原因/要因」と，対象者・クライエントの栄養評価データで取得した徴候/症状などがおおむね当てはまっていることを確認する必要がある。特に，徴候/症状は，栄養評価指標の1つ以上の項目が当てはまっていることが栄養診断コードの確定条件となる。各栄養診断の徴候/症状，原因/要因は，栄養診断の用語の解説に示されている（p.62～）。

第 2 章　栄養管理プロセス

表 2-12　栄養診断（大項目と小項目の４つの項目）

大項目	小項目	
NI（Nutrition Intake：摂取量） 〈栄養素の摂取量が必要栄養素量と比較し過剰か不足かなどについて〉	NI-1	エネルギー出納
	NI-2	経口・経腸・静脈栄養補給
	NI-3	水分摂取
	NI-4	生物活性物質
	NI-5	栄養素
NC（Nutrition Clinical：臨床栄養） 〈身体状況や各種検査状況，疾病などが関わる栄養問題などについて〉	NC-1	機能的項目
	NC-2	生化学的項目
	NC-3	体重
NB（Nutrition Behavioral/environmental：行動と生活環境） 〈知識や信念，態度，環境や食物の入手，食の安全などについて〉	NB-1	知識と信念
	NB-2	身体の活動と機能
	NB-3	食の安全と入手
NO（Nutrition Other：その他の栄養） 〈摂取量，臨床または行動と生活環境の問題として分類されない栄養学的所見について〉	NO-1	その他の栄養

注）　栄養診断名の約６割が NI（Nutrition Intake：摂取量）となっており，栄養診断名の多くが栄養に限局した栄養素の過不足に焦点を当てた内容である。

2-3-2 栄養診断の７つのステップ

栄養評価を行い，その結果を判定する栄養診断は，以下の７つのステップに整理される。

ステップ	内容
ステップ1	栄養評価データ：食形態や栄養素等摂取（補給）量の過不足の評価
ステップ2	栄養評価データ（各種検査や身体計測など）：「徴候/症状」の抽出
ステップ3	食形態や栄養素等摂取量と「徴候/症状」との関連性の検討
ステップ4	不適切な食形態や栄養素等摂取量過不足の「原因」の検証
ステップ5	栄養診断の確定
ステップ6	PES 報告の作成
ステップ7	栄養介入計画〔P：Mx)，Rx)，Ex)〕の作成

（1）栄養診断の７つのステップを用いた具体的な進め方

　ステップ1　栄養評価で得られた栄養素摂取（補給）量の過不足を検証する。

　栄養診断では「食物・栄養関連の履歴」の栄養素摂取（補給）量の評価が重要な根拠となる。したがって，「経口栄養補給法」，「経腸栄養補給法」，「静脈栄養補給法」の視点から，患者・クライエントの必要栄養素量と栄養素摂取（補給）量や摂取（補給）ルートの評価を行い，患者・クライエントにとって現状の栄養素摂取（補給）量が「過剰なのか」，「適正なのか」，「不足しているのか」，それとも「栄養素のバランスの問題なのか」それぞれの栄養素ご

2-3. 栄養診断（Nutrition Diagnosis）

とに栄養素摂取（補給）量を評価する。

ステップ2　栄養診断（栄養状態の判定）を行うための根拠となる栄養評価データを検証する。

栄養評価で得られたデータや徴候/症状は，栄養状態の判定（栄養診断）を決定する重要な根拠となるので丁寧に評価していく必要がある。また。栄養評価は，栄養診断（栄養状態の判定）の精度を左右する重要な根拠となるため，科学的根拠に基づいた基準値を用いて慎重に分析や解釈を行い重症度も含めて一つひとつ丁寧に検証し，問題となるデータを抽出する。

ステップ3　栄養評価で得られたデータの関連を検証する。

栄養評価で問題となっている栄養素摂取（補給）量の過不足（**ステップ1**）と，各種データや徴候/症状（**ステップ2**）との関連を探り，栄養評価で問題となっているデータや徴候/症状と栄養素摂取（補給）量の過不足との関連を明確にする。

ステップ4　栄養素摂取（補給）量の過不足が生じている根本的な原因を検証する。

栄養評価データと栄養素摂取（補給）量の過不足との関係（**ステップ3**）を基に，栄養素摂取（補給）量の過不足が生じ，栄養状態を悪化させている根本的（直接的）な原因/要因は何なのかを考え，「栄養素摂取（補給）量の過不足が生じている原因の本質」を明確にする。

患者の栄養状態を悪化させている根本的な原因や要因を明確にできなければ，栄養介入を行っても栄養状態を悪化させている根本的な原因や要因を修正することができないため，栄養状態を改善することはできない。したがって，栄養素摂取（補給）量の過不足が生じている原因の本質を明確にすることは栄養状態の判定（栄養診断）で最も重要なポイントとなる。

ステップ5　栄養評価の各評価結果を踏まえて，総合的に栄養診断コードを決定する。

栄養診断（栄養状態の判定）を確定する際には，「（**ステップ1**）必要栄養素量の算出と栄養素摂取（補給）量の過不足」，「（**ステップ2**）栄養評価データの検証」，「（**ステップ3**）栄養評価データと栄養素摂取（補給）量の過不足との関係」，「（**ステップ4**）栄養素摂取（補給）量の過不足が生じている根本的な原因/要因」を総合的に判定し，栄養診断を確定する。栄養診断が複数該当することも考えられるが，その際は，栄養診断を3つ以内に絞り込む。

複数の栄養診断が必要となる患者・クライエントは，治療の状況や栄養問題の重症度に応じて優先順位を付け，例えば，「NI-1.2エネルギー摂取量不足」，「NI-5.7.2たんぱく質摂取量過剰」，「NI-5.10.2.7ナトリウム（食塩）摂取過剰」などの順位で改善を図ることになる。

もし，栄養診断のNI（摂取量），NC（臨床栄養），NB（行動と生活環境）の3つの領域において順位づけで迷った場合は，まず，「NI（摂取量）」に関することを検討すべきである（表2-12）。

・管理栄養士として栄養診断を確定する際に考えなければならないことは，「決定した栄養診断で，栄養状態を悪化させているすべての問題を解決・説明できるのか」，また，「決定した栄養診断で，栄養状態を悪化させている問題を解決・説明できないものはないのか」の2点である。
・栄養診断で大切なことは，栄養診断の用語を探すことではなく，栄養状態を悪化させている根本的な原因や要因とその根拠を明確にすることである。

ステップ6　栄養診断コードが確定したらPES（ピー・イー・エス）報告を作成する。

第2章　栄養管理プロセス

栄養診断コードが確定したら，栄養診断（栄養状態の判定）の根拠を明確に示すため PES 報告を作成する。PES 報告は，「S（Sign/Symptoms）の根拠に基づき，E（Etiology）が原因（関係した）となった，P（Problem or Nutrition Diagnosis Label）である」というように，要点のみを簡潔な一文で記載する。

PES の P は，患者・クライエントの栄養診断の提示，E は，患者・クライエントの栄養状態を悪化させている根本的な原因や要因，S は，患者・クライエントの栄養診断を決定する際に用いた問題となっている栄養評価データ・徴候や症状である。

注：英語は結論を先に伝える文章構成となっているので「P・E・S」の順番となるが，日本語は結論が最後にくる文章構成なので「S・E・P」の順番で記載する），PES の記録は，**7つのステップ**を理解した上で症例検討を繰り返しながら身につけていかなければならない。
　PES 報告で用いる P・E・S は，**7つのステップ**で考え導き出した各種栄養評価データや徴候・症状，栄養素摂取（補給）量の過不足と過不足が生じている根本的な原因/要因，確定した栄養診断コードをそのまま用いることになる。

● PES 報告の 4 つのポイント

　PES 報告で記録する項目は，栄養診断の**7つのステップ**のルールに従って，正確で丁寧な栄養評価が実施できていれば，PES 報告で記載するためのデータや文言を記載する時点で新たに考える必要はない。
〈ポイント1〉　PES 報告の S（Sign/Symptoms）は，栄養診断を決定する際の根拠となる栄養評価データ（栄養素摂取（補給）量の過不足など，問題となるデータや徴候/症状）である。したがって，問題となる栄養評価データは**ステップ1，ステップ2**ですでに抽出されているはずである。
〈ポイント2〉　PES 報告の E（Etiology）は，患者の栄養状態を悪化させている根本的な原因/要因である。したがって，栄養素摂取量の過不足が生じている根本的な原因は，**ステップ3，ステップ4**ですでに明確に示されているはずである。
〈ポイント3〉　PES 報告の P（Problem or Nutrition Diagnosis Label）は，患者の栄養診断の提示である。したがって，栄養診断コードは**ステップ5**で 70 の栄養診断の中からすでに確定されているはずである。
　上記の〈ポイント1〉：S（Sign/Symptoms），〈ポイント2〉：E（Etiology），〈ポイント3〉：P（Problem or Nutrition Diagnosis Label）の内容をそれぞれ用いて，PES 報告で「S（Sign/Symptoms）の根拠に基づき，E（Etiology）が原因（関係した）となった，P（Problem or Nutrition Diagnosis Label）である」と記載する。
〈ポイント4〉　PES 報告は，1 つの栄養診断に対して必ず 1 つ記載する。したがって，栄養診断が 2 つある場合は PES 報告も 2 つ，栄養診断が 3 つある場合は PES 報告も 3 つ記載する。

ステップ7　栄養状態を悪化させている E（Etiology）根本的（直接的）な原因（一番の根源）を改善するための栄養介入計画を考える。

栄養診断が確定し，PES 報告で，栄養診断（栄養状態の判定）の根拠として示した E（Etiology）「栄養素摂取（補給）量の過不足が生じ患者の栄養状態を悪化させている根本的（直接的）な原因（一番の根源）」を改善するための栄養介入計画を考えていかなければならない。栄養介入計画は，計画（Plan）として「Mx）モニタリング計画，Rx）栄養治療計画，Ex）栄養教育計画」の 3 つの視点から考えることになる。

2-3. 栄養診断（Nutrition Diagnosis）

●栄養介入計画 P（Plan）

Mx）Monitoring plan（モニタリング計画）
栄養評価で問題となっている栄養素摂取（補給）量過不足，各種データ，徴候/症状などの項目を抽出して記載して明記する。そして，明記した栄養評価データを中心にモニタリングしていく。

Rx）Therapeutic plan（栄養治療計画）
栄養状態を悪化させている根本的な原因や要因を改善するために，「栄養介入者」が「患者・クライエント」に提供する具体的な栄養素量や栄養改善のための手段を明記する。

Ex）Educational plan（栄養教育計画）
栄養状態を悪化させている根本的な原因や要因を改善するために，「栄養介入者」が「患者・クライエント」に教育を行い，患者・クライエント自身や家族などが理解して実践するための具体的内容を明記する。

（2）栄養モニタリング

　PES 報告で示している S（Sign/Symptoms）のデータや徴候/症状を経過観察しながら栄養状態が改善しているのか悪化しているのか，その変化をモニタリングしていくことが重要となるが，栄養介入しても，PES 報告の S（Sign/Symptoms）のデータや徴候/症状が改善しない場合は，PES 報告の E（Etiology）の患者・クライエントの栄養状態を悪化させている根本的な原因/要因が別のところにあるか，栄養評価項目が異なっている可能性があるので，もう一度，栄養評価を実施し，根本的（直接的）な原因や要因について再評価する必要がある。

　この手順で PDCA サイクルを繰り返し起動させ，患者の栄養状態を悪化させている根本的な原因や要因が見つかるまで継続した栄養モニタリングや再評価を実施し，患者にとって最適な栄養管理を模索していかなければならない。

　栄養モニタリングでは，PES 報告の S（Sign/Symptoms）で示している栄養状態の悪化を示す栄養評価データや徴候/症状が改善しているのかどうかを経過観察していくことになる。そのためには，PES 報告の E（Etiology）で示した，患者・クライエントの栄養状態を悪化させている根本的な原因/要因を明確にして，それらを修正するための栄養介入計画を立案し，患者・クライエントの栄養状態の改善に向けた栄養介入を行うことが重要なポイントとなる。

第2章　栄養管理プロセス

2-3-3　栄養診断の用語とコード

NI　エネルギー・栄養素摂取量（Nutrition Intake）
「経口摂取や栄養補給法を通して摂取する，エネルギー・栄養素・液体・生物活性物質に関わることがら」と定義される。

【NI-1　エネルギー出納】「実測または推定エネルギー出納の変動」と定義される。

NI-1.1　エネルギー消費量の亢進	NI-1.4　エネルギー摂取量不足の予測
NI-1.2　エネルギー摂取量不足	NI-1.5　エネルギー摂取量過剰の予測
NI-1.3　エネルギー摂取量過剰	

【NI-2　経口・経腸・静脈栄養補給】「患者・クライエントの摂取目標量と比較した実測または推定経口・非経口栄養素補給量」と定義される。

NI-2.1　経口摂取量不足	NI-2.6　静脈栄養量不足
NI-2.2　経口摂取量過剰	NI-2.7　静脈栄養量過剰
NI-2.3　経腸栄養量不足	NI-2.8　最適でない静脈栄養法
NI-2.4　経腸栄養量過剰	NI-2.9　限られた食物摂取
NI-2.5　最適でない経腸栄養法	

【NI-3　水分摂取】「患者・クライエントの摂取目標量と比較した，実測または推定水分摂取量」と定義される。

NI-3.1　水分摂取量不足	NI-3.2　水分摂取量過剰

【NI-4　生物活性物質】「単一または複数の機能的食物成分，含有物，栄養補助食品，アルコールを含む生物活性物質の実測または推定摂取量」と定義される。

NI-4.1　生物活性物質摂取量不足	NI-4.3　アルコール摂取量過剰
NI-4.2　生物活性物質摂取量過剰	

【NI-5　栄養素】「適切量と比較した，ある栄養素群または単一栄養素の実測あるいは推定摂取量」と定義される。

NI-5.1　栄養素必要量の増大	NI-5.8.6　食物繊維摂取量過剰
NI-5.2　栄養失調	
NI-5.3　たんぱく質・エネルギー摂取量不足	NI-5.9　ビタミン
NI-5.4　栄養素必要量の減少	NI-5.9.1　ビタミン摂取量不足
NI-5.5　栄養素摂取のインバランス	NI-5.9.1.1　ビタミンA摂取量不足
NI-5.6　脂質とコレステロール	NI-5.9.1.2　ビタミンC摂取量不足
NI-5.6.1　脂質摂取量不足	NI-5.9.1.3　ビタミンD摂取量不足
NI-5.6.2　脂質摂取量過剰	NI-5.9.1.4　ビタミンE摂取量不足
NI-5.6.3　脂質の不適切な摂取	NI-5.9.1.5　ビタミンK摂取量不足
	NI-5.9.1.6　チアミン（ビタミンB_1）摂取量不足
NI-5.7　たんぱく質	NI-5.9.1.7　リボフラビン（ビタミンB_2）摂取量不足
NI-5.7.1　たんぱく質摂取量不足	NI-5.9.1.8　ナイアシン摂取量不足
NI-5.7.2　たんぱく質摂取量過剰	NI-5.9.1.9　葉酸摂取量不足
NI-5.7.3　たんぱく質やアミノ酸の不適切な摂取	NI-5.9.1.10　ビタミンB_6摂取量不足
	NI-5.9.1.11　ビタミンB_{12}摂取量不足
NI-5.8　炭水化物と食物繊維	NI-5.9.1.12　パントテン酸摂取量不足
NI-5.8.1　炭水化物摂取量不足	NI-5.9.1.13　ビオチン摂取量不足
NI-5.8.2　炭水化物摂取量過剰	NI-5.9.1.14　その他のビタミン摂取量不足
NI-5.8.3　炭水化物の不適切な摂取	NI-5.9.2　ビタミン摂取量過剰
NI-5.8.4　不規則な炭水化物摂取	NI-5.9.2.1　ビタミンA摂取量過剰
NI-5.8.5　食物繊維摂取量不足	NI-5.9.2.2　ビタミンC摂取量過剰

2-3. 栄養診断（Nutrition Diagnosis）

NI-5.9.2.3　ビタミン D 摂取量過剰
NI-5.9.2.4　ビタミン E 摂取量過剰
NI-5.9.2.5　ビタミン K 摂取量過剰
NI-5.9.2.6　チアミン(ビタミン B_1)摂取量過剰
NI-5.9.2.7　リボフラビン(ビタミン B_2)摂取量過剰
NI-5.9.2.8　ナイアシン摂取量過剰
NI-5.9.2.9　葉酸摂取量過剰
NI-5.9.2.10　ビタミン B_6 摂取量過剰
NI-5.9.2.11　ビタミン B_{12} 摂取量過剰
NI-5.9.2.12　パントテン酸摂取量過剰
NI-5.9.2.13　ビオチン摂取量過剰
NI-5.9.2.14　その他のビタミン摂取量過剰

NI-5.10　ミネラル
NI-5.10.1　ミネラル摂取量不足
NI-5.10.1.1　カルシウム摂取量不足
NI-5.10.1.2　クロール摂取量不足
NI-5.10.1.3　鉄摂取量不足
NI-5.10.1.4　マグネシウム摂取量不足
NI-5.10.1.5　カリウム摂取量不足
NI-5.10.1.6　リン摂取量不足
NI-5.10.1.7　ナトリウム（食塩）摂取量不足
NI-5.10.1.8　亜鉛摂取量不足
NI-5.10.1.9　硫酸塩摂取量不足
NI-5.10.1.10　フッ化物摂取量不足
NI-5.10.1.11　銅摂取量不足
NI-5.10.1.12　ヨウ素摂取量不足
NI-5.10.1.13　セレン摂取量不足
NI-5.10.1.14　マンガン摂取量不足

NI-5.10.1.15　クロム摂取量不足
NI-5.10.1.16　モリブデン摂取量不足
NI-5.10.1.17　ホウ素摂取量不足
NI-5.10.1.18　コバルト摂取量不足
NI-5.10.1.19　その他のミネラル摂取量不足
NI-5.10.2　ミネラル摂取量過剰
NI-5.10.2.1　カルシウム摂取量過剰
NI-5.10.2.2　クロール摂取量過剰
NI-5.10.2.3　鉄摂取量過剰
NI-5.10.2.4　マグネシウム摂取量過剰
NI-5.10.2.5　カリウム摂取量過剰
NI-5.10.2.6　リン摂取量過剰
NI-5.10.2.7　ナトリウム（食塩）摂取量過剰
NI-5.10.2.8　亜鉛摂取量過剰
NI-5.10.2.9　硫酸塩摂取量過剰
NI-5.10.2.10　フッ化物摂取量過剰
NI-5.10.2.11　銅摂取量過剰
NI-5.10.2.12　ヨウ素摂取量過剰
NI-5.10.2.13　セレン摂取量過剰
NI-5.10.2.14　マンガン摂取量過剰
NI-5.10.2.15　クロム摂取量過剰
NI-5.10.2.16　モリブデン摂取量過剰
NI-5.10.2.17　ホウ素摂取量過剰
NI-5.10.2.18　コバルト摂取量過剰
NI-5.10.2.19　その他のミネラル摂取量過剰

NI-5.11　すべての栄養素
NI-5.11.1　最適量に満たない栄養素摂取量の予測
NI-5.11.2　栄養素摂取量過剰の予測

NC　臨床栄養（Nutrition Clinical）
「医学的または身体的状況に関連する栄養問題」と定義される。

【NC-1　機能的項目】「必要栄養素の摂取を阻害・妨害する身体的または機械的機能の変化」と定義される。	
NC-1.1　嚥下障害 NC-1.2　噛み砕き・咀嚼障害	NC-1.3　授乳困難 NC-1.4　消化機能異常
【NC-2　生化学的項目】「治療薬や外科療法あるいは検査値の変化で示される代謝できる栄養素の変化」と定義される。	
NC-2.1　栄養素代謝異常 NC-2.2　栄養関連の検査値異常	NC-2.3　食物・薬剤の相互作用 NC-2.4　食物・薬剤の相互作用の予測
【NC-3　体重】「通常体重または理想体重と比較した，継続した体重あるいは体重変化」と定義される。	
NC-3.1　低体重 NC-3.2　意図しない体重減少	NC-3.3　過体重・肥満 NC-3.4　意図しない体重増加

63

第 2 章　栄養管理プロセス

NB　行動と生活環境（Nutrition Behavioral/environmental） 「知識，態度，信念（主義），物理的環境，食物の入手や食の安全に関連して認識される栄養所見・問題」と定義される。	
【NB-1　知識と信念】「関連して観察・記録された実際の知識と信念」と定義される。	
NB-1.1　食物・栄養関連の知識不足 NB-1.2　食物・栄養関連の話題に対する誤った信念（主義）や態度（使用上の注意） NB-1.3　食事・ライフスタイル改善への心理的準備不足	NB-1.4　セルフモニタリングの欠如 NB-1.5　不規則な食事パターン（摂食障害：過食・拒食） NB-1.6　栄養関連の提言に対する遵守の限界 NB-1.7　不適切な食物選択
【NB-2　身体の活動と機能】「報告・観察・記録された身体活動・セルフケア・食生活の質などの実際の問題点」と定義される。	
NB-2.1　身体活動不足 NB-2.2　身体活動過多 NB-2.3　セルフケアの管理能力や熱意の不足	NB-2.4　食物や食事を準備する能力の障害 NB-2.5　栄養不良における生活の質（QOL） NB-2.6　自発的摂食困難
【NB-3　食の安全と入手】「食の安全や食物・水と栄養関連用品入手の現実問題」と定義される。	
NB-3.1　安全でない食物の摂取 NB-3.2　食物や水の供給の制約	NB-3.3　栄養関連用品の入手困難

NO　その他の栄養（Nutrition Other） 「摂取量，臨床または行動と生活環境の問題として分類されない栄養学的所見」と定義される。
【NO-1　その他の栄養】「摂取量，臨床または行動と生活環境の問題として分類されない栄養学的所見」と定義される。
NO-1.1　現時点では栄養問題なし

備考
患者・クライエントの栄養アセスメントにおいて，現時点では積極的栄養補給的な栄養補給を実施する段階ではない状態と判断された場合は，栄養診断は行わず，栄養アセスメントデータや徴候・症状などを記録する際に「現時点では積極的な栄養補給を実施する段階ではない」と一文記載して，引き続き経過観察を行い，積極的な栄養補給の開始を検討していく。

2-3. 栄養診断 （Nutrition Diagnosis）

2-3-4 栄養診断（用語）の解説

　栄養アセスメントデータを用いて栄養診断し，標準化された栄養診断用語で表現する。各栄養診断は，「定義」，「徴候/症状」，「原因/要因（危険因子）」により整理されている。

● 「徴候/症状」は，主観的・客観的な徴候/症状を栄養評価の過程で集約し，問題の所在，問題の数値化，その重症度を詳述した内容である。

● 「原因/要因（危険因子）」は，栄養評価の過程で集約された病態生理学的，心理社会的，状況的，発育的，文化的および環境的な問題である。

（1）NI　エネルギー・栄養素摂取量

NI-1.1　エネルギー消費量の亢進（Increased energy expenditure）

〔定義〕　安静時代謝量（RMR）が身体組成，投薬，内分泌，神経性あるいは遺伝的要因などにより，測定する安静時代謝量を上回ることである。

memo

　安静時代謝量（RMR；resting metabolic rate）とは，"安静の状態で消費するエネルギー量である" REE（resting energy expenditure）と示すこともある。

〔徴候/症状〕

栄養評価の項目	この栄養診断の潜在指標（1つ以上が当てはまること）
食物・栄養関連の履歴	●身体活動量の増加 ［例：持久系運動選手］ ●エネルギー消費量の増大作用がある薬剤
身体計測	●意図しない体重減少 　成人・小児：6か月≧10%，1か月≧5% 　小児：1週間>2% ●小児の急激な発育や栄養状態改善に伴う体重増加 ●除脂肪量の増加
生化学データ，臨床検査と手順	―
栄養に焦点を当てた身体所見	●発熱 ●実測RMR＞推定RMR
個人履歴	●診断や治療に関連した症状 ［例：パーキンソン病，脳性麻痺，アルツハイマー病，嚢胞性線維症，慢性閉塞性肺疾患（COPD）］

〔原因/要因（危険因子）〕

●栄養素必要量の増加をきたす生理的要因 ［例：同化作用，成長，体温維持］
●随意あるいは不随意運動・行動

65

第2章　栄養管理プロセス

NI-1.2　エネルギー摂取量不足[※]（Inadequate energy intake）

〔定義〕　食事摂取基準量または生理的必要量に基づく推奨量と比較し，エネルギーの摂取量が不足である（[※]"不足"の同意語が有用あるいは必要であれば，"不適切"を使用するのがよいであろう）。

memo

　体重減を目標にしている場合，ターミナルケア，EN・PN の開始時，急性ストレス症状［例：手術，臓器不全］のような場合は，この栄養診断は適切でない可能性がある。栄養素摂取データは，できる限り，総合的な根拠に基づく栄養状態の正しい評価を得るため，食事だけでなく，臨床的情報，生化学的情報，身体計測情報，医療診断，臨床症状，その他の要因を組み合わせて考慮されるべきである[1]。

〔徴候/症状〕

栄養評価の項目	この栄養診断の潜在指標（1つ以上が当てはまること）
食物・栄養関連の履歴	記録または観察 ●推定あるいは実測安静時代謝量に基づく必要量よりも食事からの推定エネルギー摂取量が不足している ●食事からの高エネルギー食品制限や除去，食物忌避，食物への無関心 ●食物・飲料の自己摂食ができない（手首，手，指の関節の可動困難） ●推定あるいは実測安静時代謝量に基づく必要量よりも静脈・経腸栄養摂取量が不足している ●空腹回避のためのアルコールや麻薬などの過度な消費 ●食欲に影響がある薬剤
身体計測	●適当な体重を得ることや維持することができない
生化学データ，臨床検査と手順	―
栄養に焦点を当てた身体所見	●不適切な歯列
個人履歴	●診断や治療に関連した症状［例：精神病，摂食障害，認知症，アルコール依存症，薬物乱用および急性・慢性疼痛］

〔原因/要因（危険因子）〕

●エネルギー必要量の増大をきたす病理的・生理的要因［例：長引く消耗性疾患による栄養素必要量の増大］
●十分なエネルギーを摂取する能力不足
●食物や人工栄養（乳児用粉ミルク）の入手困難［例：経済的制約，高齢者や小児への食物提供が制限される場合］
●食物入手を制限する文化的慣習
●エネルギー摂取に関わる食物・栄養関連の知識不足
●心理的要因［例：うつ病，摂食障害］

NI-1.3　エネルギー摂取量過剰 (Excessive energy intake)

〔定義〕　食事摂取基準量または生理的必要量に基づく推奨量と比較し，エネルギーの摂取量が過剰である。

memo

体重増を目標にしている場合は，この栄養診断は適切でない可能性がある。

〔徴候/症状〕

栄養評価の項目	この栄養診断の潜在指標（1つ以上が当てはまること）
食物・栄養関連の履歴	記録または観察 ●高エネルギーまたは大量の飲食物の摂取 ●推定または測定エネルギー消費量［例：間接熱量測定法］を超過するEN・PN
身体計測	●体脂肪率 　男性：＞25%，女性：＞32%（参照値，測定法による推定値参照） ●肥満（BMI） 　成人：BMI≧25，乳幼児：カウプ指数，学童期の小児は肥満度により判定 ●体重増加
生化学データ，臨床検査と手順	●長期曝露（3〜6週間）後の肝臓機能検査の異常 ●呼吸商＞1.0
栄養に焦点を当てた身体所見	●体脂肪量の増加 ●呼吸数の増加
個人履歴	―

〔原因/要因（危険因子）〕

●食物・栄養関連の話題に対する誤った信念（主義）や態度
●エネルギー摂取に関わる食物・栄養関連の知識不足
●健康的な食物選択の手段の欠如や制限［例：介護者や両親から健康的な食事を提供されない場合，ホームレスの場合］
●行動変容の価値観の欠如と矛盾した価値観
●食欲を増進する薬剤［例：ステロイド薬，抗うつ薬］
●経腸栄養・静脈栄養（EN・PN）成分の過剰補給（投与）
●静脈栄養（輸液）や薬剤によるエネルギー量の見落としによる過剰補給
●エネルギー摂取を減らすことへの嫌悪感と無関心
●ライフスタイルの変更や代謝の減少［例：加齢］に対する調整失敗
●怪我・手術やその他からの回復のために設けた運動制限の調整失敗
●代謝亢進の解消後も摂取量を減らさない

第2章 栄養管理プロセス

NI-1.4 エネルギー摂取量不足の予測（Predicted suboptimal energy intake）

〔定義〕 食事摂取基準量または生理的必要量に基づく推奨量と比較し，観察・過去の経験・科学的理由から今後のエネルギー摂取量不足の発現が予測される状況である。

memo

すでに体重が減少している期間は，この栄養診断は適切でない可能性がある。最近のエネルギー摂取量がエネルギー消費量より少ない場合には，"NI-1.2　エネルギー摂取量不足"を適用する。

〔徴候/症状〕

栄養評価の項目	この栄養診断の潜在指標（1つ以上が当てはまること）
食物・栄養関連の履歴	記録または観察 ●予測必要量よりもすべての食物からの推定エネルギー摂取量が不足している ●限界量または最適量に満たないエネルギー摂取量の履歴 ●買い物，家事能力および十分なエネルギー消費量が変化する予兆 ●食欲減退，あるいは十分なエネルギーを消費する能力（摂食，消化・吸収，代謝）に影響を与えることが予測される薬剤 ●食物・栄養に関わる必要事項について予備知識がない ●身体活動レベル増大の予兆
身体計測	●エネルギー摂取量不足を示す身体計測基準値
生化学データ，臨床検査と手順	ー
栄養に焦点を当てた身体所見	●エネルギー摂取量不足を示す急性・慢性疾患の罹患に基づく基礎データ
個人履歴	●エネルギー必要量を増加，またはエネルギー消費量を増加するような治療の予定がある ●エネルギー消費量の増加の機会が増える状況であった。または，現在もそうである ●エネルギー摂取量が最適量に達しない機会が増える状況であった。または，現在もそうである ●最近，生活の中でストレスや変化があった。または，患者から予想されると報告があった

〔原因/要因（危険因子）〕

●エネルギー必要量の増加が予測される医学的治療の予定や計画
●十分なエネルギーを消費する能力（摂食，消化・吸収，代謝）の低下が予測される医学的治療や薬剤投与の予定や計画
●仕事やレジャー活動で身体的必要量の変化が予測される場合［例：転職，競技・スポーツのトレーニング］
●以前にエネルギー摂取量が減少したことがあるような，ストレスとなる出来事や生活環境［例：家族の死，離婚，家族との別れ］

2-3. 栄養診断（Nutrition Diagnosis）

NI-1.5　エネルギー摂取量過剰の予測（Predicted excessive energy intake）

〔定義〕　食事摂取基準量または生理的必要量に基づく推奨量と比較し，観察・過去の経験・科学的理由から今後のエネルギー摂取量過剰の発現が予測される状況である。

memo

　体重増加を目標にしている場合は，この栄養診断は適切でない可能性がある。現在のエネルギー摂取量がエネルギー消費量より多い場合には，"NI-1.3　エネルギー摂取量過剰"を適用する。

〔徴候/症状〕

栄養評価の項目	この栄養診断の潜在指標（1つ以上が当てはまること）
食物・栄養関連の履歴	記録または観察 ●代謝レベルの低下に応じて減少した推定必要量よりも総エネルギー摂取量が過剰である ●身体活動レベルの低下に応じて減少した推定必要量よりも総エネルギー摂取量が過剰である ●低下する前の代謝量において，エネルギー摂取量が過剰であった ●低下する前の身体活動において，エネルギー摂取量が過剰であった ●最近または今後の運動や身体活動を行う能力の変化 ●食物の買い物や家事をする能力の変化の予兆 ●食欲増進作用のある薬剤 ●最近または今後の身体活動量の変化 ●食物・栄養に関わる必要事項について予備知識がない
身体計測	●エネルギー摂取量過剰を示す身体計測基準値
生化学データ，臨床検査と手順	―
栄養に焦点を当てた身体所見	●エネルギー摂取量過剰を示す急性および慢性疾患の罹患に基づく基礎データ
個人履歴	●エネルギー必要量が減少するような外科療法または治療の予定がある ●エネルギー消費量の減少の機会が増える状況であった。または，現在もそうである ●過度なエネルギー摂取量の機会が増える状況であった。または，現在もそうである

〔原因/要因（危険因子）〕

●動けない期間や身体活動の低下に際して肉体的負荷の変化の予兆
●家族や社会的な習慣，あるいは大食習慣
●過体重・肥満症の遺伝的要因
●代謝変動に伴う生理的状況
●代謝率・代謝を低下させることが予想される治療や投薬の予定または計画
●以前にエネルギー摂取量過剰に陥ったことがあるストレスとなる出来事や生活環境［例：家族の死，離婚，家族との別れ］

69

第2章　栄養管理プロセス

NI-2.1　経口摂取量不足（Inadequate oral intake）

〔定義〕　食事摂取基準量または生理的必要量に基づく推奨量と比較し，経口での食物・飲料の摂取量が不足（不適切）である。

memo

　ターミナルケア，経口摂取・EN（経腸栄養）・PN（静脈栄養）の開始時，急性ストレス症状［例：手術，臓器不全］のように，体重減少に向かっているような状況では，この栄養診断は適切でない可能性がある。栄養素摂取データは，できる限り，根拠に基づく栄養状態の正しい評価を得るため，食事だけでなく，臨床的情報，生化学的情報，身体計測情報，医療診断，臨床症状，その他の要因を組み合わせて総合的に考慮されるべきである[1]。

〔徴候/症状〕

栄養評価の項目	この栄養診断の潜在指標（1つ以上が当てはまること）
食物・栄養関連の履歴	記録または観察 ●必要量よりも食事からの推定エネルギー摂取量や質の高いたんぱく質摂取量が不足している ●経済的制約による必要な食物入手の制限 ●アルコールや薬物の過剰摂取による空腹感の低下 ●食欲を低下させる薬剤 ●栄養素等摂取量が基準に満たない質の低い食事や，食物・飲料の摂取量の制限 ●不適切な食物・食品群・補助食品の摂取，不適切な栄養支援への依存
身体計測	●体重減少，成長速度の遅延
生化学データ，医学検査と手順	─
栄養に焦点を当てた身体所見	●皮膚や粘膜の乾燥，皮膚緊張度の低下 ●食欲不振，吐き気や嘔吐，食欲や味覚の変化 ●ビタミン・ミネラル欠乏の臨床症状
個人履歴	●異化作用を促進する疾患の診断や治療に関連した症状［例：AIDS，結核，神経性食欲不振症，敗血症や最近の手術による感染症，うつ病，急性・慢性疼痛］ ●たんぱく質や栄養素の吸収障害

〔原因/要因（危険因子）〕

●栄養必要量が増大する生理的要因［例：異化が継続する疾患の場合］
●十分なエネルギーを摂取する能力不足［例：異化作用が長期間継続し，栄養必要量が増大した場合］
●食物の入手の制限［例：経済的制約，高齢者や小児への食物提供の制限］
●生理的・行動上の問題，食物嫌悪，食物摂取に関わる有害な信念や態度による食事摂取の制限
●食物摂取を制限する文化的習慣
●適切な食物・飲料摂取のための食物・栄養関連の知識不足
●心理的要因［例：うつ病，摂食障害］

2-3. 栄養診断（Nutrition Diagnosis）

NI-2.2　経口摂取量過剰（Excessive oral intake）

〔定義〕　食事摂取基準量または生理的必要量に基づく推奨量と比較し，経口食物・飲料の摂取量が過剰である。

memo

　この栄養診断には，口腔-食道チューブからの投与は含まれない。

　体重増加が目的である場合は，この栄養診断は適切でない可能性がある。

〔徴候/症状〕

栄養評価の項目	この栄養診断の潜在指標（1つ以上が当てはまること）
食物・栄養関連の履歴	記録または観察 ●食事や軽食などで高カロリーの食物・飲料（ジュース，ソーダ，アルコール）の摂取 ●1人前の分量が多い食物・飲料，食事または特殊な食物の摂取 ●推定または実測エネルギー必要量よりもエネルギー摂取量が過剰である ●日々のエネルギー摂取量の変動が大きい ●大食漢（どか食い習慣） ●ファストフードやレストランなどの外食利用頻度が多い
身体計測	●浮腫や通常発育に起因しない体重増加
生化学データ，臨床検査と手順	―
栄養に焦点を当てた身体所見	―
個人履歴	●診断や治療に関連した症状［例：肥満，過体重，メタボリックシンドローム，うつ病，不安障害］

〔原因/要因（危険因子）〕

●食物・栄養関連の話題に対する誤った信念や態度
●経口摂取する場合の適切な食物・飲料に関わる食物・栄養関連の知識不足
●健康的な食物選択の手段の欠如や制限［例：介護者や両親から健康的な食事を提供されない場合，ホームレスの場合］
●行動変容の価値観の欠如と矛盾した価値観
●提供された食事を制限し，食事を拒否する能力の不足
●献立作成，食物購入，調理技術が未熟である
●食欲があるかどうか自覚できない
●食欲を増進する薬［例：ステロイド，抗うつ薬］の使用
●心理的要因［例：うつ病，摂食障害］
●摂食量を減らすことへの無関心

第2章　栄養管理プロセス

NI-2.3　経腸栄養量不足（Inadequate enteral nutrition infusion）

〔定義〕　食事摂取基準量または生理的必要量に基づく推奨量と比較し，経腸栄養によるエネルギーや栄養素の投与量が不足（不適切）である。

memo

　ターミナルケア，摂食開始時，急性ストレス症状［例：手術，臓器不全］のような場合は，この栄養診断は適切でない可能性がある。栄養素摂取データは，できる限り，総合的な根拠に基づく栄養状態の正しい評価を得るため，食事だけでなく，臨床的情報，生化学的情報，身体計測情報，医療診断，臨床症状，その他の要因を組み合わせて考慮されるべきである[1]。

〔徴候/症状〕

栄養評価の項目	この栄養診断の潜在指標（1つ以上が当てはまること）
食物・栄養関連の履歴	記録または観察 ●推定量または間接熱量の実測エネルギー必要量よりも EN 量が不足している ●誤ったチューブの挿入や抜去 ●身体活動レベルや運動による疲労などで要求量が増加した場合
身体計測	●発育障害：乳幼児身体発育曲線や学校保健統計調査報告書のデータと比較し，成長阻害と胎児の発育阻害がある場合 ●母体の不適切な体重増加　　　　●成長障害 ●意図しない体重減少 　成人：1か月≧5％，6か月≧10％（水分には起因しない） 　幼児や小児の場合はすべての体重減少 ●低体重：BMI＜18.5 kg/m²
生化学データ，臨床検査と手順	●代謝量・間接熱量の測定 ●ビタミン・ミネラル値の異常 　カルシウム＜9.2 mg/dL（2.3 mmol/L） 　ビタミンK：国際標準化比（INR）の異常，プロトロンビンの国際標準化比の異常 　銅＜70 µg/dL（11 µmol/L） 　亜鉛＜78 µg/dL（12 µmol/L） 　鉄＜50 µg/dL（nmol/L），鉄結合能＜250 µg/dL（44.8 µmol/L）
栄養に焦点を当てた身体所見	●ビタミン・ミネラル不足が原因の臨床症状［例：脱毛，歯肉出血，血色の悪い爪，神経症状］ ●脱水症状［例：粘膜乾燥，皮膚緊張度の低下］ ●皮膚の損傷，創傷治癒の遅延，褥瘡 ●筋肉量や皮下脂肪の低下　　　　●吐き気，嘔吐，下痢，便秘
個人履歴	●診断や治療に関連した症状［例：腸切除，クローン病，HIV/AIDS，熱傷，早産，低栄養］

〔原因/要因（危険因子）〕

●栄養素の吸収や代謝の変化［例：薬物投与］　　　　●投与量の不足や投与計画の中断
● EN による製品・処方に関わる食物・栄養関連の知識不足
● EN 施行中の易感染の認識不足，あるいは誤ったルート　　　　● EN に対する不耐症状
●エネルギー・栄養素必要量が増大する生理的要因［例：発育期，創傷治癒，慢性感染症，多発性骨折］

2-3. 栄養診断（Nutrition Diagnosis）

NI-2.4　経腸栄養量過剰（Excessive enteral nutrition infusion）

〔定義〕　食事摂取基準量または生理的必要量に基づく推奨量と比較し，経腸栄養によるエネルギーや栄養素の投与量が過剰である。

〔徴候/症状〕

栄養評価の項目	この栄養診断の潜在指標（1 つ以上が当てはまること）
食物・栄養関連の履歴	記録または観察 ●推奨量よりも炭水化物・たんぱく質・脂質に対する経腸栄養投与量が過剰である ●薬物使用によるエネルギー・たんぱく質・脂質・水分の代謝障害，栄養必要量の減少 ●非現実的な体重増加や目標体重の設定
身体計測	●除脂肪組織の貯留による体重増加
生化学データ，臨床検査と手順	● BUN，クレアチニン比の上昇（たんぱく質） ●高血糖（炭水化物） ●高炭酸ガス血症
栄養に焦点を当てた身体所見	●経腸栄養剤（水分）の過剰投与による浮腫
個人履歴	―

〔原因/要因（危険因子）〕

●生理的原因［例：重症疾患や臓器不全により活動レベルが低下し，必要量が減少した場合］
●適切な EN 投与量に関する食物・栄養関連の知識不足

第 2 章　栄養管理プロセス

NI-2.5　最適でない経腸栄養法（Less than optimal enteral nutrition composition or modality）

〔定義〕　科学的根拠に基づかない経腸栄養の組成や手順によるものである。

〔徴候/症状〕

栄養評価の項目	この栄養診断の潜在指標（1つ以上が当てはまること）
食物・栄養関連の履歴	記録または観察 ●炭水化物・たんぱく質・脂質の推奨量と比べ，投与する推定栄養素量に過不足がある。また，現時点で患者・クライエントが必要栄養素量を満たしている ●その他の栄養素の推定摂取量かつ推奨量と比べ，過不足がある ●製品の組成や種類が科学的根拠と不適合 ●患者・クライエントから聞き取った内容や記載が不十分 ●経腸栄養剤や完全静脈栄養剤に対する過敏症の履歴
身体計測	●除脂肪組織の貯留による体重増加 ●体重減少
生化学データ，臨床検査と手順	●さまざまな栄養素の過不足によって生じる生体指標が異常レベルになった場合［例：高リン含有食を摂取している患者の高リン血症，低カリウム含有食の摂食時の低カリウム血症］
栄養に焦点を当てた身体所見	●経腸栄養剤の過剰投与による浮腫 ●皮下脂肪や筋肉量の減少 ●吐き気，嘔吐，下痢，胃内残存量の増加
個人履歴	●消化管機能の改善 ●診断や治療に関連した症状［例：患者・クライエント自身が選択した外科手術（人工妊娠中絶や美容整形など），心的外傷，熱傷，頭頸部がん，重症患者，急性肺損傷，急性呼吸促迫症候群，処置・治療，点滴中断，栄養ケアの設定の変更，ターミナルケアへの変更］

〔原因/要因（危険因子）〕

●生理的要因［例：患者の症状が改善し，完全または部分的に経口摂取が可能となった場合，病状の変化による食事量や栄養必要量が変更となった場合］
● EN 製品に関わる食物・栄養関連の知識不足
●患者・クライエントや家族が栄養維持管理を望まない場合のターミナルケア

2-3. 栄養診断（Nutrition Diagnosis）

NI-2.6　静脈栄養量不足（Inadequate parenteral nutrition infusion）

〔定義〕　食事摂取基準量または生理的必要量に基づく推奨量と比較し，静脈栄養によるエネルギーや栄養素の投与量が不足（不適切）である。

memo

　ターミナルケア，摂食開始時，急性ストレス症状［例：手術，臓器不全］のような場合は，この栄養診断は適切でない可能性がある。栄養素摂取データは，できる限り，総合的な根拠に基づく栄養状態の正しい評価を得るため，食事だけでなく，臨床的情報，生化学的情報，身体計測情報，医療診断，臨床症状，その他の要因を組み合わせて考慮されるべきである[1]。

〔徴候/症状〕

栄養評価の項目	この栄養診断の潜在指標（1つ以上が当てはまること）
食物・栄養関連の履歴	記録または観察 ●推定量または間接熱量の実測エネルギー必要量よりも PN 量が不足している ●誤ったチューブの挿入や静脈投与，チューブの誤抜去 ●身体活動レベルや運動による疲労などで要求量が増加した場合
身体計測	●発育障害：乳幼児身体発育曲線や学校保健統計調査報告書のデータと比較し，成長阻害と胎児の発育阻害がある場合 ●母体の不適切な体重増加　　　　　●成長障害 ●意図しない体重減少 　成人：1か月≧5％，6か月≧10％（水分には起因しない） 　幼児や小児の場合はすべての体重減少 ●低体重：BMI＜18.5 kg/m^2
生化学データ，臨床検査と手順	●代謝量・間接熱量の測定［例：呼吸商＜0.7］ ●ビタミン・ミネラル値の異常 　カルシウム＜9.2 mg/dL（2.3 mmol/L） 　ビタミンK：国際標準化比（INR）の異常，プロトロンビンの国際 　　　　　　　標準化の異常 　銅＜70 μg/dL（11 μmol/L），亜鉛＜78 μg/dL（12 μmol/L） 　鉄＜50 μg/dL（nmol/L），鉄結合能＜250 μg/dL（44.8 μmol/L）
栄養に焦点を当てた身体所見	●ビタミン・ミネラル不足が原因の臨床症状［例：脱毛，歯肉出血，血色の悪い爪，神経症状］ ●脱水症状［例：粘膜乾燥，皮膚緊張度（ツルゴール）の低下］，吐き気，嘔吐，下痢 ●皮膚の損傷，創傷治癒の遅延，褥瘡 ●筋肉量や皮下脂肪の低下
個人履歴	●診断や治療に関連した症状［例：腸切除，クローン病，HIV/AIDS，熱傷，早産，低栄養］

〔原因/要因（危険因子）〕

●栄養素の吸収と代謝の変化［例：薬物］　　　　　●PN に対する過敏症
●投与量の不足や間欠的な投与計画
●適切な PN に対する製品・処方に関わる栄養関連の知識不足
●不適切な PN の使用は，危険性が高まることについての認識不足
●栄養必要量が増大する生理的要因［例：発育期，創傷治癒，慢性感染症，多発性骨折］

第2章 栄養管理プロセス

NI-2.7　静脈栄養量過剰（Excessive parenteral nutrition infusion）

〔定義〕　食事摂取基準量または生理的必要量に基づく推奨量と比較し，静脈栄養によるエネルギーや栄養素の投与量が過剰である。

〔徴候/症状〕

栄養評価の項目	この栄養診断の潜在指標（1つ以上が当てはまること）
食物・栄養関連の履歴	記録または観察 ●推奨量よりも炭水化物・たんぱく質・脂質の非経口投与量が過剰である ●薬物使用によるエネルギー・たんぱく質・脂質・水分の代謝障害，栄養必要量の減少 ●非現実的な体重増加や目標体重の設定
身体計測	●除脂肪組織の貯留による体重増加
生化学データ，臨床検査と手順	● BUN 値，クレアチニン比の上昇（たんぱく質） ●高血糖（炭水化物） ●高炭酸ガス血症 ●肝臓酵素の上昇
栄養に焦点を当てた身体所見	●輸液の過剰投与による浮腫
個人履歴	－

〔原因/要因（危険因子）〕

●生理的原因〔例：重症疾患や臓器不全により活動レベルが低下し，必要量が減少した場合（エネルギー消費が減少したにもかかわらず投与量を減らさなかった場合）〕
●適切な PN（非経口栄養）投与量に関わる食物・栄養関連の知識不足

2-3. 栄養診断（Nutrition Diagnosis）

NI-2.8 最適でない静脈栄養法（Less than optimal parenteral nutrition composition or modality）

〔定義〕 科学的根拠に基づかない静脈栄養の組成や手順によるものである。

〔徴候/症状〕

栄養評価の項目	この栄養診断の潜在指標（1つ以上が当てはまること）
食物・栄養関連の履歴	記録または観察 ●炭水化物・たんぱく質・脂質の推奨量と比べ，投与する推定栄養素量に過不足がある。また，現時点で患者・クライエントが必要栄養素量を満たしている ●その他の栄養素の推定摂取量が推奨量と比べ過不足がある ●製品の組成や種類が科学的根拠と不適合 ●患者・クライエントから聞き取った内容や記載が不十分 ●経腸栄養剤や完全静脈栄養剤に対する過敏症の履歴
身体計測	●除脂肪組織の貯留による体重増加 ●体重減少
生化学データ，臨床検査と手順	●長期間（3〜6週間以上）の栄養支援を受けた患者・クライエントの肝機能検査値の異常 ●栄養素の過不足によって生じる生体指標が異常レベルになった場合 ［例：高リン含有食を投与している患者・クライエントの高リン血症，低カリウム含有食を投与している患者・クライエントの低カリウム血症］
栄養に焦点を当てた身体所見	●輸液の過剰投与による浮腫 ●皮下脂肪や筋肉組織の減少 ●吐き気
個人履歴	●他の原因がなくて生じた脂肪肝などの合併症 ●消化管機能の改善 ●診断や処置に関連した項目［例：患者・クライエント自身が選択した外科手術（人工妊娠中絶や美容整形など），心的外傷，熱傷，頭頸部がん，重症患者，急性肺損傷，急性呼吸促迫症候群，処置・治療，点滴中断，栄養ケアの設定の変更，ターミナルケアへの変更］

〔原因/要因（危険因子）〕

●生理的原因［例：患者の症状が改善し，完全または部分的に経口摂取が可能となった場合，病状の変化による栄養必要量が変更となった場合］
● PN製品に関わる栄養関連の知識不足
●患者・クライエントや家族が栄養維持管理を望まない場合のターミナルケア

第2章　栄養管理プロセス

NI-2.9　限られた食物摂取（Limited food acceptance）

〔定義〕　参照基準量と比較し，種類や質において食物・飲料の経口摂取量が不足している。

memo

　神経性拒食症，神経性大食症，過食症，特定不能の摂食障害（EDNOS）がある場合は，この栄養診断は適切でない。これらの疾患については，"NB-1.5　不規則な食事パターン"を適用する。

〔徴候/症状〕

栄養評価の項目	この栄養診断の潜在指標（1つ以上が当てはまること）
食物・栄養関連の履歴	記録または観察 ●栄養参照基準に適さない限定された食物・飲料の摂取 ●不適切な食物・食品群・補助食品，不適切な栄養支援への依存
身体計測	●体重減少，発育不全，限定された食物を不適切に摂取して生じる体重増加
生化学データ，臨床検査と手順	●脳機能検査（MRI）
栄養に焦点を当てた身体所見	●ビタミン・ミネラル不足の臨床徴候
個人履歴	●治療や処置に関連した症状［例：発達障害，知的障害，虫歯，長期間の栄養支援，早産，神経障害，精神症状の変化］

〔原因/要因（危険因子）〕

●生理的原因［例：疼痛，不快感，胃腸機能の問題，発育遅延，神経障害］
●食物摂取や飲水を嫌ったり，飲み込みの拒否または食物を手にとることを嫌う
●本来，摂取すべき食品や食品群に対する自己摂食の制限
●介護者の問題や栄養より優先する摂食行動による行動問題
●誤った信念や態度

NI-3.1 水分摂取量不足（Inadequate fluid intake）

〔定義〕 生理的必要量に基づく策定参照基準量または推奨量と比較し，食物やその他のものに含まれる水分摂取量が不足（不適切）である。

memo

栄養素摂取データは，できる限り，総合的な根拠に基づく栄養状態の正しい評価を得るため，食事だけでなく，臨床的情報，生化学的情報，身体計測情報，医療診断，臨床症状，その他の要因を組み合わせて考慮されるべきである[1]。

〔徴候/症状〕

栄養評価の項目	この栄養診断の潜在指標（1つ以上が当てはまること）
食物・栄養関連の履歴	記録または観察 ●必要量よりも水分摂取量が不足している ［例：小児の体表面積当たり］ ●口渇感を低下させる薬剤の使用
身体計測	●急激な体重減少
生化学データ，臨床検査と手順	●血漿あるいは血清浸透圧 290 mOsm/kg 以上 ●BUN値の上昇，高ナトリウム血症 ●尿量の減少　　　　　　●尿比重の上昇 ●糖尿病患者における高血糖
栄養に焦点を当てた身体所見	●皮膚や粘膜の乾燥，皮膚緊張度の低下 ●頻脈・血圧正常または低値　　　　　●頸動脈の怒張がない ●呼吸数の増加　　　　　●口渇　　　　　●嚥下障害 ●不感蒸泄の増加
個人履歴	●診断や治療に関連した症状 ［例：アルツハイマー病や認知症などによる口渇感の減少，腹水，糖尿病，腎機能低下，下痢，嘔吐，小腸切除術，大腸切除術］

〔原因/要因（危険因子）〕

●生理的原因 ［例：天候・気温変化に伴う水分の必要量の増加，運動量の増加または体液の損失が著しい状態，不感蒸泄を増加させる発熱，口渇感の低下，口渇感を減少させる薬剤の使用］
●水分の入手が困難な場合 ［例：経済的制約，高齢者や小児のように水分の自己摂取が不可能な場合］
●水分の摂取を制限する文化的習慣
●適切な水分補給に必要な食物・栄養関連の知識不足
●心理的原因 ［例：うつ病，摂食障害］
●学習障害，神経的・知的障害や認知症を含む認識能力の欠如

NI-3.2　水分摂取量過剰（Excessive fluid intake）

〔定義〕　食事摂取基準量または生理的必要量に基づく推奨量と比較し，水分摂取量が過剰である。

〔徴候/症状〕

栄養評価の項目	この栄養診断の潜在指標（1つ以上が当てはまること）
食物・栄養関連の履歴	記録または観察 ●必要量よりも水分摂取量が過剰である［例：小児の体表面積当たり］ ●食塩摂取量過剰
身体計測	●体重増加
生化学データ，臨床検査と手順	●血漿浸透圧の低下：270〜280 mOsm/kg（正の水分バランスが正のナトリウムバランスを超過しているときのみ） ●抗利尿ホルモン分泌異常症候群（SIADH）による低ナトリウム血症 ●尿比重の低下
栄養に焦点を当てた身体所見	●足背部・仙骨部の皮下での浮腫，びまん性浮腫，下肢部からの体液浸出 ●腹水 ●息切れがみられる肺水腫，起坐呼吸，肺異常音や肺ラ音 ●吐き気，嘔吐，食欲不振，頭痛，筋肉痙攣，ひきつけ ●運動時や安静時における息切れや呼吸困難 ●薬剤服用時の大量の水分摂取 ●水分排泄を減少させる薬剤の使用
個人履歴	●診断や治療に関連した症状［例：末期腎不全，ネフローゼ症候群，心不全，肝疾患］ ●昏睡（抗利尿ホルモン分泌異常症候群：SIADH）

〔原因/要因（危険因子）〕

●生理的原因［例：腎不全・肝不全・心不全・内分泌系不全・神経系および肺機能不全，運動や気候変動，抗利尿ホルモン分泌異常症候群（SIADH）による水分貯留と低ナトリウム血症］
●適切な水分摂取に関わる食物・栄養関連の知識不足
●心理的要因［例：うつ病，摂食障害］

2-3. 栄養診断（Nutrition Diagnosis）

NI-4.1　生物活性物質摂取量不足（Inadequate bioactive substance intake）

〔定義〕　生理的必要量に基づく策定参照基準量または推奨量と比較し，生物活性物質の摂取量が不足である。

memo

　生物活性物質は，食事摂取基準には含まれていない。したがって，最低摂取量や許容上限摂取量も策定されていない。しかしながら，管理栄養士は，患者・クライエントの目標や栄養処方と比較し，推定摂取量が適当または過剰であるかを評価できる。生物活性物質の実用的定義は，健康に影響する食物に含まれる生理作用をもつ生物活性成分である。生物活性物質・成分の定義については，科学的合意はない。

〔徴候/症状〕

栄養評価の項目	この栄養診断の潜在指標（1 つ以上が当てはまること）
食物・栄養関連の履歴	記録または観察 ●推奨量よりも植物性食品の推定摂取量が不足している ●水溶性食物繊維［例：オオバコ］：総コレステロール，LDL コレステロールの低下 ●大豆たんぱく質：総コレステロール，LDL コレステロールの低下 ●β-グルカン［例：全粒オート麦］：総コレステロール，LDL コレステロールの低下 ●植物ステロールとスタノールエステル［例：強化マーガリン］：総コレステロール，LDL コレステロールの低下 ●その他の物質：科学的根拠があり，推奨量が策定されているもの
身体計測	―
生化学データ，臨床検査と手順	―
栄養に焦点を当てた身体所見	―
個人履歴	●診断や治療に関連した症状［例：心血管疾患，コレステロール値の上昇］

〔原因/要因（危険因子）〕

●推奨される生物活性物質の摂取に関わる食物・栄養関連の知識不足 ●生物活性物質を含む食物摂取の制限　　　●消化管の構造的・機能的変化

81

第2章　栄養管理プロセス

NI-4.2　生物活性物質摂取量過剰（Excessive bioactive substance intake）

〔定義〕　生理的必要量に基づく策定参照基準量または推奨量と比較し，生物活性物質の摂取量が過剰である。

memo

　生物活性物質の実用的定義は，健康に影響する食物に含まれる生理作用をもつ生物活性成分である。生物活性物質・成分の定義については，科学的合意はない。

〔徴候/症状〕

栄養評価の項目	この栄養診断の潜在指標（1つ以上が当てはまること）
食物・栄養関連の履歴	記録または観察 ●植物性食品の過剰摂取 　・大豆たんぱく質：総コレステロール，LDL コレステロールの低下 　・β-グルカン［例：全粒オート麦］：総コレステロール，LDL コレステロールの低下 　・植物ステロール・スタノールエステル［例：強化マーガリン］：総コレステロール，LDL コレステロールの低下 　・その他の食物が含有する物質：濃縮物，代謝産物，構成成分，抽出物，配合物 ●食物の消化や吸収を阻害する物質 ●生物活性物質の食品や製品を容易に入手できる［例：販売業者からの入手］ ●減量，便秘対策，慢性・急性疾患の予防と治療を目的とした補助食品や生物活性物質の利用 ●その他の物質：科学的根拠があり，推奨量が策定されているもの ●患者・クライエントには許容できない食物添加物の摂取［例：黄色5号・6号，サフロール（発がん性物質），食品・医療・化粧品・食用赤色4号，赤色染料カルミン，グルタミン酸 Na，硫酸塩］ ●生物活性物質の不正確で不十分な知識による説明
身体計測	●吸収不良や消化不良による体重減少
生化学データ，臨床検査と手順	●具体的な物質の過剰摂取で示される検査値 　コレステロール値の急激な減少：ステロール・植物スタノールエステル，スタチン系剤の摂取，食物や薬剤の変更 ●肝細胞障害を反映する肝臓酵素活性の上昇
栄養に焦点を当てた身体所見	●便秘，下痢，吐き気，胃痛，ガス，さしこみや膨満感，嘔吐，胸やけ ●神経学的変化［例：不安，精神症状の変化］ ●心血管変化［例：心拍数，血圧］ ●生物活性物質を多量に含む食物の摂取によって生じる不快や苦痛［例：水溶性食物繊維，β-グルカン，大豆たんぱく質］ ●頭痛・片頭痛　　　　　　　●じんましん，顔面紅潮 ●興奮状態，神経過敏
個人履歴	●診断や治療に関連した症状［例：心血管疾患，コレステロール値の上昇，高血圧，喘息］　　　　　●心血管の変化［例：心電図の変化］

2-3. 栄養診断（Nutrition Diagnosis）

〔原因/要因（危険因子）〕

●推奨される生物活性物質（食品添加物を含む）に関わる食物・栄養関連の知識不足
●異物混入，誤った成分名，誤った表示や無表示，銘柄の変更，摂取量の増加，製品に含まれる物質含量の変更
●生物活性物質を含む食物の度重なる摂取　　　●消化管の構造的・機能的変化
●適切に表示された食物情報の不足［例：食品表示をつけた食料品店が少ない］

83

第2章　栄養管理プロセス

NI-4.3　アルコール摂取量過剰（Excessive alcohol intake）

〔定義〕　アルコールの適正量よりも摂取量が過剰である。

〔徴候/症状〕

栄養評価の項目	この栄養診断の潜在指標（1つ以上が当てはまること）
食物・栄養関連の履歴	記録または観察 ●男性：>20 g※/日のアルコール摂取 ●女性：>10 g※/日のアルコール摂取 ●大酒飲み ●禁忌が示された時［例：妊娠中］の任意のアルコール摂取
身体計測	―
生化学データ，臨床検査と手順	● AST（アスパラギン酸・アミノ基転移酵素）の上昇，GGT（γ-グルタミン酸転移酵素）の上昇，CDT（糖鎖欠損トランスフェリン）の上昇，平均赤血球容積の高値，血中アルコール濃度の上昇
栄養に焦点を当てた身体所見	―
個人履歴	●診断や治療に関連した症状［例：重度の高トリグリセリド血症，血圧上昇，うつ病，肝疾患，膵炎］ ●新たな診断を受けた場合や現在の診断や症状の変化 ●適量以上のアルコール※摂取の履歴 ●胎児性アルコール症候群の新生児の出産

※アルコール 10 g≒ビール中瓶 1/2 本（250 mL），日本酒 1/2 合，焼酎約 50 mL

〔原因/要因（危険因子）〕

●食物・栄養関連の話題に対する誤った信念（主義）や態度 ●適切なアルコール摂取に関わる食物・栄養関連の知識不足 ●行動変容や相対する価値への共感の欠如 ●アルコール中毒

2-3. 栄養診断（Nutrition Diagnosis）

NI-5.1　栄養素必要量の増大（Increased nutrient needs）

〔定義〕　生理的必要量に基づく策定参照基準量または推奨量と比較し，特定の栄養素の必要量が増大している。

〔徴候/症状〕

栄養評価の項目	この栄養診断の潜在指標（1つ以上が当てはまること）
食物・栄養関連の履歴	記録または観察 ● 推定必要量よりも食物・栄養補助食品の摂取量が不足している ● 利用できる栄養素を十分に含まない食物の摂取［例：不適切に調理加工された食物・不適切に保管管理された食物］ ● 食物・栄養に関連した知識不足［例：情報不足，誤情報，必要栄養量の無視］ ● 必要栄養素の吸収や代謝に影響をする薬剤の使用 ● 激しい身体活動に従事する運動選手や活動的な人
身体計測	● 発育障害は，乳幼児身体発育曲線や学校保健統計調査報告書を基準とする ● 意図しない体重減少：1か月≧5%，6か月≧10%の減少 ● 低体重：BMI＜18.5 kg/m²　　　● 体脂肪や筋肉量の低下
生化学データ，臨床検査と手順	● ストレスの増加と代謝量の増加を示す，総コレステロールの低下（＜160 mg/dL），アルブミンの低下，プレアルブミンの低下，CRP（C反応性たんぱく質）の上昇 ● 電解質・ミネラル［例：カリウム，マグネシウム，リン］が異常値を示す ● 特定の栄養素または栄養素関連物質の尿や糞便への排泄による損失［例：糞中脂肪量，D-キシロース検査］ ● ビタミン・ミネラル欠乏
栄養に焦点を当てた身体所見	● ビタミン・ミネラル欠乏の臨床徴候［例：脱毛，歯肉出血，血色がない爪床］ ● 皮膚の異常，褥瘡，創傷・褥瘡の治癒遅延 ● 筋肉量や皮下脂肪の損失
個人履歴	● 診断や治療に関連した症状［例：腸切除，クローン病，HIV/AIDS，熱傷，早産，栄養失調］

〔原因/要因（危険因子）〕

● 栄養素必要量の増大［例：発育の加速，創傷治癒，慢性感染症］
● 腸管の切除による機能低下［例：短腸症候群］
● 消化管機能に関連した臓器障害［例：膵臓，肝臓］
● 腸機能障害または腸機能の低下［例：セリアック病（小児脂肪便症），クローン病］
● 栄養素の吸収と代謝の変化［例：薬剤投与］

第2章　栄養管理プロセス

NI-5.2　栄養失調（Malnutrition）

〔定義〕　脂肪蓄積量の損失または筋肉消耗の状態で，長期間にわたるたんぱく質やエネルギーの摂取量不足によるものである。飢餓に関連した栄養失調，慢性疾患時の栄養失調，急性疾患や損傷における栄養失調などがある。

memo

　ADA（アメリカ栄養士会）と ASPEN（アメリカ静脈経腸栄養ガイドライン）は，成人の栄養失調〔*J Parenter Enteral Nutr*, **34**, 156-159（2010）〕の類型化・コード化のため，2010年9月，病因ベースの述語体系を NCHS（アメリカ国立保健統計センター）に進言・提出している。今回，小児の栄養失調は ADA・ASPEN 共同制作の一部に示されてはいないが，将来は検討される。さらなる情報については，ADA のウェブサイト（https://www.eatright.org/coverage）を参照。

〔徴候/症状〕

栄養評価の項目	この栄養診断の潜在指標（1つ以上が当てはまること）
食物・栄養関連の履歴	記録または観察 ●推定あるいは実測 RMR よりも食事からの推定エネルギー摂取量が不足している ●健康的な体重を維持するために十分なエネルギー・たんぱく質を摂取することが不可能な場合または嫌悪感をもつ場合 ●食物拒否や食物への無関心 ●食欲を低下させる過剰な飲酒や薬物の服用 ●機能的指標の変化［例：握力，その他の身体活動や活動強度］
身体計測	●栄養失調は体重，BMI で示される BMI＜18.5 kg/m² は低体重 65歳以上：BMI＜22 kg/m² 小児：＜5パーセンタイル ●発育障害［例：理想的な発育率に達しない場合］ ●妊婦の不十分な体重増加 ●体重減少率 成人：1年＞20％，6か月＞10％，3か月＞7.5％，1か月＞5％，1週間＞1〜2％ ●小児の発育が期待される体重にならず，発育パーセンタイルが減少傾向であり，成長曲線で2〜3パーセンタイルに達しない状況 ●筋肉消耗による体重減少
生化学データ，臨床検査と手順	表下を参照※
栄養に焦点を当てた身体所見	●皮下脂肪の損失［例：眼窩，三頭筋，肋骨を覆っている脂肪］，筋肉疲労［例：こめかみの萎縮（側頭筋），鎖骨（胸筋と三角筋），肩（三角筋），骨間筋，肩甲骨（広背筋，僧帽筋，三角筋），大腿部（大腿四頭筋），腓骨（腓腹筋）］ ●局部的・全身的に体液貯留 ●機能的指標の変化［例：握力］
	●神経性無食欲症，良性食道狭窄症などの食物摂取の制限（飢餓と関連した栄養失調）

86

個人履歴	●臓器不全，悪性腫瘍，リウマチ性疾患，消化管疾患，筋減少症（サルコペニア）を伴う肥満症，吸収不良症候群，糖尿病，うっ血性心不全，慢性閉塞性肺疾患（慢性疾患と関連した栄養失調），その他の病因 ●主な感染症［例：敗血症，肺炎，腹膜炎，創傷感染］，重度熱傷，心的外傷，閉鎖性頭部外傷，急性肺障害，急性呼吸促迫症候群や大手術（急性疾患や損傷と関連した栄養失調） ●栄養失調の医療診断［例：飢餓と関連した栄養失調，慢性疾患に関連した栄養失調，急性疾患や損傷と関連した栄養失調］※

※過去，肝輸送たんぱく質測定［例：アルブミン，プレアルブミン］は，栄養失調の指標として使われた。しかし，これらの検出感度は，栄養指標として疑問視された。ADA の根拠・分析プロジェクトは，その科学体系を査定している。
ウェブサイトの EAL 質問（https://www.adaevidencelibrary.com/topic.cfm?cat=4302）を参照。

〔原因/要因（危険因子）〕

●生理的要因［例：急性・慢性疾患，損傷，心的外傷による栄養必要量の増加］
●消化管の構造的，機能的変化
●食物の摂取制限または欠乏［例：経済的制約，高齢者や小児のように食物の自己摂取が制限される場合］
●摂食を制限する文化的・宗教的習慣
●食物のたんぱく質の量や種類およびエネルギー摂取量に関わる食物・栄養関連の知識不足
●心理的要因［例：うつ病，摂食障害］

第2章　栄養管理プロセス

NI-5.3　たんぱく質・エネルギー摂取量不足（Inadequate protein-energy intake）

〔定義〕　食事摂取基準量または生理的必要量に基づく推奨量と比較し，たんぱく質・エネルギーの摂取量が不足（不適切）である。

memo

　栄養素摂取データは，できる限り，総合的な根拠に基づく栄養状態の正しい評価を得るため，食事だけでなく，臨床的情報，生化学的情報，身体計測情報，医療診断，臨床症状，その他の要因を組み合わせて考慮されるべきである[1]。

〔徴候/症状〕

栄養評価の項目	この栄養診断の潜在指標（1つ以上が当てはまること）
食物・栄養関連の履歴	記録または観察 ●推定または実測 RMR や推奨量よりも食事からの推定エネルギー摂取量が不足している ●乳製品・肉製品（たんぱく質），パン・ミルク（エネルギー）などの食品群の摂取制限や無摂取 ●食物拒否や食物への無関心　　　　●食事を準備する能力の不足 ●食物の入手の不足による飢餓 ●食欲を低下させる過剰な飲酒や薬物の服用
身体計測	●妊婦の過度の体重増加（急激な増加でなく，緩やかな増加） ●体重減少 　成人：3か月7%，1か月＞5%，1週間＞1〜2% 　小児：体重減少あるいは体重増加不良 ●小児の発育障害
生化学データ，臨床検査と手順	●正常なアルブミン値（たんぱく質・エネルギー摂取量の減少にもかかわらず，正常な肝機能）
栄養に焦点を当てた身体所見	●患者・クライエントの褥瘡から起こる外傷治癒の遅延
個人履歴	●軽度なたんぱく質・エネルギー栄養失調，最近の疾病の診断や治療に関連した症状［例：肺疾患，心疾患，インフルエンザ，感染症，手術］ ●栄養素の吸収不良［例：肥満手術，下痢，脂肪便症］ ●必要な食物を購入する資金不足

〔原因/要因（危険因子）〕

●生理的要因［例：異化疾患，吸収不良によって起こる栄養素必要量の増加］
●たんぱく質やエネルギーの代謝機能の低下
●食物を入手する手段の制限［例：経済的制約，選択する食物または与えられる食事の制限］
●摂食を制限する文化的・宗教的習慣
●食物の脂質やたんぱく質の適切な摂取量や種類に関わる食物・栄養関連の知識不足
●心理的要因［例：うつ病，摂食障害］

NI-5.4 栄養素必要量の減少 （Decreased nutrient needs）

〔定義〕　食事摂取基準量または生理的必要量に基づく推奨量と比較し，特定の栄養素の必要摂取量が低下している。

〔徴候/症状〕

栄養評価の項目	この栄養診断の潜在指標 （1つ以上が当てはまること）
食物・栄養関連の履歴	記録または観察 ●推奨量よりも脂肪・リン・ナトリウム・たんぱく質・食物繊維の推定摂取量が過剰である
身体計測	●血液透析の予期した以上の体重増加
生化学データ，臨床検査と手順	●総コレステロール＞200 mg/dL （5.2 mmol/L），LDL コレステロール＞100 mg/dL （2.59 mmol/L），HDL コレステロール＜40 mg/dL （1.036 mmol/L），トリグリセリド＞150 mg/dL （1.695 mmol/L） ●リン＞5.5 mg/dL （1.78 mmol/L） ●糸球体濾過率 （GFR） ＜90 mL/分/1.73 m^2 ● BUN，クレアチニン，カリウムの増加 ●重度の肝疾患を示す肝機能検査値
栄養に焦点を当てた身体所見	●浮腫・水分貯留
個人履歴	●特定の栄養素の摂取を必要とする診断や治療に関連した症状 ［例：心血管疾患 （脂肪），早期腎疾患 （たんぱく質，リン酸塩），ESRD/末期腎不全 （リン酸塩，ナトリウム，カリウム，水分），末期肝疾患 （たんぱく質），心疾患 （ナトリウム，水分），過敏性腸疾患・急性クローン病 （食物繊維）］ ●肝疾患から生じる高血圧，精神錯乱

〔原因/要因 （危険因子）〕

●腎機能障害 ●肝機能障害 ●コレステロール代謝・機能調節の変化 ●心不全 ●食物アレルギー ［例：過敏性腸症候群］

第2章　栄養管理プロセス

NI-5.5　栄養素摂取のインバランス（Imbalance of nutrients）

〔定義〕　1つの栄養素の摂取量が，他の栄養素の吸収や体内濃度に影響を与える場合などの栄養素摂取量過多による相互作用がみられる。

〔徴候/症状〕

栄養評価の項目	この栄養診断の潜在指標（1つ以上が当てはまること）
食物・栄養関連の履歴	記録または観察 ●推奨量よりも鉄分補助食品の摂取量が過剰：亜鉛吸収の低下 ●推奨量よりも亜鉛補助食品の摂取量が過剰：銅の栄養状態の低下 ●推奨量よりもマンガンの摂取量が過剰：鉄の栄養状態の低下
身体計測	―
生化学データ，臨床検査と手順	●重度低リン血症：炭水化物の上昇 ●重度低カリウム血症：たんぱく質の上昇 ●重度低マグネシウム血症：炭水化物の上昇
栄養に焦点を当てた身体所見	●下痢や便秘：鉄分補足 ●上腹部痛，吐き気，嘔吐，下痢：亜鉛補足
個人履歴	●リフィーディング症候群：絶食，低栄養患者の栄養補給の再開

〔原因/要因（危険因子）〕

●多量の栄養補助食品の摂取
●栄養素の相互作用に関わる食物・栄養関連の知識不足
●食物・栄養関連の話題に対する誤った信念（主義）や態度
●食品の一時的な流行
●摂食開始時の不十分な電解質の置換（経口，PN・EN を含む）

2-3. 栄養診断（Nutrition Diagnosis）

NI-5.6.1　脂質摂取量不足（Inadequate fat intake）

〔定義〕　食事摂取基準量または生理的必要量に基づく推奨量と比較し，脂質の摂取量が不足（不適切）である。

memo

　ターミナルケア，体重減を目標にしている場合は，この栄養診断は適切でない可能性がある。

　栄養状態を評価する場合は，できる限り，臨床検査，生化学検査，身体計測，医学診断，臨床症状などの根拠に基づいて総合的な判定を行う[1]。

〔徴候/症状〕

栄養評価の項目	この栄養診断の潜在指標（1つ以上が当てはまること）
食物・栄養関連の履歴	記録または観察 ●必須脂肪酸の推定摂取量がエネルギー量の10%以下（主にPNと関連） ●不正確あるいは不完全な知識の思い込み ●摂取量に影響を与える文化的あるいは宗教的な習慣
身体計測	●発育障害 ●エネルギー摂取量不足による体重減少
生化学データ，臨床検査と手順	●トリエン：テトラエン比（必須脂肪酸欠乏を表示）>0.2
栄養に焦点を当てた身体所見	●鱗状の皮膚，必須脂肪酸欠乏による皮膚炎
個人履歴	●診断や治療に関連した症状［例：長期間にわたる異化作用のある疾患（AIDS，結核，拒食症，敗血症あるいは外科的手術による重度感染症）］ ●腸切除，膵機能不全あるいは脂肪便症を伴った肝疾患による重度の脂肪吸収不良症

〔原因/要因（危険因子）〕

●消化管の構造や機能の変化
●不適切な食物選択［例：経済的制約，高齢者や小児への食物提供の制限，特別な食物選択］
●適切な食物を選択する能力に影響する文化的習慣
●食事性脂肪の適正量に関わる食物・栄養に関連した知識不足
●心理的要因［例：うつ病，摂食障害］

第2章　栄養管理プロセス

NI-5.6.2　脂質摂取量過剰（Excessive fat intake）

〔定義〕　食事摂取基準量または生理的必要量に基づく推奨量と比較し，脂質の摂取量が過剰である。

〔徴候/症状〕

栄養評価の項目	この栄養診断の潜在指標（1つ以上が当てはまること）
食物・栄養関連の履歴	記録または観察 ●頻回・多量の高脂肪食品の摂取 ●頻回の脂肪を使った調理 ●頻回の高リスクの脂質の摂取［例：飽和脂肪酸，トランス脂肪酸，コレステロール］ ●食事指示（食事箋）以上に脂肪を含むと表示された食品 ●薬剤［例：膵酵素，コレステロールやその他の脂質の低減薬剤］ ●不正確あるいは不完全な知識の思い込み ●根拠のない信念や態度の思い込み
身体計測	―
生化学データ，臨床検査と手順	●コレステロール＞200 mg/dL（5.2 mmol/L），LDLコレステロール＞100 mg/dL（2.59 mmol/L），HDLコレステロール＜40 mg/dL（1.036 mmol/L），トリグリセリド＞150 mg/dL（1.695 mmol/L） ●血清アミラーゼ，リパーゼの上昇 ●LFT（肝機能検査値），総ビリルビンの上昇 ●糞便脂肪＞7 g/24 時間
栄養に焦点を当てた身体所見	●黄色腫の存在 ●下痢，筋痙攣，脂肪便，上腹部痛
個人履歴	●診断や治療に関連した症状［例：脂質異常症，囊胞性線維症，狭心症，アテローム性動脈硬化症，膵疾患，肝疾患，胆道疾患，移植後］ ●脂質異常症，アテローム性動脈硬化症，膵疾患の家族歴

〔原因/要因（危険因子）〕

●食事性脂肪の適正量に関わる食物・栄養関連の知識不足
●食物・栄養関連の話題に対する誤った信念（主義）や態度
●健康的な食物選択の手段の欠如や制限［例：介護者や両親から健康的な食事を提供されない場合，ホームレスの場合］
●味覚，食欲，嗜好の変化
●行動変容や相対する価値への共感の欠如
●生理学的要因［例：総脂質必要量または推奨量の減少］

2-3. 栄養診断（Nutrition Diagnosis）

NI-5.6.3　脂質の不適切な摂取（Inappropriate intake of fats）

〔定義〕　食事摂取基準量または生理的必要量に基づく推奨量と比較し，誤った種類や質の脂質を摂取している。

〔徴候/症状〕

栄養評価の項目	この栄養診断の潜在指標（1つ以上が当てはまること）
食物・栄養関連の履歴	記録または観察 ●状態のよくない脂質を使った度重なる調理 ●健康によくない脂質の頻繁な摂取［例：飽和脂肪酸，トランス脂肪酸，コレステロール，n-6系脂肪酸，長鎖脂肪酸］ ●推奨量または準適正比率よりも一価不飽和脂肪酸・多価不飽和脂肪酸・n-3系脂肪酸・DHA/ARA（アラキドン酸）の推定摂取量が不足している ●不正確あるいは不完全な知識の思い込み ●根拠のない信念や態度の思い込み
身体計測	―
生化学データ，臨床検査と手順	●コレステロール＞200 mg/dL（5.2 mmol/L），LDLコレステロール＞100 mg/dL（2.59 mmol/L），HDLコレステロール＜40 mg/dL（1.036 mmol/L），トリグリセリド＞150 mg/dL（1.695 mmol/L） ●血清アミラーゼ，リパーゼの上昇 ●LFT（肝機能検査値），総ビリルビン，CRPの上昇
栄養に焦点を当てた身体所見	●皮膚炎の存在 ●下痢，筋痙攣，脂肪便，上腹部痛
個人履歴	●診断や治療に関連した症状［例：糖尿病，心疾患，肥満，肝疾患，胆道疾患］ ●糖尿病による心疾患，脂質異常症，アテローム性動脈硬化や膵臓疾患の家族歴

〔原因/要因（危険因子）〕

●脂質の種類に関わる食物・栄養関連の知識不足［例：食物や授乳中の乳児用ミルクに添加された脂質］
●食物・栄養関連の話題に対する誤った信念（主義）や態度
●健康的な食物選択の手段の欠如や制限［例：介護者や両親から健康的な食事を提供されない場合，ホームレスの場合］
●味覚・食欲・嗜好の変化
●行動変容や相対する値への共感の欠如
●生理学的要因［例：総脂質必要量または推奨量の減少］

93

第 2 章　栄養管理プロセス

NI-5.7.1　たんぱく質摂取量不足（Inadequate protein intake）

〔定義〕　食事摂取基準量または生理的必要量に基づく推奨量と比較し，たんぱく質の摂取量が不足（不適切）である。

memo

　栄養状態を評価する場合は，できる限り臨床検査，生化学検査，身体計測，医学診断，臨床症状などの根拠に基づいて総合的な判定を行う[1]。

〔徴候/症状〕

栄養評価の項目	この栄養診断の潜在指標（1つ以上が当てはまること）
食物・栄養関連の履歴	記録または観察 ●必要量よりもたんぱく質の推定摂取量が不足している ●たんぱく質の摂取を制限する文化的・宗教的習慣 ●食物の入手を制限する経済的制約 ●体重減量のための低たんぱく質食の長期間の遵守 ●不正確あるいは不完全な知識の思い込み
身体計測	－
生化学データ，臨床検査と手順	－
栄養に焦点を当てた身体所見	●浮腫，発育障害（幼児，小児），未発達な筋肉組織，光沢のない皮膚，細く切れやすい髪
個人履歴	●診断や治療に関連した症状［例：腸切除のような重篤なたんぱく質吸収不良］

〔原因/要因（危険因子）〕

●生理的要因［例：長期間にわたる異化疾患，吸収不良，年齢・症状によって起こる栄養必要量の増加］
●十分なたんぱく質を摂取する能力の低下
●食物を入手する手段の欠如または制限［例：経済的制約，高齢者や小児への食物提供の制限］
●食物を入手する能力に影響する文化的習慣
●たんぱく質の適正量に関わる食物・栄養関連の知識不足
●心理的要因［例：うつ病，摂食障害］

2-3. 栄養診断（Nutrition Diagnosis）

NI-5.7.2　たんぱく質摂取量過剰（Excessive protein intake）

〔定義〕　食事摂取基準量または生理的必要量に基づく推奨量と比較し，たんぱく質の摂取量が過剰である。

〔徴候/症状〕

栄養評価の項目	この栄養診断の潜在指標（1つ以上が当てはまること）
食物・栄養関連の履歴	記録または観察 ●推奨量よりもたんぱく質の推定摂取量が過剰である［例：初期の腎不全，意識障害をきたした重度の肝疾患］ ●不適切な補助食品の摂取（サプリメント摂取） ●不正確あるいは不完全な知識の思い込み ●根拠のない信念や態度の思い込み
身体計測	—
生化学データ，臨床検査と手順	●検査値の変化［例：BUN値の上昇，糸球体濾過率の低下（腎機能の低下）］
栄養に焦点を当てた身体所見	—
個人履歴	●診断や治療に関連した症状［例：初期の腎不全，意識障害をきたした重度の肝疾患］

〔原因/要因（危険因子）〕

●肝機能障害
●腎機能障害
●食物・栄養関連の話題に対する誤った信念（主義）や態度
●食物栄養関連の知識の欠如
●特殊なたんぱく質食品を入手する手段の欠如や制限
●代謝異常
●食品の一時的な流行

95

第2章 栄養管理プロセス

NI-5.7.3 たんぱく質やアミノ酸の不適切な摂取 (Inappropriate intake of protein or amino acids)

〔定義〕 食事摂取基準量または生理的必要量に基づく推奨量と比較し, 特定の種類のたんぱく質やアミノ酸を摂取している。

〔徴候/症状〕

栄養評価の項目	この栄養診断の潜在指標 (1つ以上が当てはまること)
食物・栄養関連の履歴	記録または観察 ● 推奨量よりもたんぱく質・アミノ酸の推定摂取量が過剰である [例：初期の腎不全, 重度の肝疾患, 先天性代謝異常, セリアック病, 食物アレルギーまたは過敏症] ● 推奨量よりも経腸・静脈栄養で投与された特定の種類のアミノ酸の推定摂取量が過剰である ● アスリートへのアミノ酸・たんぱく質の誤った補足 ● 推奨量よりもアミノ酸の推定摂取量が過剰である [例：フェニルアラニンの過剰摂取] ● 食物のたんぱく質・アミノ酸組成や代謝についての知識不足 ● 推奨されないたんぱく質を含んだ薬剤の長期使用
身体計測	● 体重減少, 体重増加不良, 発育遅延
生化学データ, 臨床検査と手順	● 検査値の変化 [例：BUN値の上昇, 糸球体濾過率の低下 (腎機能の低下)] ● 特定のアミノ酸濃度の上昇 (先天性代謝異常症) ● ホモシステイン濃度, アンモニア濃度の上昇 ● 自己抗体レベル陽性 (抗組織トランスグルタミナーゼ抗体, IgA抗組織トランスグルタミナーゼ抗体, IgA抗筋内膜抗体 (EMA)) ● セリアック病 (小児脂肪便症) は小腸生検を実施
栄養に焦点を当てた身体所見	● 身体的・神経的変化 (先天性代謝異常症) ● 特定の種類の炭水化物による下痢 ● 腹痛, 膨張, 便秘, 逆流, 胃食道逆流症 (GERD)
個人履歴	● 診断や治療に関連した症状 [例：EN・PN療法を必要とする障害, セリアック病, 疱疹性皮膚炎, アレルギー, 先天性代謝異常症] ● 先天性代謝異常の履歴　　　　● 尿毒症, 高窒素血症 (腎臓病患者)

〔原因/要因 (危険因子)〕

● 肝機能障害　　　　● 腎機能障害
● 特殊なたんぱく質食品の誤使用　　　● 食品の一時的な流行
● 代謝異常　　　　● 先天性代謝障害
● セリアック病 (小児脂肪便症), 疱疹状皮膚炎
● 摂取するたんぱく質やアミノ酸の種類を調整する能力に影響する文化的・宗教的習慣
● たんぱく質やアミノ酸の特定の種類の適正量に関わる食物・栄養関連の知識不足
● 食物・栄養関連の話題に対する誤った信念 (主義) や態度
● 食物・栄養摂取の遵守の限界 [例：栄養士・医師・介護者の提言によるたんぱく質やアミノ酸の摂取量への修正に対する無関心や失敗]

NI-5.8.1 炭水化物摂取量不足 (Inadequate carbohydrate intake)

〔定義〕 食事摂取基準量または生理的必要量に基づく推奨量と比較し，炭水化物の摂取量が不足（不適切）である。

memo

栄養状態を評価する場合は，できる限り臨床検査，生化学検査，身体計測，医学診断，臨床症状などの根拠に基づいて総合的な判定を行う[1]。

〔徴候/症状〕

栄養評価の項目	この栄養診断の潜在指標（1つ以上が当てはまること）
食物・栄養関連の履歴	記録または観察 ●推奨量よりも炭水化物の推定摂取量が不足している ●食物や水分を自己摂取する能力不足［例：手・手首・指の動きの制限］ ●不正確あるいは不完全な知識の思い込み
身体計測	—
生化学データ，臨床検査と手順	—
栄養に焦点を当てた身体所見	●呼気のケトン臭
個人履歴	●診断や治療に関連した症状［例：膵機能不全，肝疾患，セリアック病（小児脂肪便症），発作性疾患，炭水化物吸収不良］

〔原因/要因（危険因子）〕

●生理的要因［例：身体活動レベル，代謝の変化，吸収不良によるエネルギー必要量の増加］
●食物を入手する手段の欠如や制限［例：経済的制約，高齢者や小児への食物提供の制限］
●適切な食物を選択する能力に影響する文化的習慣
●食事による炭水化物の適正量に関わる食物・栄養関連の知識不足
●心理的要因［例：うつ病，摂食障害］

NI-5.8.2　炭水化物摂取量過剰（Excessive carbohydrate intake）

〔定義〕　食事摂取基準量または生理的必要量に基づく推奨量と比較し，炭水化物の摂取量が過剰である。

〔徴候/症状〕

栄養評価の項目	この栄養診断の潜在指標（1つ以上が当てはまること）
食物・栄養関連の履歴	記録または観察 ●食事による炭水化物の摂取の修正を支援しない文化的・宗教的習慣 ●推奨量よりも炭水化物の推定摂取量が常に過剰である ●高血糖を起こす薬剤の長期使用［例：ステロイド］ ●不正確あるいは不完全な知識の思い込み
身体計測	―
生化学データ，臨床検査と手順	●高血糖（空腹時血糖＞126 mg/dL） ●ヘモグロビンA1c＞6% ●経口糖負荷試験の異常（グルコース負荷2時間値＞200 mg/dL）
栄養に焦点を当てた身体所見	●虫歯 ●炭水化物摂取による下痢
個人履歴	●診断や治療に関連した症状［例：糖尿病，先天性糖代謝障害，ラクターゼ欠損症，重症感染症，敗血症，肥満症］ ●膵機能不全によりインスリン産生減少 ●適切な食物の入手を制限する経済的制約

〔原因/要因（危険因子）〕

●炭水化物の摂取量を変える必要がある生理的要因［例：糖尿病，ラクターゼ欠損症，スクラーゼ-イソマルターゼ欠損症，アルドラーゼB欠損症］
●炭水化物の摂取量を減らす能力に影響する文化的習慣
●炭水化物の摂取の適正量に関わる食物・栄養関連の知識不足
●食物・栄養摂取の遵守の限界［例：栄養士・医師の提言による炭水化物の摂取量への修正に対する無関心や失敗］
●心理的要因［例：うつ病，摂食障害］

NI-5.8.3　炭水化物の不適切な摂取（Inappropriate intake of types of carbohydrate）

〔定義〕　食事摂取基準量または生理的必要量に基づく推奨量と比較し，特定の種類の炭水化物を摂取している（炭水化物の種類には，一般に砂糖，デンプン，繊維質，特殊な炭水化物［例：ショ糖，果糖，乳糖］などがある。穀物中のたんぱく質成分［例：グルテン］へのアレルギーは，"NI-5.7.3 たんぱく質やアミノ酸の不適切な摂取"に記録する）。

〔徴候/症状〕

栄養評価の項目	この栄養診断の潜在指標（1 つ以上が当てはまること）
食物・栄養関連の履歴	記録または観察 ●推奨されない種類の炭水化物の摂取，特定の種類の炭水化物の過剰摂取 ●食物の炭水化物の組成や代謝についての知識不足 ●グルコース濃度の変化の原因となる薬剤の慢性的使用［例：ステロイド，抗うつ剤，抗精神病薬，推奨されない炭水化物を含んだ薬剤］ ●摂取量に影響を与える文化的あるいは宗教的な習慣
身体計測	●体重減少，体重増加不良，発育遅延
生化学データ，臨床検査と手順	●低血糖症や高血糖症
栄養に焦点を当てた身体所見	●精製された炭水化物の大量摂取による下痢 ●腹痛，膨張，便秘，逆流，胃食道逆流症（GERD）
個人履歴	●診断や治療に関連した症状［例：アレルギー，先天性代謝異常］ ●炭水化物食品や食品群へのアレルギー反応 ●適切な食物の入手を制限する経済的制約

〔原因/要因（危険因子）〕

●修正した炭水化物の適正量を厳密に摂取する必要がある生理的要因［例：炭水化物代謝のアレルギー・先天性異常］※
●炭水化物の種類を制限する能力に影響する文化的・宗教的習慣
●炭水化物の特定の種類の適正量に関わる食物・栄養関連の知識不足
●食物・栄養摂取の遵守の限界［例：栄養士・医師の提言による炭水化物の摂取量への修正に対する無関心や失敗］
●心理的要因［例：うつ病，摂食障害］

第2章　栄養管理プロセス

NI-5.8.4　不規則な炭水化物摂取（Inconsistent carbohydrate intake）

〔定義〕　1日または日々の炭水化物の摂取のタイミングに一貫性がない状態，あるいは生理的・医学的必要量に基づく推奨パターンと一致しない炭水化物の摂取がみられる。

〔徴候/症状〕

栄養評価の項目	この栄養診断の潜在指標（1つ以上が当てはまること）
食物・栄養関連の履歴	記録または観察 ●推奨されない炭水化物の摂取，不規則な炭水化物の摂取 ●インスリンやインスリン分泌促進剤の使用 ●グルコース濃度の変化の原因となる薬剤の慢性的使用［例：ステロイド薬，抗うつ薬，抗精神病薬］ ●不正確あるいは不完全な知識の思い込み ●摂取量に影響を与える文化的あるいは宗教的な習慣
身体計測	—
生化学データ，臨床検査と手順	●低血糖や高血糖が不規則な炭水化物の摂取と関連することが日頃から記録されている ●血糖値の変動が激しい
栄養に焦点を当てた身体所見	—
個人履歴	●診断や治療に関連した症状［例：糖尿病，肥満症，メタボリック症候群，低血糖症］ ●適切な食物の入手を制限する経済的制約

〔原因/要因（危険因子）〕

●一定量の炭水化物を厳密なタイミングで摂取する必要がある生理的要因［例：糖尿病，低血糖症，PN・EN投与］
●炭水化物の摂取のタイミングを調整する能力に影響する文化的習慣
●炭水化物の摂取の適切なタイミングに関わる食物・栄養関連の知識不足
●食物・栄養摂取の遵守の限界［例：栄養士・医師・介護者の提言による炭水化物の摂取のタイミングの修正に対する無関心や失敗］
●心理的要因［例：うつ病，摂食障害］

NI-5.8.5 食物繊維摂取量不足 (Inadequate fiber intake)

〔定義〕 食事摂取基準量または生理的必要量に基づく推奨量と比較し，食物繊維の摂取量が不足（不適切）である。

memo

栄養状態を評価する場合は，できる限り，臨床診査，生化学検査，身体計測，医学診断，臨床症状などの根拠に基づいて総合的な判定を行う[1]。

〔徴候/症状〕

栄養評価の項目	この栄養診断の潜在指標（1つ以上が当てはまること）
食物・栄養関連の履歴	記録または観察 ●目標量（男性20g/日，女性18g/日）よりも食物繊維の推定摂取量が不足している ●不正確あるいは不完全な知識の思い込み
身体計測	―
生化学データ，臨床検査と手順	―
栄養に焦点を当てた身体所見	●不十分な糞便量
個人履歴	●診断や治療に関連した症状［例：潰瘍性疾患，炎症性腸疾患，低繊維食で治療中の短腸症候群］

〔原因/要因（危険因子）〕

●食物繊維を含有した食物・飲料を入手する手段の欠如や制限
●食物繊維の適正量に関わる食物・栄養関連の知識不足
●心理的要因［例：うつ病，摂食障害］
●低食物繊維食や低残渣食の長期間の遵守
●高食物繊維食品の摂食・嚥下困難
●適切な食物の入手を制限する経済的制約
●食物繊維を含有した食物を購入・摂取する能力不足や無関心
●不適切な調理習慣［例：過度の加熱・加工をした食物への依存］

第 2 章　栄養管理プロセス

NI-5.8.6　食物繊維摂取量過剰（Excessive fiber intake）

〔定義〕　患者・クライエントの症状に基づく推奨量と比較し，食物繊維の摂取量が過剰である。

〔徴候/症状〕

栄養評価の項目	この栄養診断の潜在指標（1 つ以上が当てはまること）
食物・栄養関連の履歴	記録または観察 ●現在の状態に対する許容量または一般的な推奨量よりも食物繊維の推定摂取量が過剰である ●不正確あるいは不完全な知識の思い込み ●根拠のない信念や態度の思い込み
身体計測	—
生化学データ，臨床検査と手順	—
栄養に焦点を当てた身体所見	●吐き気，嘔吐，過度鼓腸，下痢，腹部痙攣，多量・頻回排便による不快感
個人履歴	●診断や治療に関連した症状［例：潰瘍性疾患，過敏性腸症候群，炎症性腸疾患，短腸症候群，憩室炎，閉鎖性便秘，脱肛，胃腸狭窄症，摂食障害，強迫神経症傾向を伴う精神障害］ ●閉塞症，植物性胃石

〔原因/要因（危険因子）〕

●食物繊維の適正量に関わる食物・栄養関連の知識不足
●食物・栄養関連の話題に対する誤った信念（主義）や態度［例：排便回数や排便習慣への強迫観念］
●健康状態に応じた適切な食物繊維の摂取量についての知識不足
●他の栄養価の高い食物を除外して高食物繊維食品のみの食事の準備や摂食パターン

2-3. 栄養診断（Nutrition Diagnosis）

NI-5.9.1　ビタミン摂取量不足（Inadequate vitamin intake）

〔定義〕　食事摂取基準量または生理的必要量に基づく推奨量と比較し，1つ以上のビタミンの摂取量が不足（不適切）である。

memo

　栄養素摂取データは，できる限り，総合的な根拠に基づく栄養状態の正しい評価を得るため，食事だけでなく，臨床的情報，生化学的情報，身体計測情報，医療診断，臨床症状，その他の要因を組み合わせて考慮されるべきである[1]。

〔徴候/症状〕

栄養評価の項目	この栄養診断の潜在指標（1つ以上が当てはまること）
食物・栄養関連の履歴	記録または観察 ●必要量または推奨量よりも特定のビタミンを含んだ食物からの推定摂取量が不足している ●有効なビタミンを含まない食物の摂取［例：過度の加熱，過度の加工，不適切に保管された食物］ ●ビタミンの必要量を増やしたり，ビタミンの吸収を減少させたりする物質の長期間にわたる使用 ●食物への無関心
身体計測	—
生化学データ，臨床検査と手順	●ビタミンA：血清レチノール<10 μg/dL（0.35 μmol/L） ●ビタミンC：血漿濃度<0.2 mg/dL（11.4 μmol/L） ●ビタミンD：25（OH）D<50 nmol/L，イオン化カルシウム<3.9 mg/dL（0.98 mmol/L）で同時に副甲状腺ホルモンの高値，血清カルシウム正常，血清リン<2.6 mg/dL（0.84 mmol/L） ●ビタミンE：血漿α-トコフェロール<18 μmol/g（41.8 μmol/L） ●ビタミンK：プロトロンビン時間の延長，国際標準比の異常（抗凝固療法未施行時） ●チアミン（ビタミンB$_1$）：赤血球トランスケトラーゼ活性>1.20 μg/mL/時 ●リボフラビン（ビタミンB$_2$）：赤血球グルタオチン還元酵素>1.2 IU/gHb ●ナイアシン：尿中N-メチル-ニコチンアミド<5.8 μmol/日 ●ビタミンB$_6$：血漿ピリドキサル5´-リン酸<5 ng/mL（20 nmol/L） ●ビタミンB$_{12}$：血清濃度<24.4 ng/dL（180 pmol/L），ホモシステインの高値 ●葉酸：血清濃度<0.3 μg/dL（7 nmol/L），赤血球葉酸<315 nmol/L ●パントテン酸：血漿濃度低値 ●ビオチン：血清濃度低値
栄養に焦点を当てた身体所見	●ビタミンA：夜盲症，ビトー斑，眼球乾燥症，濾胞状過角化症 ●ビタミンC：濾胞状過角化症，点状出血症，斑状出血，捻転毛，歯肉の炎症と出血，毛包周囲出血，関節滲出液，関節痛，創傷治癒の遅延 ●ビタミンD：長管骨の骨端拡張 ●リボフラビン：咽頭炎，充血，咽頭・口腔粘膜の浮腫，口唇症，口角炎，舌炎，マゼンタ（赤色）舌，脂漏性皮膚炎，骨髄の赤血球細

103

第2章　栄養管理プロセス

	胞形成が正常な正色素正球性貧血 ●ナイアシン：日光に曝された皮膚の左右対称な色素性発疹，鮮やかな赤色舌 ●ビタミン B_6：脂漏性皮膚炎，口内炎，口角症，舌炎，錯乱状態，うつ病 ●ビタミン B_{12}：四肢の疼きとしびれ，振動・位置感覚の低下，歩行困難を含めた運動障害 ●パントテン酸：過敏症と情動不安，疲労感，無関心，不快，睡眠障害，吐気，嘔吐，腹部痙攣，無感覚，筋痙攣，低血糖症（インスリン感受性） ●ビオチン：皮膚炎，結膜炎，脱毛症，うつ病，無気力，幻覚，知覚異常症，低血糖，発達遅延
個人履歴	●診断や治療に関連した症状 [例：セリアック病（小児脂肪便症），短腸症候群，炎症性腸疾患による吸収障害] ●特定の環境状態 [例：日照時間の少ない母乳栄養児（ビタミンD）] ●小児のくる病性念珠，くる病，骨軟化症 ●ペラグラ疾患 ●ビタミン・ミネラル欠乏

〔原因/要因（危険因子）〕

●栄養必要量が増加した生理的要因 [例：長期間にわたる消耗性疾患，吸収不良，薬剤投与]
●十分な量のビタミンを摂取，吸収する能力の低下
●食物を入手する手段の不足や制限 [例：経済的制約，高齢者や小児への食物提供が制限される場合]
●食物の入手を制限する文化的慣習
●ビタミンの補給源となる食物や補助食品に関する食物・栄養関連の知識不足
●心理的要因 [例：うつ病，摂食障害]
●季節，地形，日照不足による要因

2-3. 栄養診断（Nutrition Diagnosis）

NI-5.9.2　ビタミン摂取量過剰（Excessivevitamin intake）

〔定義〕　食事摂取基準量または生理的必要量に基づく推奨量と比較し，1つ以上のビタミンの摂取量が過剰である。

〔徴候/症状〕

栄養評価の項目	この栄養診断の潜在指標（1つ以上が当てはまること）
食物・栄養関連の履歴	記録または観察 ●推定必要量よりもビタミンを含んだ食物や補助食品からの推定摂取量が過剰である。それらは，強化穀物，食事代替品，ビタミン・ミネラルの補助食品，その他の補助食品［例：魚肝油，カプセル］，チューブ栄養や注射剤などを含んでいる。 ●ビタミンA：（β-カロテンとしてではなく，レチノールエステルとして）推定摂取量＞耐容上限量（UL）　食事摂取基準を参照 ●ビタミンD：推定摂取量＞耐容上限量（UL）　食事摂取基準を参照 ●ナイアシンの推定摂取量　食事摂取基準を参照
身体計測	●ビタミンD：発育遅延
生化学データ，臨床検査と手順	●ビタミンD：25（OH）D高値，イオン化カルシウム＞5.4 mg/dL（1.35 mmol/L）で同時に副甲状腺ホルモンの高値，血清カルシウム正常または高値，血清リン＞2.6 mg/dL（0.84 mmol/L） ●ビタミンK：プロトロンビン時間の低下あるいは国際標準比の異常 ●ナイアシン：尿中 N-メチル-ニコチンアミド＞7.3 μmol/日 ●ビタミンB_6：血漿ピリドキサル 5'-リン酸＞15.7 ng/mL（94 nmol/L） ●ビタミンA：血清レチノール＞60 μg/dL（2.09 μmol/L） ●パントテン酸：血漿濃度高値 ●ビオチン：血清濃度高値
栄養に焦点を当てた身体所見	●ビタミンA 皮膚や粘膜の変化，乾いた唇（口唇炎）：初期は鼻粘膜や目の乾燥，後期は皮膚の乾燥・紅斑・鱗状・皮むけ，脱毛，脆弱爪，頭痛，吐き気および嘔吐 幼児：泉門膨隆を有する可能性がある 小児：骨異常を発症する可能性がある ●ビタミンD 血清カルシウムの上昇（高カルシウム血症），血清リンの上昇（高リン血症），腎臓，肺，心臓，さらには聴力障害の原因ともなる耳の鼓膜も含む軟組織の石灰化（石灰沈着症），頭痛や吐き気 幼児：過度のビタミンDを与えられた幼児は，消化管障害や骨の脆弱化を有する可能性がある ●ビタミンK：成人では溶血性貧血，幼児では激しい黄疸が稀に記録されている ●ナイアシン：顔面紅潮，喘息の悪化，あるいは肝疾患の原因となるヒスタミンの放出
個人履歴	●診断や治療に関連した症状［例：慢性肝臓病・慢性腎臓病，心疾患，がん］

第2章　栄養管理プロセス

〔原因/要因（危険因子）〕

●栄養必要量が減少した生理的要因　［例：長期間にわたる活動制限，慢性腎臓病］
●必要以上の食物や補助食品の入手　［例：文化的・宗教的習慣，妊婦，高齢者および小児へ提供される不適切な食物や補助食品］
●ビタミンの補給源となる食物や補助食品に関わる食物・栄養関連の知識不足
●心理的要因　［例：うつ病，摂食障害］
●経口補助食品あるいは経腸・静脈製品からの不慮の過剰摂取・投与

2-3. 栄養診断（Nutrition Diagnosis）

NI-5.10.1　ミネラル摂取量不足（Inadequate mineral intake）

〔定義〕　食事摂取基準量または生理的必要量に基づく推奨量と比較し，1つ以上のミネラルの摂取量が不足（不適切）である。

memo

　栄養素摂取データは，できる限り，総合的な根拠に基づく栄養状態の正しい評価を得るため，食事だけでなく，臨床的情報，生化学的情報，身体計測情報，医療診断，臨床症状，その他の要因を組み合わせて考慮されるべきである[1]。

〔徴候/症状〕

栄養評価の項目	この栄養診断の潜在指標（1つ以上が当てはまること）
食物・栄養関連の履歴	記録または観察 ●推奨量よりも食事からの推定摂取量が不足している ●食物拒否や食事からの食品群全体の除去 ●食物への無関心 ●不適切な食物選択や慢性的なダイエット行動 ●不正確あるいは不完全な知識の思い込み ●摂取量に影響を与える文化的あるいは宗教的な習慣
身体計測	●カルシウム：低身長 ●ヨウ素：成長異常 ●クロム：意図しない体重減少
生化学データ，臨床検査と手順	●カルシウム 　成人平均と比べ，骨塩量（BMC）が低い 　尿中カルシウム濃度の低下 　血清25（OH）D（25ヒドロキシビタミンD）濃度＜32 ng/mL ●リン＜2.6 mg/dL（0.84 mmol/L） ●平均赤血球容積（MCV）低値，フェリチン低値 ●鉄：ヘモグロビン 　男性：＜13 g/dL（2 mmol/L），女性：＜12 g/dL（1.86 mmol/L） ●血漿亜鉛低値 ●マグネシウム＜1.8 mg/dL（0.7 mmol/L） ●ヨウ素：尿排泄量＜100 μg/L（788 nmol/L） ●銅：血清銅＜64 μg/dL（10 μmol/L） ●血漿セレン低値 ●血漿フッ素低値 ●血清マンガン低値 ●血清モリブデン低値 ●血清または血漿ホウ素低値
栄養に焦点を当てた身体所見	●カルシウム：高血圧，急性一過活動反射，テタニー，筋痙攣，不整脈 ●鉄：顔面蒼白，粘膜，歯肉蒼白，頻脈，疲労 ●カリウム：衰弱，便秘，反射活動低下 ●リン：疲労，筋肉痛，運動失調，錯乱，知覚異常症 ●亜鉛：味覚異常，創傷治癒遅延，皮膚炎（臀部，肛門周囲，口，鼻，目），脱毛 ●銅：髪の毛や皮膚の脱色，骨粗鬆症 ●セレン：髪の毛や皮膚の脱色

107

第2章　栄養管理プロセス

	●ヨウ素：甲状腺肥大 ●フッ素：虫歯 ●マンガン：皮膚炎
個人履歴	●診断や治療に関連した症状［例：セリアック病（小児脂肪便症），短腸症候群，炎症性腸疾患による吸収障害，エストロゲン補充を施行していない閉経後の女性，カルシウム必要量の増加］ ●多嚢胞性卵巣症候群，月経前症候群，腎臓結石，結腸ポリープ ●他の重大な医療診断と治療 ●地理的緯度と紫外線B照射・日焼け止め剤の使用の履歴 ●生活環境の変化・孤立 ●カルシウム：病的肥満 ●ビタミン・ミネラル欠乏

〔原因/要因（危険因子）〕

●栄養必要量が増加した生理的要因［例：長期間にわたる異化疾患，吸収不良，排泄増加，栄養素/薬剤および栄養素/栄養素の相互作用，発育と成熟］
●十分な量のミネラルを摂取する能力の低下
●食物を入手する手段の不足や制限［例：経済的制約，高齢者や小児への食物提供が制限される場合］
●食物の入手に影響する文化的習慣
●ミネラルの補給源となる食物や補助食品に関わる食物・栄養関連の知識不足
●乳糖不耐症や乳糖分解酵素欠損症の誤診，専門家の栄養指導への不信感，補助食品への不適切な依存
●心理的要因［例：うつ病，摂食障害］
●環境的要因［例：栄養素の生体利用効率を不適当に検査した強化食品・飲料・補助食品，自然食材代替物のように不適切に宣伝・広告された強化食品・飲料・補助食品］

2-3. 栄養診断（Nutrition Diagnosis）

NI-5.10.2　ミネラル摂取量過剰（Excessive mineral intake）

〔定義〕　食事摂取基準量または生理的必要量に基づく推奨量と比較し，1つ以上のミネラルの摂取量が過剰である。

〔徴候/症状〕

栄養評価の項目	この栄養診断の潜在指標（1つ以上が当てはまること）
食物・栄養関連の履歴	記録または観察 ● DRI（食事摂取基準）よりもミネラルを含んだ食物や補助食品からの推定摂取量が過剰である
身体計測	血圧
生化学データ，臨床検査と手順	次のような検査値の変化 ● TSH（甲状腺刺激ホルモン）の上昇（ヨウ素補給） ● HDL（高比重リポたんぱく）の減少（亜鉛補給） ● 血清フェリチン，トランスフェリン飽和率の上昇（鉄過負荷） ● 高リン血症 ● 高マグネシウム血症 ● 銅欠乏貧血（亜鉛） ● 血漿濃度高値（フッ素，ホウ素） ● 血清濃度高値（セレン，マンガン，モリブデン，ホウ素）
栄養に焦点を当てた身体所見	● 高血圧（ナトリウム） ● 髪や爪の変化（セレン） ● 食欲不振（亜鉛補給） ● 胃腸障害（鉄，マグネシウム，銅，亜鉛，セレン） ● エナメル（歯），骨格のフッ素沈着症（フッ化物） ● 中枢神経系への影響（マンガン） ● 不正確あるいは不完全な知識の思い込み ● 根拠のない信念や態度の思い込み
個人履歴	● 肝臓障害（銅，鉄）　　　　● 静脈栄養（長期）

〔原因/要因（危険因子）〕

● ミネラルの補給源となる食物や補助食品に関わる食物・栄養関連の知識不足
● 食物・栄養関連の話題に対する誤った信念（主義）や態度
● 食品の一時的な流行　　　　● 不慮の過剰摂取　　　　● 限られた種類の食物の過剰摂取
● ミネラルの恒常性に影響を及ぼす遺伝性疾患についての知識不足［例：血色素沈着症（鉄），ウィルソン病（銅）］
● ミネラル制限を必要とする疾患についての知識不足［例：胆汁うっ滞性肝疾患（銅，マンガン），腎不全（リン，マグネシウム，カリウム，ナトリウム），高血圧（ナトリウム）］

NI-5.11.1　最適量に満たない栄養素摂取量の予測（Predicted suboptimal nutrient intake）

〔定義〕　食事摂取基準量または生理的必要量に基づく推奨量と比較し，観察・経験・科学的理由から今後の摂取量が不足すると予測される栄養素が1つ以上存在する。

〔徴候/症状〕

栄養評価の項目	この栄養診断の潜在指標（1つ以上が当てはまること）
食物・栄養関連の履歴	記録または観察 ●予測必要量よりもすべての食物からの推定摂取量が不足している ●最低限または最適状態に及ばない栄養素摂取量の履歴 ●買い物，調理，十分な栄養素を摂取する能力の変化 ●食欲を低下させる薬剤，十分な栄養素を消化する能力に影響する薬剤の使用 ●食物・栄養に関わる提言を理解するのに必要な知識不足 ●栄養素の摂取に影響する文化的・宗教的習慣 ●住居における環境的な緊急事態・大惨事・大災害への対策の不備
身体計測	●最適量に満たない栄養素摂取量を示す集団に基づいた身体計測結果
生化学データ，臨床検査と手順	●最適量に満たない栄養素摂取量を示す集団に基づいた生化学的検査値
栄養に焦点を当てた身体所見	●最適量に満たない栄養素摂取量を示す集団に基づいた急性・慢性疾患の罹患率
個人履歴	●栄養必要量を増やしたり，栄養素を消化する能力に変化を及ぼすことが知られている手術や治療の予定 ●類似の集団において最適量に満たない食事の頻度を増大した場合についての過去の履歴 ●孤立した生活・住宅事情 ●緊急事態・大惨事・大災害時に危険になる住宅の地理的状況

〔原因/要因（危険因子）〕

●栄養必要量の増加が予測される治療や薬剤投与の予定や計画
●十分な栄養素を消化する能力の低下が予測される治療や薬剤投与の予定や計画
●代謝の変化による栄養必要量の増大に関連した生理的状態
●栄養素の摂取に影響する文化的・宗教的習慣
●栄養素を含む食物を定期的に入手できない孤立した生活や住宅事情
●環境的な緊急事態・大惨事・大災害の危険

NI-5.11.2　栄養素摂取量過剰の予測（Predicted excessive nutrient intake）

〔定義〕　食事摂取基準量または生理的必要量に基づく推奨量と比較し，観察・経験・科学的理由から今後の摂取量が過剰になると予測される栄養素が１つ以上存在する。

〔徴候/症状〕

栄養評価の項目	この栄養診断の潜在指標（1つ以上が当てはまること）
食物・栄養関連の履歴	記録または観察 ●予測必要量よりもすべての食物からの推定摂取量が過剰 ●過剰な栄養素摂取量の履歴 ●食物・栄養に関わる提言を理解するのに必要な知識不足
身体計測	●過剰な栄養素摂取量を示す集団に基づいた身体計測結果
生化学データ，臨床検査と手順	●過剰な栄養素摂取量を示す集団に基づいた生化学的検査値
栄養に焦点を当てた身体所見	●過剰な栄養素摂取量を示す集団に基づいた急性・慢性疾患の罹患率
個人履歴	●栄養必要量を減らしたり，栄養素の代謝に変化を及ぼすことが知られている手術や治療の予定 ●類似の集団において栄養素の過剰な食事の頻度を増やした場合についての過去の履歴

〔原因/要因（危険因子）〕

●栄養必要量の低下が予測される治療や薬剤投与の予定や計画 ●栄養素の代謝の変化や栄養必要量の低下に関連した生理的状態 ●栄養素の代謝の変化が予測される治療や薬剤投与の予定や計画

第2章　栄養管理プロセス

（2）NC　臨床栄養

NC-1.1　嚥下障害（Swallowing difficulty）

〔定義〕　口腔から胃に食物や液体の嚥下困難や嚥下障害がある。

〔徴候/症状〕

栄養評価の項目	この栄養診断の潜在指標（1つ以上が当てはまること）
食物・栄養関連の履歴	記録または観察 ●長い食事時間 ●食物の摂取量の減少 ●食物の回避 ●食事時間への抵抗
身体計測	—
生化学データ，臨床検査と手順	●放射線学的所見［例：嚥下造影検査による異常］
栄養に焦点を当てた身体所見	●脱水症状［例：粘膜乾燥，皮膚緊張度の低下］ ●脳神経と表情筋肉（脳神経Ⅶ，Ⅸ）の異常，咽頭反射，嚥下（脳神経Ⅹ）と舌の動く範囲（脳神経Ⅻ）の異常，咳反射，よだれ，顔面筋力の低下，運動能力，乾湿物の嚥下の低下 ●咳，息切れ，長い咀嚼，口腔内の食物貯留，逆流，食事中の表情変化，涎，湿った上部気道の雑音，食物がつかえた感じ，飲み込む際の痛み
個人履歴	●診断や治療に関連した症状［例：嚥下障害，無弛緩症］ ●繰り返す上気道感染症と肺炎

〔原因/要因（危険因子）〕

●機質的要因［例：炎症，手術，狭窄］，口腔・咽頭・食道などの腫瘍，人工呼吸の直後，機能低下
●運動機能的要因［例：脳性麻痺，脳卒中，多発性硬化症，強皮症などの神経・筋疾患］，未熟児における吸引・嚥下・呼吸パターンの異常

2-3. 栄養診断（Nutrition Diagnosis）

NC-1.2　噛み砕き・咀嚼障害〔Biting/Chewing（masticatory）difficulty〕

〔定義〕　嚥下前の食物の噛み砕きおよび咀嚼する能力の異常がある。

〔徴候/症状〕

栄養評価の項目	この栄養診断の潜在指標（1つ以上が当てはまること）
食物・栄養関連の履歴	記録または観察 ●食物の摂取量の減少 ●通常とは異なる食物の摂取 ●摂取量の減少，食物回避，食塊形成の障害［例：ナッツ，肉，魚，果実，野菜］ ●年齢に合ったテクスチャーの食物回避 ●口からの食べこぼし，食事時間の延長
身体計測	―
生化学データ，臨床検査と手順	―
栄養に焦点を当てた身体所見	●部分的・完全な歯の欠損 ●脳神経（Ⅴ，Ⅶ，Ⅸ，Ⅹ，Ⅻ）の機能の変化 ●口腔内乾燥症 ●食べる能力を妨げる口腔内病変 ●舌運動の障害 ●義歯の不適合や義歯の破損
個人履歴	●診断や治療に関連した症状［例：アルコール依存症，アルツハイマー病，頭・頸部あるいは咽頭の癌，脳性麻痺，口唇裂（三つ口）/口蓋裂，口腔軟部組織疾患（カンジダ症，口腔白板症），発育障害，全身性疾患の口腔内症状（リウマチ性関節炎，全身性紅斑性狼瘡，クローン病，尋常性天疱瘡，HIV，糖尿病）］ ●口腔の大手術後 ●ワイヤーによる顎固定 ●化学療法の副作用 ●口腔への放射線治療

〔原因/要因（危険因子）〕

●頭蓋顔面奇形
●口腔手術
●神経筋機能障害
●部分的・完全な歯の欠損
●軟部組織疾患（原発性あるいは全身性疾患による口腔内症状）
●口内乾燥

第 2 章　栄養管理プロセス

NC-1.3　授乳困難〔Breast feeding difficulty〕

〔定義〕　母乳による乳幼児の栄養維持が困難な状況である。

〔徴候/症状〕

栄養評価の項目	この栄養診断の潜在指標（1 つ以上が当てはまること）
食物・栄養関連の履歴	乳幼児における記録または観察 ●咳 ●泣く，吸いついたり離したり，乳房をたたいたりする ●授乳回数・時間の減少，早く吸わなくなる，授乳を嫌がる ●嗜眠 母親における記録または観察 ●ポンプで搾乳しても母乳の量が少ない ●授乳に対する自信不足 ●幼児の飲み込む音を聞かない ●母乳保育を選択したことへの心配，それに対する支援不足 ●授乳や乳幼児の空腹・満腹シグナルの知識不足 ●職場や地域社会で授乳をできる施設や設備の不足
身体計測	乳幼児 ●体重減少，体重増加が小さい
生化学データ，臨床検査と手順	乳幼児 ●脱水症を示す臨床検査結果 ● 24 時間内で，おむつの濡れた回数が 6 回より少ない
栄養に焦点を当てた身体所見	乳幼児 ●舌小帯の異常 ●嘔吐や下痢 ●空腹感，摂食後の満腹感がない
個人履歴	●乳幼児における診断や治療に関連した症状［例：口唇裂（三つ口）/口蓋裂，鵞口瘡，未熟児，吸収不良，感染症］ ●母親における診断や治療に関連した症状［例：乳腺炎，カンジタ症，乳腺うっ血，乳房手術の履歴］

〔原因/要因（危険因子）〕

乳幼児	母親
●吸いつき困難［例：舌小帯短縮］ ●弱い吸啜力 ●口腔の痛み ●栄養障害・吸収障害 ●嗜眠，眠気 ●短気・いらいら ●嚥下障害，嚥下困難	●乳房や乳首の痛み ●乳房や乳首の異常 ●乳腺炎 ●不適切な授乳の実践と認知 ●社会的・環境的支援の不足 ●授乳能力に影響する文化的習慣

2-3. 栄養診断（Nutrition Diagnosis）

NC-1.4 消化機能異常（Altered GI function）

〔定義〕 消化・吸収・排泄などの異常がある。

〔徴候/症状〕

栄養評価の項目	この栄養診断の潜在指標（1つ以上が当てはまること）
食物・栄養関連の履歴	記録または観察 ●消化管症状により特別な食物・食品群の摂取，総摂取量の制限や回避［例：特に食物摂取の後の腫脹，痙攣，苦痛，下痢，脂肪便症（脂肪分の多い糞便，浮遊した糞便，悪臭の糞便）］
身体計測	●体重減少：1か月≧5%，6か月≧10% ●発育阻害，発育障害（小児）
生化学データ，臨床検査と手順	●消化酵素，便中脂肪検査の異常 ●呼気水素試験値，D-キシロース検査，便培養，胃内容排出時間・小腸通過時間の異常 ●内視鏡・大腸内視鏡検査結果，生検結果 ●異常な貧血像 ●ビタミン・ミネラル・脂肪酸・微量元素・PTH（副甲状腺ホルモン）値の異常 ●骨ミネラル濃度測定値の異常
栄養に焦点を当てた身体所見	●腹部膨満 ●腸音の増加（時には減少） ●重症例では，栄養障害による消耗 ●食欲不振，吐き気，嘔吐，下痢，脂肪便，便秘，腹痛，逆流，ガス ●ビタミン・ミネラル欠乏の徴候［例：舌炎，口角炎，口腔障害，皮膚発疹，脱毛］
個人履歴	●診断や治療に関連した症状［例：吸収不良，消化不良，脂肪便，閉塞，便秘，憩室炎，クローン病，炎症性腸炎，嚢胞性線維症，セリアック病（小児脂肪便症），がん，過敏性腸症候群，感染症，ダンピング症候群］ ●外科的処置［例：食道切除術・拡張術，噴門形成術，胃切除術，迷走神経切断術，胃バイパス，腸切除］

〔原因/要因（危険因子）〕

●胃腸組織の構造・機能異常
●胃腸の運動性の変化［例：胃不全麻痺］
●消化管に関連した外分泌器官の機能障害［例：膵臓，肝臓］
●機能的消化管の長さの減少［例：短腸症候群］

115

第2章　栄養管理プロセス

NC-2.1　栄養素代謝異常（Impaired nutrient utilization）

〔定義〕　栄養素と生物活性物質を代謝する能力の異常がある。

〔徴候/症状〕

栄養評価の項目	この栄養診断の潜在指標（1つ以上が当てはまること）
食物・栄養関連の履歴	記録または観察 ●身体的徴候による特別な食物，食品群の摂取の回避や制限
身体計測	●体重減少：1か月≧5%，6か月≧10% ●発育阻害，発育障害（小児）
生化学データ，臨床検査と手順	●先天性代謝異常症検査 ●肝機能検査の異常 ●貧血像の異常 ●下垂体ホルモン値の異常 ●ビタミン・ミネラル欠乏 ●低血糖，高血糖 ●骨ミネラル濃度測定値，PTH（副甲状腺ホルモン）値の異常
栄養に焦点を当てた身体所見	●ビタミン・ミネラル欠乏の徴候［例：舌炎，口角症，口腔障害］ ●痩せ，消耗した容姿
個人履歴	●診断や治療に関連した症状［例：囊胞性線維症，セリアック病（小児脂肪便症），クローン病，感染症，放射線治療，先天性代謝異常，アルコール・薬物中毒，内分泌腺疾患，下垂体障害，腎不全，肝不全］

〔原因/要因（危険因子）〕

●消化管に関連した内分泌腺の機能障害［例：膵臓，肝臓，下垂体，副甲状腺］
●先天性を含んだ代謝異常
●栄養素の代謝に作用する薬剤の投与
●アルコール依存や薬物依存

2-3. 栄養診断（Nutrition Diagnosis）

NC-2.2 栄養関連の検査値異常（Altered nutrition-related laboratory values）

〔定義〕 身体組成，薬剤投与，体組織変化や遺伝的特徴に起因する変化，あるいは消化や代謝過程の副産物を除去する能力の異常がある。

〔徴候/症状〕

栄養評価の項目	この栄養診断の潜在指標（1つ以上が当てはまること）
食物・栄養関連の履歴	記録または観察 ●たんぱく質・カリウム・リン・ナトリウム・水分を多く含む食物の過剰摂取 ●推奨量よりも微量栄養素の摂取量が不足している ●食物・栄養に関連した知識不足［例：情報不足，誤った情報，食事の修正の不遵守］
身体計測	●急速な体重変化 ●その他の身体測定結果の変化
生化学データ，臨床検査と手順	●肝疾患：AST，ALT，総ビリルビン値，血清アンモニアの上昇 ●腎疾患：BUN（血中尿素窒素）・クロム・カリウム・リン・糸球体濾過率（GFR）の異常 ●肺疾患：PO_2 と PCO_2 の変化 ●血清脂質の異常 ●血糖値と HbA1c（グリコヘモグロビン）値の異常 ●不適正な血糖値管理 ●栄養状態の異常，あるいはそれに由来する急性・慢性疾患によるその他の所見
栄養に焦点を当てた身体所見	●肝疾患：黄疸，浮腫，腹水，皮膚搔痒症 ●心疾患：浮腫，息切れ ●肺疾患：青色の爪床，ばち指形成 ●食欲不振，吐き気，嘔吐
個人履歴	●診断や治療に関連した症状［例：腎・肝疾患，アルコール依存症，心肺疾患，糖尿病］

〔原因/要因（危険因子）〕

●腎臓・肝臓・心臓・内分泌腺・神経・肺の機能障害
●未熟児
●生化学的変化をきたす臓器の機能障害

第2章　栄養管理プロセス

NC-2.3　食物・薬剤の相互作用（Food-medication interaction）

〔定義〕　食物と市販薬・処方薬・薬草・植物・栄養補助食品との間で生じる栄養素や薬剤の作用を減弱・増強・変化させる，望まない相互作用や有害な相互作用がある。

〔徴候/症状〕

栄養評価の項目	この栄養診断の潜在指標（1つ以上が当てはまること）
食物・栄養関連の履歴	記録または観察 ●同時摂取に問題のある市販薬・処方薬・薬草・植物・栄養補助食品の摂取，例えば 　魚油と長引く出血 　クマディンとビタミンKを豊富に含む食物 　コレステロールを下げる薬物治療と高脂肪食の摂取 　鉄補助食品，便秘，食物繊維の少ない食事 ●置換や軽減ができない市販薬・処方薬・薬草・植物の摂取，カリウム消耗性利尿薬のような効果を有する栄養補助食品の摂取 ●食物・薬剤の相互作用があると知られている多剤（市販薬・処方薬・薬草・植物および栄養補助食品） ●食物摂取では達成できない栄養補助を必要とする薬剤［例：イソニアジドとビタミンB$_6$］
身体計測	薬剤効果に基づいた身体測定結果，患者・クライエントの症状の変化［例：体重増加，副腎皮質ステロイド］
生化学データ，臨床検査と手順	薬剤効果に基づいた生化学検査値，患者・クライエントの症状の変化
栄養に焦点を当てた身体所見	食欲や味覚の変化
個人履歴	―

〔原因/要因（危険因子）〕

●望まない相互作用や有害な相互作用を引き起こす薬剤と食物の同時摂取や投与

2-3. 栄養診断（Nutrition Diagnosis）

NC-2.4　食物・薬剤の相互作用の予測（Predicted food-medication interaction）

〔定義〕　食物と市販薬・処方薬・薬草・植物・栄養補助食品との間で生じる栄養素や薬剤の作用を減弱・増強・変化させる，望まない相互作用や有害な相互作用を有する可能性がある。

memo

　食物・薬剤の相互作用が予想されるが，まだ起こっていない場合の栄養診断である。実施者が食物・薬剤の相互作用を避けたい場合に，この栄養診断が適用される。食物・薬剤の相互作用は"NC-2.3　食物・薬剤の相互作用"に記録する。

〔徴候/症状〕

栄養評価の項目	この栄養診断の潜在指標（1つ以上が当てはまること）
食物・栄養関連の履歴	記録または観察 ●同時摂取に問題があると予測される市販薬・処方薬・薬草・植物・栄養補助食品の摂取， 　例えば　魚油と長引く出血 　　　　　クマディンとビタミン K を豊富に含む食物 　　　　　コレステロールを下げる薬物治療と高脂肪食の摂取 　　　　　鉄補助食品，便秘，食物繊維の少ない食事 ●置換や軽減ができない市販薬・処方薬・薬草・植物の摂取，カリウム消耗性利尿薬のような効果を有する栄養補助食品の摂取 ●食物・薬剤の相互作用があると知られている多剤（市販薬・処方薬・薬草・植物および栄養補助食品） ●食物摂取では達成できない栄養補助を必要とする薬剤［例：イソニアジドとビタミン B_6］
身体計測	―
生化学データ，臨床検査と手順	―
栄養に焦点を当てた身体所見	―
個人履歴	―

〔原因/要因（危険因子）〕

●望まない相互作用や有害な相互作用を引き起こす薬剤と食物の同時摂取や投与

119

第2章　栄養管理プロセス

NC-3.1　低体重（Underweight）

〔定義〕　策定参照基準値や推奨値と比較し，低い体重である。

〔徴候/症状〕

栄養評価の項目	この栄養診断の潜在指標（1つ以上が当てはまること）
食物・栄養関連の履歴	記録または観察 ●推定または測定必要量よりも食物からの推定摂取量が不足している ●自宅での食物供給の制限 ●ダイエット，食品の一時的な流行　　　　●食べることへの拒絶 ●推奨量よりも身体活動が大きい ●食欲へ影響がある薬物投与［例：ADHD（注意欠陥多動性障害）への刺激薬］
身体計測	●皮下脂肪厚と上腕筋周囲長の減少 ●乳幼児身体発育曲線や学校保健統計調査報告書のデータと比較し，成長阻害と胎児の発育阻害がある場合 ●成人（18〜49歳）：BMI<18.5 kg/m² ●成人（50〜69歳）：BMI<20.5 kg/m² ●成人（70歳以上）：BMI<21.5 kg/m²
生化学データ，臨床検査と手順	予測あるいは推定RMR（安静時代謝率）よりもRMR測定値が高い
栄養に焦点を当てた身体所見	●筋肉量の減少，筋肉消耗（臀筋と側頭筋） ●飢餓
個人履歴	●栄養不足　　　　　●ビタミン・ミネラル欠乏 ●病気や身体障害　　　　●精神疾患，認知症，精神錯乱 ●運動家，ダンサー，体操選手

〔原因/要因（危険因子）〕

●不規則な食事パターン　　　　●身体活動過多
●エネルギー摂取量不足　　　　●エネルギー必要量の増大
●食物・栄養関連の話題に対する誤った信念（主義）や態度
●食物を入手する手段の制限や不足
●妊娠期間に対して胎児が小さい（SGA），子宮内胎児発育遅延（IUGR），1日当たりの適切な体重増加・発育の不足

NC-3.2　意図しない体重減少（Unintended weight loss）

〔定義〕　計画外あるいは意図しない体重減少がみられる（"意図しない"の同意語が有用あるいは必要であれば，"無意識の"を使用するのがよいであろう）。

memo

　体重の変化が水分による場合は，この栄養診断は適切でない可能性がある。

〔徴候/症状〕

栄養評価の項目	この栄養診断の潜在指標（1 つ以上が当てはまること）
食物・栄養関連の履歴	記録または観察 ●病気に直面したときの推定摂取量が標準または通常 ●ごく少量の摂取，食べる習慣の変化，早い満腹感，欠食 ●ある種の抗うつ剤のような体重減少に関連した薬剤
身体計測	体重減少：30 日≧5%，90 日≧7.5%，180 日≧10%（成人）
生化学データ，臨床検査と手順	—
栄養に焦点を当てた身体所見	●発熱 ●感覚の低下［例：嗅覚，味覚，視覚］ ●心拍数の増加 ●呼吸数の増加 ●皮下脂肪や筋肉量の減少 ●衣服のサイズの変化 ●精神状態や機能の変化［例：うつ病］
個人履歴	●診断や治療に関連した症状［例：AIDS/HIV，火傷，慢性閉塞性肺疾患（COPD），嚥下障害，寛骨・長骨の骨折，感染症，手術，身体的外傷，甲状腺機能亢進症，ある種のがんや転移性疾患，薬物乱用］ ●がん化学療法

〔原因/要因（危険因子）〕

●栄養必要量を増やす生理的要因［例：長期間にわたる異化作用疾患，身体的外傷，吸収不良］ ●十分な量のエネルギーを消費する能力の減退 ●食物を入手する手段の制限や不足［例：経済的制約，高齢者や小児への食物提供が制限される場合］ ●食物の入手に影響する文化的習慣 ●長期入院 ●心理的要因［例：うつ病，摂食障害］ ●自給や自炊の能力の不足

第２章　栄養管理プロセス

NC-3.3　過体重・肥満（Overweight/Obesity）

〔定義〕　策定参照基準値や推奨値と比較し，脂肪の量が増加した状態である。過体重から肥満症がみられる。

〔徴候/症状〕

栄養評価の項目	この栄養診断の潜在指標（１つ以上が当てはまること）
食物・栄養関連の履歴	記録または観察 ●高脂肪や高エネルギーの食物・飲料の摂取量過剰 ●エネルギー摂取量過剰 ●不定期・短時間・軽度な身体活動 ●座って行う活動がほとんどで，大半が運動しない生活［例：テレビ鑑賞，読書，趣味・仕事・学校でのコンピュータの使用］ ●栄養に関わる提言に対するあやふやな評価 ●栄養に関わる提言を実行する能力不足，抵抗感や無関心 ●一般的な体重減少治療では，過度な体重を有意に減らすことができない ● RMR（安静時代謝率）に悪影響がある薬剤［例：ミダゾラム，プロプラノロール，グリビジド］
身体計測	● BMI が年齢・性の判定標準より高い 　　<18.5　　　　　　　　低体重 　18.5 ≦ BMI < 25.0　普通体重 　25.0 ≦ BMI < 30.0　肥満（１度） 　30.0 ≦ BMI < 35.0　肥満（２度） 　35.0 ≦ BMI < 40.0　肥満（３度） 　40.0 ≦ BMI　　　　　肥満（４度） 　小児>95 パーセンタイル ●年齢・性の判定標準よりもウエスト周囲長が大きい ●皮下脂肪厚の増加　　　●体脂肪率　男性：>25%，女性：>35% ●年齢・性の判定標準よりも身長体重比が大きい
生化学データ，臨床検査と手順	予測あるいは推定 RMR（安静時代謝率）よりも RMR 測定値が低い
栄養に焦点を当てた身体所見	身体の脂肪増加
個人履歴	●診断や治療に関連した症状［例：甲状腺機能低下症，メタボリック症候群，特に原因がない摂食障害，うつ病］ ●身体障害や制限 ●肥満の家族歴 ●小児期の肥満症の履歴 ●身体的虐待，性的虐待，精神的虐待の履歴

〔原因/要因（危険因子）〕

●エネルギー必要量の減少　　　　　●エネルギー摂取量過剰
●不規則な食事パターン
●食物・栄養関連の知識不足　　　　　●食事・ライフスタイル改善への心がまえ不足
●身体活動不足
●心理的ストレス・生活ストレスの増加

2-3. 栄養診断（Nutrition Diagnosis）

NC-3.4 意図しない体重増加（Unintended weight gain）

〔定義〕 計画以上あるいは望んだ以上の体重増加がみられる（"意図しない"の同意語が有用あるいは必要であれば，"無意識の"を使用するのがよいであろう）。

〔徴候/症状〕

栄養評価の項目	この栄養診断の潜在指標（1つ以上が当てはまること）
食物・栄養関連の履歴	記録または観察 ●推定または実測エネルギー必要量に適合しない摂取量 ●最近の食物摂取量の変化 ●必要量以上の水分投与 ●アルコール，麻薬の使用 ●食欲増進に影響する薬剤 ●身体不活動や身体活動レベルの変化
身体計測	体重増加，計画以上あるいは望んだ以上の体重増加［例：1日g単位，6か月＞10％の体重増加］
生化学データ，臨床検査と手順	血清アルブミンの減少，低ナトリウム血症，空腹時血清脂質の上昇，空腹時血糖値の上昇，ホルモン濃度の変動
栄養に焦点を当てた身体所見	●脂肪蓄積，過度の皮下脂肪の貯蔵，顕著な体脂肪分布の変化 ●動悸・震え・発汗などを伴う，あるいは伴わない極端な空腹感 ●浮腫 ●息切れ ●筋力低下 ●疲れ
個人履歴	診断や処置に関連した症状［例：喘息，精神病，リウマチ性疾患，クッシング症候群（副腎皮質機能亢進症），病的肥満，プラダー・ウィリー症候群（PWS※），甲状腺機能低下症］

※筋緊張低下・性腺発育不全・知的障害・肥満の症候からHHHOともいう。

〔原因/要因（危険因子）〕

●頭蓋骨損傷，不動性，麻痺，あるいは関連した症状から生じる予想外の体重増加を引き起こす疾患
●体重増加を引き起こす原因として知られる薬剤の慢性的使用［例：抗うつ剤，抗精神病薬，副腎皮質ステロイド，ある種のHIV薬剤］
●過剰な水分貯留による体重増加をきたす状態

123

第2章　栄養管理プロセス

（3）NB　行動と生活環境

NB-1.1　食物・栄養関連の知識不足（Food-and nutrition-related knowledge deficit）

〔定義〕　食物・栄養素・栄養に関連した情報やガイドライン［例：必要栄養量，食（物）行動の結果，ライフステージにおける必要栄養量（推定平均必要量），推奨栄養所要量（推奨量），疾患や症状，生理的機能や関連した製品］についての知識が不完全または不正確である。

〔徴候/症状〕

栄養評価の項目	この栄養診断の潜在指標（1つ以上が当てはまること）
食物・栄養関連の履歴	記録または観察 ●不正確または不完全な情報を言葉にする。 ●質問票や教材に対して不正確または不完全な回答をする，あるいは教材の文章を読むことができない。 ●食物・栄養素の提言に関わる初歩的な必要知識の不足 ●食物・栄養に関わる情報を具体的に活用できない［例：栄養療法をもとに食物を選ぶ，指導されたとおりに幼児の食事を準備する］ ●情報を得るための事前準備に対する懸念 ●情報を得ることへの嫌悪感や無関心を言葉にする
身体計測	－
生化学データ，臨床検査と手順	－
栄養に焦点を当てた身体所見	－
個人履歴	●診断や治療に関連した症状［例：精神病］ ●新たな診断を受けた場合や現在の診断や症状の変化

〔原因/要因（危険因子）〕

●食物・栄養関連の話題に対する誤った信念（主義）や態度
●早期に正確な栄養に関連した情報にふれる機会の欠如
●飢餓を示している乳幼児・小児の徴候の理解不足
●情報を学び，活用する能力に影響する文化的信念
●学習障害，認知症に伴う神経的・知覚的障害などを含めた認知能力（機能）の低下
●早期に誤った情報との接触
●情報を学んだり，活用したりすることへの抵抗感や無関心

2-3. 栄養診断（Nutrition Diagnosis）

NB-1.2 食物・栄養関連の話題に対する誤った信念（主義）や態度（使用上の注意※）
〔Harmful beliefs/attitudes about food or nutrition-related topics（use with caution）〕

〔定義〕 食物・栄養関連の話題に対する信念（主義）・態度・習慣が，健全な栄養学的理論，栄養管理および疾患・症状（不規則な食生活と摂食障害を除く）と相対する（※注意：注意して使用すること。対象者の関心に対して敏感であること）。

〔徴候/症状〕

栄養評価の項目	この栄養診断の潜在指標（1つ以上が当てはまること）
食物・栄養関連の履歴	記録または観察 ●食品の一時的な流行 ●栄養や食品群のアンバランスな摂取が推定される場合 ●特定の食物や食品群の回避 ［例：砂糖，小麦，調理済み食品］
身体計測	―
生化学データ，臨床検査と手順	―
栄養に焦点を当てた身体所見	―
個人履歴	●診断や治療に関連した症状 ［例：肥満症，糖尿病，癌，心血管疾患，精神病］ ●異食症 ●食物への病的な執着

〔原因/要因（危険因子）〕

●科学的根拠に基づく食物や栄養の情報を信じない
●早期に正確な栄養に関連した情報にふれる機会の欠如
●栄養摂取以外の目的での食行動 ［例：異食症］
●代替療法の利用を通して慢性疾患の治癒を望むような態度

125

第 2 章　栄養管理プロセス

NB-1.3　食事・ライフスタイル改善への心理的準備不足（Not ready for diet/lifestyle change）

〔定義〕　行動変容を起こすための準備や自分自身の価値観との葛藤などの労力（結果を得ることや変化を起こすために必要な努力）と比べて，栄養に関連した行動を変化させることに価値を見出すことができない。

〔徴候/症状〕

栄養評価の項目	この栄養診断の潜在指標（1 つ以上が当てはまること）
食物・栄養関連の履歴	記録または観察 ●食物・栄養に関連した改善の必要性を拒否する ●改善の必要性を理解することができない ●約束を守ること，約束を守るためにスケジュールを管理すること，予定されているカウンセリングに参加することなどができない ●過去の失敗による挫折感 ●改善への抵抗，敵愾心 ●改善に対する障害を乗り越える能力不足
身体計測	—
生化学データ，臨床検査と手順	—
栄養に焦点を当てた身体所見	否定的な表情・態度［例：しかめ面，目を合わせない，身構えた態度，集中力不足，いらいらする］ 　注：ボディランゲージは，文化によりさまざまなものがある
個人履歴	—

〔原因/要因（危険因子）〕

●食物・栄養関連の話題に対する誤った信念（主義）や態度
●学習障害，認知症に伴う神秘的・知覚的障害などを含めた認知能力（機能）の低下
●改善を促すための社会的支援の不足
●改善の必要性への否定的な態度
●改善を妨げる時間や人間関係，経済的制約の存在
●情報を学んだり，活用したりすることへの抵抗感や無関心
●改善に対する自己効力感の欠如，過去において変化した際の失敗による挫折感

2-3. 栄養診断（Nutrition Diagnosis）

NB-1.4　セルフモニタリングの欠如（Self-monitoring deficit）

〔定義〕　経過などのデータを記録することができない。

〔徴候/症状〕

栄養評価の項目	この栄養診断の潜在指標（1つ以上が当てはまること）
食物・栄養関連の履歴	記録または観察 ●不完全なセルフモニタリングの記録［例：血糖値，食物，水分摂取，体重，身体活動，人工肛門の排泄物記録］ ●体重測定値や発育パターン値と推定食物摂取量のデータが適合しない ●セルフモニタリングの必要性に対する困惑や怒り ●モニタリングの記録が不正確 ●セルフモニタリングの記録に基づいた変化が不明瞭 ●自己管理装置がない［例：血糖値測定器や歩数計がない］
身体計測	―
生化学データ，臨床検査と手順	生化学データと記録されたデータが一致しない［例：推定食物摂取量と生化学データが適合しない］
栄養に焦点を当てた身体所見	―
個人履歴	●セルフモニタリングに関連した症状［例：糖尿病，肥満症，新しい瘻孔術］ ●新たな診断を受けた場合や現在の診断や症状の変化

〔原因/要因（危険因子）〕

●セルフモニタリングに関わる食物・栄養関連の知識不足
●変化を促すための社会的支援の不足
●行動変容や相対する価値への共感の欠如
●資源［例：時間，資金，人間関係］の不足がセルフモニタリングの制約になると感じている
●経過記録能力に影響する文化的習慣
●学習障害，認知症に伴う神秘的・知覚的障害などを含めた認知機能能力の低下
●早期に矛盾した情報を得た先入観による適正情報の欠如
●食事・ライフスタイルを変えるための準備不足
●人格向上を追求することへの抵抗感や無関心
●集中力や細かい点への注意不足，時間管理や計画の難しさ

127

NB-1.5 不規則な食事パターン（摂食障害，過食・拒食）（Disordered eating pattern）

〔定義〕 健康に悪影響を及ぼす摂食障害や，そこまで深刻でない状態を伴う食物・食事・体重管理に関連した信念・態度・考え・行動から生じる食事パターンである。

memo

食事制限のある場合は，この栄養診断ではなく，"NI-2.9 限られた食物摂取"を適用する。

〔徴候/症状〕

栄養評価の項目	この栄養診断の潜在指標（1つ以上が当てはまること）
食物・栄養関連の履歴	記録または観察 ●食物やエネルギーを含んだ飲料の回避（AN，BN） ●食事が提供されるイベントの回避 ●食物への恐れ，食物や食物に関連した体験への非社会的な考え方（AN，BN） ●食物や体重への執着（AN，BN） ●最新の食事の流行についての知識（AN，BN，EDNOS） ●絶食（AN，BN） ●ある限られた時間内での大量の食物摂取，過食をコントロールする感覚の欠如（BN，EDNOS） ●過度な身体活動（AN，BN，EDNOS） ●通常よりも早く大量に食べる，お腹が苦しくなるまで食べる，飢えを感じていなくとも大量の食物を摂る，後ろめたさから一人で食事をする，大量摂取後，罪の意識を感じる（EDNOS） ●隠れてこっそりと食べる（AN，BN） ●食物の身体への影響についての理性的でない考え方（AN，BN，EDNOS） ●慢性的な食事のパターン ●栄養の専門用語への過度な信頼と栄養内容への偏見 ●食物選択に柔軟性がない ●下剤，浣腸，利尿剤，興奮薬や代謝改善薬の誤使用（AN，BN） ●過度な香辛料の利用，食物の混合
身体計測	● BMI>17.5，成長・発育停止，成長期に体重が増えない，体重が期待値の85%以下（AN） ● BMI>29（特に原因がない摂食障害：EDNOS※） ●著しい体重変動（BN）
生化学データ，臨床検査と手順	●コレステロール値の減少，脂質異常症，低血糖症，低カリウム血症（神経性無食欲症：AN※） ●低カリウム血症，低クロール性アルカローシス（神経性大食症：BN※） ●低ナトリウム血症，甲状腺機能低下，BUN（血中尿素窒素）の異常高値（AN） ●尿ケトン体陽性（AN）
栄養に焦点を当てた身体所見	●脂肪と体たんぱく質量の大幅な減少（AN） ●顔面や胴体の産毛の発生，もろくて弱い髪，手や足のチアノーゼ，乾燥肌（AN） ●通常あるいは過度の脂肪，通常の体たんぱく質量（BN，EDNOS） ●歯のエナメル質の損傷（BN） ●耳下腺の肥大（BN）

2-3. 栄養診断（Nutrition Diagnosis）

	● 末梢浮腫（BN） ● 骨格筋の減少（AN） ● 低体温 ● 集中力の低下（AN） ● ラッセル音陽性（BN），自己誘発性嘔吐による手の甲の関節にできるたこ（吐きだこ） ● 徐脈（心拍数＜60 拍/分），低血圧症（収縮期＜90 mmHg），起立性低血圧症（AN） ● 自己誘発性嘔吐，下痢，腫脹，便秘および鼓腸（BN），寒がり（AN） ● 筋力低下，倦怠感，脱水症（AN，BN） ● 空腹感の否定（AN）
個人履歴	● 診断［例：神経性食欲不振症（AN），神経性大食症（BN），過食，特に原因のない摂食障害（EDNOS），無月経］ ● 気分障害や不安障害の履歴［例：うつ病，強迫神経症（OCD），性格異常，薬物乱用障害］ ● 摂食障害（ED），うつ病，強迫神経症（OCD），不安障害などの家族歴（AN，BN） ● 異常反応性，うつ病（AN，BN） ● 貧血 ● 白血球の減少 ● 心臓不整脈，徐脈（AN，BN）

※AN：神経性無食欲症，神経性食思不振症，思春期やせ症，BN：神経性大食症（神経性過食症），EDNOS は特に原因がない摂食障害を示す。

〔原因/要因（危険因子）〕

● 家族や社会，生物学的・遺伝学的・環境的に痩せたいと願う強迫観念
● 自尊心へ顕著に影響する体重の調整・先入観
● 自分のボディイメージと食行動との乖離
● 体重に対する過度のこだわり
● 自分の体重・体型への過剰評価の影響

第 2 章　栄養管理プロセス

NB-1.6　栄養関連の提言に対する遵守の限界（Limited adherence to nutrition-related recommendations）

〔定義〕　対象者や集団が承諾した介入を行っても栄養に関連した変化が乏しい。

〔徴候/症状〕

栄養評価の項目	この栄養診断の潜在指標（1 つ以上が当てはまること）
食物・栄養関連の履歴	記録または観察 ●目標とする食物・栄養に関連した摂取が達成されていない ●同意した変化の内容を思い出すことができない ●同意したいかなる宿題をも達成することができない ●計画への不遵守，一貫性のない遵守 ●約束や次回の約束のスケジュールを守ることができない ●推奨される栄養に関連した改善を達することの重要性を正しく認識できない ●食物・栄養の情報の活用の仕方がわからない
身体計測	目標とする身体計測結果が達成されていない
生化学データ，臨床検査と手順	目標とする臨床結果が達成されていない
栄養に焦点を当てた身体所見	否定的な表情・態度［例：しかめ面，目を合わせない，そわそわする］ 注：ボディランゲージは，文化によりさまざまなものがある。
個人履歴	―

〔原因/要因（危険因子）〕

●改善を促すための社会的支援の不足
●行動変容や相対する価値への共感の欠如
●資源［例：時間，資金，人間関係］の不足が改善を妨げると感じている
●過去において健康に関わる変化が成功したという感覚の不足
●栄養に関わる変化がどのように起こるかについての食物・栄養関連の知識不足
●情報を学んだり，活用したりすることへの抵抗感や無関心

2-3. 栄養診断（Nutrition Diagnosis）

NB-1.7　不適切な食物選択（Undesirable food choices）

〔定義〕　食事摂取基準（DRI），日本人の食事摂取基準，各種ガイドライン，食事バランスガイド，栄養指示量や栄養管理プロセスで示されている目標量とは適合しない食物や飲料の選択をしている。

〔徴候/症状〕

栄養評価の項目	この栄養診断の潜在指標（1つ以上が当てはまること）
食物・栄養関連の履歴	記録または観察 ● DRI，日本人の食事摂取基準，各種ガイドライン，食事バランスガイド指標［例：ある食品群を摂取しなかったり，乳児にジュースを与えるなどのバランスが悪い摂取］などの食事の質を測る方法に対して，推定食事量が適合しない ● ガイドラインの不正確で不完全な理解 ● ガイドラインを活用する能力不足 ● 選択する（入手する）能力がない，あるいはガイドラインに沿って食物を選択することへの抵抗感や無関心
身体計測	―
生化学データ，臨床検査と手順	血清脂質（コレステロール，トリグリセリド）の上昇
栄養に焦点を当てた身体所見	ビタミン・ミネラルの欠乏や過剰と一致する所見
個人履歴	診断や治療に関連した症状［例：精神病］

〔原因/要因（危険因子）〕

● 早期に正確な栄養に関連した情報にふれる機会の欠如
● 情報を学び，活用する能力に影響する文化的習慣
● 学習障害，認知症に伴う神経的・知覚的障害などを含めた認知能力の低下
● 重度の倦怠感や治療・外科・放射線治療による副作用
● 推奨される食物の制限や不足
● 資源［例：時間，資金，マンパワー］の不足が推奨される食物選択を妨げると感じている
● ガイドラインに沿った食物選択を妨げる食物アレルギーや偏食，食嗜好
● システムの変化を支援する，あるいは適用するための準備や動機づけの不足
● 情報を学んだり，活用したりすることへの抵抗感や無関心
● 心理的要因［例：うつ病，摂食障害］

第2章　栄養管理プロセス

NB-2.1　身体活動不足（Physical inactivity）

〔定義〕　エネルギー消費を減少させ，健康に影響を及ぼす身体活動の不足や座位の習慣。

〔徴候/症状〕

栄養評価の項目	この栄養診断の潜在指標（1つ以上が当てはまること）
食物・栄養関連の履歴	記録または観察 ●頻度が少なく，短い時間の低強度の身体活動 ●座った状態が多い［例：テレビ観賞，読書，趣味・仕事・学校でのコンピュータの使用］ ●計画的な運動を行わず，低強度の身体活動によりNEAT（非運動性熱産生）が低い［例：座る，立つ，歩く，身動き］ ●心肺適性や筋肉強度が低い ●眠気を誘い，認識力を低下させる薬剤
身体計測	肥満症 成人：BMI＞30 kg/m^2 幼児（3か月〜5歳）カウプ指数20以上 学童（小中学生）ローレル指数160以上
生化学データ，臨床検査と手順	—
栄養に焦点を当てた身体所見	過度な皮下脂肪と筋肉量の低下
個人履歴	●運動不足と関連した医療診断［例：関節炎，慢性疲労症候群，肥満症，膝手術］ ●心理学的診断［例：うつ病，不安症］

〔原因/要因（危険因子）〕

●身体活動に対する誤った信念や態度
●負傷，ライフスタイルの変更，症状［例：進行した心血管疾患，病的肥満，腎臓病］，身体障害，身体活動や日常生活動作（ADL）を低下させる制約
●健康効果に関わる食物・栄養関連の身体活動の知識不足
●正確な栄養に関連した情報の早期にふれる機会の欠如
●模範の不足［例：小児に対する模範］
●改善を促すための社会的支援の不足
●安全な運動のための環境や設備へのアクセスの制限や欠如
●行動変容や相対する価値への共感の欠如
●時間的制約
●十分な運動の実施を妨げる経済的制約［例：器具・靴・クラブ会員権の取得などの費用］

2-3. 栄養診断（Nutrition Diagnosis）

NB-2.2 身体活動過多（Excessive physical activity）

〔定義〕 エネルギーの必要量や発育を阻害し，最適な健康を維持するのに必要な量を上回る自発的あるいは無意識の身体活動や運動の存在。

〔徴候/症状〕

栄養評価の項目	この栄養診断の潜在指標（1つ以上が当てはまること）
食物・栄養関連の履歴	記録または観察 ●健康や運動の改善に必要なレベルを上回る，繰り返される高強度の運動 ●休息・リハビリテーションの日を設けない毎日の運動 ●負傷や病気でも運動をする ●運動のために家族・仕事・社会的責任を投げ出す ●過度の運動
身体計測	体重減少，成長・発育停止，発育期に体重増加がみられない（通常，摂食障害に関係する）
生化学データ，臨床検査と手順	●肝臓酵素の上昇［例：LDH（乳酸脱水素酵素），AST］ ●微量栄養素の変化［例：血清フェリチン，亜鉛，インスリン様成長因子結合たんぱく質の低下］ ●ヘマトクリット値の増加 ●コルチゾール値の上昇の可能性
栄養に焦点を当てた身体所見	●体脂肪量と体たんぱく質量の減少（通常，摂食障害に関係する） ●慢性筋肉痛
個人履歴	●診断や治療に関連した症状［例：神経性食欲不振症，神経性大食症，大食い，特に原因がない摂食障害，無月経，疲労骨折］ ●慢性疲労 ●依存性，強迫観念，強迫神経症の性向がある徴候 ●免疫機能の抑制 ●頻繁で長引く負傷や疾病

〔原因/要因（危険因子）〕

●摂食障害
●食物・栄養・フィットネスに対する誤った信念や態度
●依存症になりやすい行動や人格

133

第 2 章　栄養管理プロセス

NB-2.3　セルフケアの管理能力や熱意の不足（Inability or lack of desire to manage self-care）

〔定義〕　健康的な食物や栄養に関連した行動をするための手段を実行する意思の欠如，あるいは実行する能力の不足。

〔徴候/症状〕

栄養評価の項目	この栄養診断の潜在指標（1 つ以上が当てはまること）
食物・栄養関連の履歴	記録または観察 ●データや自己管理のツールを理解できない ●セルフモニタリングの必要性に対する困惑と怒り ●セルフモニタリングの記録に基づいた変化が不正確
身体計測	―
生化学データ，臨床検査と手順	―
栄養に焦点を当てた身体所見	―
個人履歴	●自己管理に関連した診断［例：糖尿病，肥満症，心血管疾患，腎・肝疾患］ ●診断や治療に関連した症状［例：認知や情緒の障害］ ●新たな診断を受けた場合や現在の診断や症状の変化

〔原因/要因（危険因子）〕

●セルフケアに関わる食物・栄養関連の知識不足
●改善を促すための社会的支援の不足
●自己管理の作業を実行するための発育障害［例：小児］
●行動変容や相対する価値への共感の欠如
●資源［例：時間，資金，人間関係］の不足がセルフケアの制約になると感じている
●セルフケアを管理する能力に影響する文化的習慣
●学習障害，認知症に伴う神経的・知覚的障害などを含めた認知能力の低下
●早期に矛盾した情報を得る
●食事やライフスタイルの変化に対応できない
●情報を学んだり，活用したりすることへの抵抗感や無関心
●自己管理のツールや指針を入手する手段の不足や制限

2-3. 栄養診断（Nutrition Diagnosis）

NB-2.4　食物や食事を準備する能力の障害（Impaired ability to prepare foods/meals）

〔定義〕　食物や飲料の準備を妨げる認知的・身体的障害。

〔徴候/症状〕

栄養評価の項目	この栄養診断の潜在指標（1 つ以上が当てはまること）
食物・栄養関連の履歴	記録または観察 ●総推定摂取量の低下 ●インスタント食品，調理済の食物，栄養素量が把握できない外食の過度な摂取 ●栄養処方に基づいて用意した適切な食物についての疑念 ●食物を購入し，自宅へ持ち帰る（運ぶ）ことができない
身体計測	―
生化学データ，臨床検査と手順	―
栄養に焦点を当てた身体所見	―
個人履歴	診断や治療に関連した症状 ［例：認知障害，脳性麻痺，対麻痺，視覚障害，厳しい治療養生法，手術直後］

〔原因/要因（危険因子）〕

●学習障害，神経的・知覚的障害，認知症などの正常に機能しない認知能力
●精神的・認識的能力の不足 ［例：認知症］
●身体障害
●重度の疲労感や治療による副作用

135

第2章　栄養管理プロセス

NB-2.5　栄養不良における生活の質（QOL）（Poor nutrition quality of life）

〔定義〕　栄養問題や提言に対して，患者・クライエントが生活の質が低下したと感じる。

〔徴候/症状〕

栄養評価の項目	この栄養診断の潜在指標（1つ以上が当てはまること）
食物・栄養関連の履歴	記録または観察 ● QOLの好ましくない評価 ●特定健診質問票などのQOLの測定における好ましくない評価 ●食料の不足，食物の地域サービスを利用したがらない ●医学的栄養療法（MNT）の推奨量に対する失望と不満 ●自己管理不足に対する欲求不満 ● MNTの推奨量に関わる不正確で不完全な情報 ●食物・活動に関連した行動を変えることができない ●情報を得るための事前準備に対する懸念 ●社会的に影響を及ぼすMNTの推奨量 ●情報を得ることへの抵抗感や無関心
身体計測	—
生化学データ，臨床検査と手順	—
栄養に焦点を当てた身体所見	—
個人履歴	●新たな診断を受けた場合や現在の診断や症状の変化 ●最近のライフスタイルや生活の変化［例：禁煙，運動開始，転職，引っ越し］ ●社会や家族からの支援不足 ●民族や文化に関連した問題の存在

〔原因/要因（危険因子)〕

●食物・栄養に関連した知識不足
●食事またはライフスタイルの変更ができない
●現在あるいは以前の医学的栄養療法（MNT）の悪影響
●食事や運動が面倒
●不十分な自己効力感
●身体イメージの変化
●食料の不足
●改善を促すための社会的支援の不足

2-3. 栄養診断 (Nutrition Diagnosis)

NB-2.6　自発的摂食困難 (Self-feeding difficulty)

〔定義〕　食物や飲料を口に持っていくことができない障害。

〔徴候/症状〕

栄養評価の項目	この栄養診断の潜在指標 (1つ以上が当てはまること)
食物・栄養関連の履歴	記録または観察 ●自己摂食ができない食物の提供 ●カップや食器を落とす ●食事の間，悩み・不安・欲求不満で満ちている ●食物を見分けることが難しい ●食べることを忘れる ●食物の誤用 ●食べる・噛むことを拒絶 ●食事中，（はねたり，こぼしたりしながら）食器から食物を落とす ●食器やカップを持ち上げる体力や気力がない ●食器を噛む
身体計測	●体重減少
生化学データ，臨床検査と手順	―
栄養に焦点を当てた身体所見	●粘膜乾燥，しわがれ声・湿った声，舌の突出し ●唇が閉まらない，涎 ●息切れ
個人履歴	●診断や処置に関連した症状 [例：神経系疾患，パーキンソン病，アルツハイマー病，遅発性ジスキネジア，多発性硬化症，脳卒中，麻痺，発育遅延] ●身体的制約 [例：腕の骨折，牽引，拘縮] ●臥位での手術 ●認知症または器質脳症候群 ●嚥下障害 ●振戦（震え）

〔原因/要因（危険因子）〕

●生理的要因 [例：身体的にカップや食器を握ったり，頭や首を維持・コントロールすることができない，口まで手を動かしたり，唇を閉じたり（授乳時），ひじや手首を曲げたり，尻でしっかり・背をまっすぐに座ったりすることができない]
●身体強度と動きの範囲の制約
●自己摂食を補助する食器類や食物の入手の制限や不足
●視覚的制約
●学習障害，神経的・知覚的障害，認知症などの正常に機能しない認知能力
●自己摂食に気が進まない，あるいはその回避

第2章　栄養管理プロセス

NB-3.1　安全でない食物の摂取（Intake of unsafe food）

〔定義〕　毒素・有毒産物・病原体・微生物因子・添加物・アレルゲンなどの汚染された食物・水分を意図的または無意識に摂取する。

〔徴候/症状〕

栄養評価の項目	この栄養診断の潜在指標（1つ以上が当てはまること）
食物・栄養関連の履歴	安全でないおそれのある食物摂取の記録または観察 ●水銀含有の魚，非食品（妊婦・授乳婦） ●生卵，低温殺菌を施していない乳製品・チーズ，加熱が不十分な肉（乳児，小児，免疫不全者，妊婦・授乳婦，高齢者） ●野草，山菜，果物類，キノコ類 ●安全でない食物または授乳の準備と実施（経腸栄養製品，乳児製品，母乳）
身体計測	―
生化学データ，臨床検査と手順	●感染原因の糞便培養の陽性［例：サルモネラ属，大腸菌，赤痢，O157，ノロウイルス］ ●血液や食物サンプルに含まれる麻薬，薬効，毒素の毒物検査報告
栄養に焦点を当てた身体所見	●脱水症状［例：粘膜乾燥，組織の損傷］ ●下痢，痙攣，腫脹，発熱，吐き気，嘔吐，視野の異常，冷え，めまい，頭痛
個人履歴	●診断や処置に関連した症状［例：細菌性・ウイルス性感染症，寄生虫感染症による食中毒，精神障害，認知症］ ●麻薬，薬剤，生物学的物質による中毒 ●毒性のある食品や有毒植物による中毒 ●心臓・神経系・呼吸器系の変化

〔原因/要因（危険因子）〕

●安全でないおそれのある食物に関わる食物・栄養関連の知識不足
●適切な食物または授乳，保管（乳児と経腸栄養製品，母乳）および準備についての知識不足
●汚染された水や食物への曝露［例：監視や対応機関によって管理された地域社会での病気の発生］
●精神病，錯乱状態，認識の変化
●食料保管器具または設備の使用の制限や不足［例：冷蔵庫］
●安全な食物入手の制限や不足［例：安全で汚染されていない食物を扱う不適正な市場］

2-3. 栄養診断（Nutrition Diagnosis）

NB-3.2　食物や水の供給の制約（Limited access to food or water）

〔定義〕　日本人の食事摂取基準，各種ガイドライン，食事バランスガイドに基づいた健康的で十分な量と種類の食物・飲料水を入手する能力の低下。

〔徴候/症状〕

栄養評価の項目	この栄養診断の潜在指標（1つ以上が当てはまること）
食物・栄養関連の履歴	記録または観察 ●食品の一時的な流行，両親や介護者の誤った信念（主義）や態度 ●食物制限や過度な運動により加齢は遅らせることができるという信念（主義） ●食物や特定の栄養素の不適切な摂取 ●自宅での食物・水の供給の制限 ●食物の種類の制限 ●食物・水を入手するための経済的な制限 ●食物・水の供給を制限する輸送手段や地域社会の制約 ●食物をどのように使用するかについての知識や技術の不足 ●食料・水援助プログラムへの参加やその適用についての知識や技術の不足 ●食料不足でみられる行動［例：欠食，低価格の食品の購入，食事パターン・やり方・習慣の変化］
身体計測	●成長曲線，肥満度曲線などの発育標準に基づいた成長阻害 ●低体重　成人：BMI＜18.5 ●体重減少　成人：6か月＞10％，1か月＞5％，小児：意図しない体重減少 ●体重過多，病的肥満　成人：BMI＞25，小児：＞95パーセンタイル
生化学データ，臨床検査と手順	●マクロ栄養素の指標や生化学的所見で示されるビタミン・ミネラルの状態 ●脱水症状［例：粘膜乾燥，皮膚緊張度の低下］
栄養に焦点を当てた身体所見	●ビタミン・ミネラル欠乏と適合する所見 ●飢餓，口渇
個人履歴	●栄養不良，ビタミン・ミネラル欠乏 ●病気や身体障害 ●治療や診断に関連する症状［例：精神病，認知症］ ●適切な支援体制の不足

139

第2章　栄養管理プロセス

〔原因/要因（危険因子）〕

- ●ケア提供者が意図的または無意識に食物や水の供給を行わない［例：食料・食事の援助について必要性を感じない，栄養品質の悪い食物を過度に与える，虐待や放棄］
- ●買い物やその交通手段のための地域社会の支援不足や地理的制約
- ●文化的で十分な量と種類の健康食品・水に関する食物・栄養関連の知識不足
- ●文化的で十分な量と種類の健康食品・水を購入する資金やその借り入れ不足
- ●献立作成，食物の購入，調理技術の不足
- ●地域社会主催の補助食品の入手やプログラムへの参加の制限［例：食料配給所，緊急用台所，避難所］
- ●学校食事摂取基準や食料費援助政策などの食物プログラムへ参加していない
- ●学校が栄養や健康に対する方針を立てていない，食事・軽食時または学校が主催する活動時，便利で食欲をそそり，低価格で文化的・健康的な食品を提供していない
- ●買い物に行く能力を低下させる身体的・心理的制限［例：徒歩，視力，精神的・情緒的健康］
- ●体重や年齢への気遣いによる食物の制約

2-3. 栄養診断 (Nutrition Diagnosis)

NB-3.3　栄養関連用品の入手困難 (Limited access to nutrition-related supplies)

〔定義〕　確認された必要量に基づいた栄養関連用品を入手する能力の低下。

〔徴候/症状〕

栄養評価の項目	この栄養診断の潜在指標 (1つ以上が当てはまること)
食物・栄養関連の履歴	記録または観察 ●食品の一時的な流行，両親や介護者の誤った信念 (主義) や態度 ●自宅での栄養関連補助品の供給の制約 [例：尿糖検査紙，計測器，補助食器，補助調理器具] ●栄養関連用品を入手するための資金不足 ●栄養関連用品の利用を制限する輸送手段や地域社会の制約 ●栄養関連用品をどのように利用するかについての知識や技術の不足 ●栄養関連用品をどのように支援プログラムへ参加・適用するかについての知識や技術の不足
身体計測	●成長曲線，肥満度曲線に基づいた成長阻害 ●低体重　成人：BMI<18.5 ●体重減少　成人：6か月>10%，1か月>5%，小児：意図しない体重減少
生化学データ，医学検査と手順	●ビタミン・ミネラル欠乏による生化学的所見の異常 ●脱水症状 [例：粘膜乾燥，皮膚緊張度の低下]
栄養に焦点を当てた身体所見	●ビタミン・ミネラル欠乏と適合する所見 ●飢餓，口渇
個人履歴	●栄養不良・ビタミン・ミネラル欠乏 ●病気や身体障害 ●治療や診断に関連する症状 [例：精神病，認知症] ●適切な支援体制の不足

〔原因/要因 (危険因子)〕

●ケア提供者が意図的または無意識に栄養関連用品を供給しない [例：必要性を感じない，虐待・放棄]
●栄養関連用品の入手のための地域社会の支援不足，買い物やその交通手段の地理的制約
●栄養関連用品に関する食物・栄養関連の知識不足
●栄養関連用品を購入する資金不足，経済的制約または経済的制限
●栄養関連用品を提供する地域社会やプログラムへの参加の制限
●買い物に行く能力を低下させる身体的・心理的制限 [例：徒歩，視力，精神的・情緒的健康]

第 2 章　栄養管理プロセス

（4）NO　その他の栄養

NO-1.1　現時点では栄養問題なし（No nutrition diagnosis at this time）

〔定義〕　摂取量，臨床または行動と生活環境の問題として分類されない栄養学的所見。

〔徴候/症状〕

栄養評価の項目	この栄養診断の潜在指標（1 つ以上が当てはまること）
食物・栄養関連の履歴	●記録または観察 ●摂取（補給）量は許容範囲である
身体計測	－
生化学データ，臨床検査と手順	●許容範囲である
栄養に焦点を当てた身体所見	－
個人履歴	－

〔原因/要因（危険因子）〕

－

参考文献

1）Institute of Medicine, Dietary Reference Intakes: Applications in Dietary Assessment. Washington, DC（2000）National Academies Press.
2）公益社団法人日本栄養士会監訳：国際標準化のための栄養ケアプロセス用語マニュアル（2012）第一出版

2-4 栄養介入 (Nutrition Intervention)

2-4-1 栄養介入の概要

(1) 栄養介入とは

インターベンションは介入と訳され，個人の治療や処遇に留まらず多様なシステムが関わる活動である。栄養介入とは，患者・クライエントのさまざまな栄養情報をそれぞれの基準値や食事ガイドライン（p.33, 表2-11）と比較し行った栄養評価・栄養診断に基づき，目標エネルギーや栄養素量（推奨摂取量），食事量（形態）を具体的に処方することから始まり，食事提供や生活・社会環境などの要素を包括的に含んだ栄養食事指導等により，適切な（食）生活様式に行動変容を起こさせる概念である。

栄養介入の目的は，患者・クライエントのニーズに合わせた適切な栄養介入の計画と実施により，栄養問題を解決して栄養状態を改善することで，栄養診断により推論した原因から，ゴール（到達目標），必要に応じて短期・中期目標も設定して方策を検討する。食物（エネルギー・栄養素）の摂取や栄養に関連した知識・行動・環境状態，栄養ケアや種々のサービスへのアクセスなどを考慮し，実施状況のモニタリングの結果を踏まえ，次の栄養介入方法を選択・決定する（図2-8）。

〈栄養介入の進め方のポイント〉
①目標と優先順位を決める
②栄養処方や基本計画を決定する
③学術的根拠に基づく
④行動介入，栄養介入を開始する
⑤栄養介入の方策は，患者・クライエントのニーズ・栄養診断から最適なものを選択する
⑥実行プロセスの決定は，複数の選択肢より最適なものを選択する
⑦栄養管理に要する時間，頻度を明確にする

図2-8　栄養介入の進め方

(2) 栄養介入の4領域

栄養介入には，食物・栄養素（食事その他）の提供（ND：food and／or nutrient delivery），栄養教育（E：nutrition education），栄養カウンセリング（C：nutrition counseling），栄養ケア関連領域との調整（RC：coordination of nutrition care）の4つの領域がある（図2-9, 表2-14）。

①食物・栄養素（食事その他）の提供（ND）　食物・栄養（食事，間食，経腸・静脈栄養，補助食品を含む）を提供するための個々人へのアプローチである。

②栄養教育（E）　健康の維持・増進のため，患者・クライエントが自発的に食物選択や食行動を管理・修正することができるように，技術を教えたり訓練したりするプロセスである。

③栄養カウンセリング（C）　カウンセラーと患者・クライエントが共同して，優先順位

を決め，目標を定め，個々の実行計画を作成するための支援的プロセスである。実行計画は，現在の状態を見直し，健康を増進させるためにセルフケアの責務を認識し，次の段階へ進めるものである。

④栄養ケア関連領域との調整（RC）　栄養に関連した問題に対処・管理する他の医療従事者，医療施設・機関などと栄養管理の相談・紹介・調整を行う。

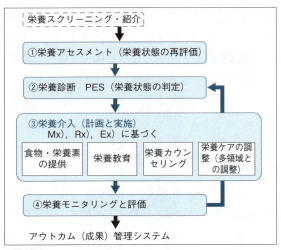

図2-9　NCPにおける栄養介入のステップと4領域

（3）栄養介入の用語とコード

栄養介入の記録では，到達目標やモニタリング計画，4つの領域（表2-14）に分けて整理された用語とそれらのコードを用いることができる（表2-13）。エネルギーや栄養素摂取量に限定するのではなく，栄養素の摂取に関連する栄養の知識や理解と考え方，食物の提供や入手の方策，他職種との協働，食事摂取に関連する生活環境など幅広い事項が記録の範疇となる。

栄養介入の用語は，関連する栄養アセスメント指標の用語・コード（FH，AD，FD，PD，CH）や栄養診断の用語・コード（NI，NC，NB，NO）と同様に標準化が図られていて，これにより共有できる。なお，これらNCPで整理されている各領域の用語は，社会環境やインフラ整備などの進捗に応じ見直しが行われている。

コラム

〈栄養アセスメントデータの5つの領域〉
- FH　Food/Nutrition-Related History　食物・栄養関連の履歴
- AD　Anthropometric Measurements　身体計測
- BD　Biochemical Data, Medical Tests and Procedures　生化学データ，医学検査と手順
- PD　Nutrition-Focused Physical Findings　栄養に焦点を当てた身体所見
- CH　Client History　個人履歴

〈栄養診断の4つの領域〉
- NH　Nutrition Intake　エネルギー・栄養素摂取量
- NC　Nutrition Clinical　臨床栄養
- NB　Nutrition Behavioral/environmental　行動と生活環境
- NO　Nutrition Other　その他の栄養

〈栄養介入の4つの領域〉
- ND　food and / or nutrient deliver　食物・栄養素の提供
- E　nutrition education　栄養教育
- C　nutrition counseling　栄養カウンセリング
- RC　coordination of nutrition care　栄養ケアの調整

2-4. 栄養介入（Nutrition Intervention）

表 2-13 栄養介入の用語とコード

ND　食物・栄養素の提供

【ND-1　食事・間食】食事は定時的に食べる食物（朝食，昼食，夕食），間食は定時的な食事の間で提供される食物である。

・一般食 ・食事中または特定の時間に食物や栄養の種類・量・配分を変更	・具体的な食物・飲料，食品群

【ND-2　経腸・静脈栄養】経腸栄養はチューブ，カテーテル，瘻孔経由で消化管を通した栄養補給。静脈栄養は静脈（中心静脈や末梢静脈）からの栄養供給

ND-2.1　経腸栄養（消化管経由での栄養供給） ・製剤・溶剤 ・経腸栄養チューブの挿入 ・挿入部位の管理 ・栄養チューブの洗浄	ND-2.2　静脈栄養・輸液（静脈経由での栄養や水分供給） ・製剤・溶剤 ・穿刺部位の管理 ・輸液

【ND-3　補助食品（サプリメント）】

ND-3.1　医療用補助食品（エネルギー・たんぱく質・炭水化物・食物繊維・脂質の摂取を補給するための市販または調整された食品や飲料） ・市販飲料・食品 ・調整飲料・調整食品など ・ミネラル類：カルシウム，クロール，鉄，マグネシウム，カリウム（ポタシウム），リン，ナトリウム（ソディウム），亜鉛など ・マルチビタミン・マルチミネラル ・マルチ微量元素 ・調整食品	ND-3.2　ビタミン・ミネラル補助食品 ・ビタミン類：ビタミン A，ビタミン C（アスコルビン酸），ビタミン D，ビタミン E，ビタミン K，チアミン（ビタミン B_1），リボフラビン（ビタミン B_2），ナイアシン，葉酸，ビタミン B_6，ビタミン B_{12} ND-3.3　生理活性物質：生理活性物質 ・植物ステロール・植物スタノールエステル ・大豆たんぱく質 ・β-グルカン ・食品添加物など

【ND-4　摂食支援】食事の設備や食支援

・補装具 ・摂食姿勢	・食事の用意 ・口腔ケアなど

【ND-5　食事環境】食事摂取に影響する食事の場の環境整備，快適さ調整

・照明 ・におい ・気を散らすもの	・テーブルの高さ ・テーブルセッティングと食器の配置 ・部屋の温度など

【ND-6　栄養に関連した薬物療法管理】患者・クライエントの栄養状態や健康状態を最適化するための薬剤や生薬の加工

・薬剤（特定の処方薬，市販薬剤）	・生薬・補完剤

第2章　栄養管理プロセス

E　栄養教育
【E-1　栄養教育-内容】栄養に関連した知識を習得するための講習（演習）や指導

・栄養教育の目的	・栄養・健康・病気の関連
・優先順位の変更	・栄養教育内容の修正の推奨
・生きていくための情報	・その他の関連した話題など

【E-2　栄養教育-応用】栄養に関する結果の解釈と技術の向上につなげるための指導とトレーニング

・結果の解釈	・技術の開発，その他

C　栄養カウンセリング
【C-1　理論的基礎・アプローチ】栄養介入を計画・実施するための理論やモデル

C-1.1　認知行動療法理論	C-1.3　社会学習理論
C-1.2　健康信念モデル	C-1.4　汎理論的モデル・行動変容段階モデル

【C-2　具体的手法】具体的な目標を達成するために計画された行動の科学的根拠を基準として手法や計画を選択的に応用する。

C-2.1　動機づけ面接	C-2.6　ストレスマネジメント
C-2.2　目標設定	C-2.7　刺激統制法
C-2.3　セルフモニタリング	C-2.8　認知再構成法
C-2.4　問題解決能力	C-2.9　再発防止
C-2.5　社会的支援	C-2.10　オペラント強化法（随伴性報酬管理）

RC　栄養ケアの調整
【RC-1　栄養ケア実施中の他職種との連携】栄養管理についての他の専門家・組織・仲介者によるサービスの促進

・栄養サポートチーム（NST）介入	・他の医療従事者への紹介と協働
・他の専門知識をもつ管理栄養士への紹介	・地域の機関やプログラムとの連携など

【RC-2　退院あるいは新しい環境や支援機関への栄養ケアの移行（連携）】退院の計画，あるいは施設の栄養ケアシステムから次の施設への移行

・他のケア提供者への紹介・協働	・地域社会機関・プログラム（行政，その他）への紹介

2-4-2　栄養介入計画とその提言・指導

（1）栄養介入計画とその記録

　栄養介入は，目標を定めた計画により，栄養状態を改善しようとするプロセスを踏む過程といえる。栄養介入に限らず，さまざまな物事は計画立案とそれに基づいた実行とで進捗する。計画に従った実施，検討と評価，見直しを取り入れた計画の調整の繰り返しとなる。短期目標，中期目標，長期目標のサイクルを，具体的到達を確認しながら繰り返す。

　栄養介入計画は，栄養診断（PES報告）の内容と対応させてモニタリング計画（Mx），栄養治療計画（Rx），栄養教育計画（Ex）の3項目を明確に記録する。

2-4. 栄養介入（Nutrition Intervention）

（2）栄養介入の提言

　提言は，食事摂取基準（p.28）や各疾患ガイドライン（p.33），個人の特性，疾患・侵襲の有無などを考慮して行った栄養評価・栄養診断の結果に基づいて行われる。提言内容には，個々の患者・クライエントの栄養問題や適正栄養素等量，栄養教育内容などがある。また，現行の参照基準や食事ガイドライン，患者・クライエントの健康状態，特定の疾患の診断結果に基づいて，個々の患者・クライエントに対してエネルギー，栄養素等摂取量が栄養処方により示される。栄養処方内容は，栄養アセスメント・栄養診断の比較基準として使用される。

　エネルギー・栄養素摂取量の提言は，経口で食事や水分を摂取できる状況と，非経口摂取に依存せざるを得ない状況とに大別される。

1）経口摂取時の提言項目

　食形態の提言と同時に，1日あるいは体重当たりの提供量について必要（目標）とされる具体的な数値の提言を心がける。必要に応じて，微量栄養素（マルチビタミン類，マルチミネラル類，マルチ微量栄養素類）についての提言も行う。

項　目		提言内容
常食		
特別食 （エネルギー・ 栄養素）	エネルギー量	kcal/日，kcal/体重 kg/日
	炭水化物	
	糖尿病食	配分
	量	g/日，g/体重 kg/日，% エネルギー
	その他	甘味料の禁止
	たんぱく質量	g/日，g/体重 kg/日，% エネルギー
	脂質量	g/日，g/体重 kg/日，% エネルギー
	ビタミン類摂取量	1 日当たりの適正量
	ミネラル類摂取量	1 日当たりの適正量
	食塩	g/日
	水分量	mL/日，mL/体重 kg/日，mL/消費エネルギー，mL/m^2/日，排出量 mL
	食物繊維量	種類，g/日，g/kcal/日
	生理活性物質	名称，量
流動食		（一般）流動食，濃厚流動食
テクスチャー調整		軟菜食，刻み食，嚥下調整食など
液体粘稠度調整		薄い，ネクター状，蜂蜜状，プディング状
食品群別摂取量		目安量，交換可能食品，量（1 日，1 食当たり）

147

第2章　栄養管理プロセス

2）非経口摂取時の提言

項　目		提言内容
経腸栄養	経腸栄養剤	栄養素成分（炭水化物，たんぱく質およびペプチド，脂質，食物繊維）の種類と濃度，粘度
	経腸栄養剤の投与	投与量，投与速度，投与スケジュール
静脈栄養	輸液	成分（糖質，アミノ酸，脂質，ビタミン類，ミネラル類など）の種類と濃度
	輸液の投与	投与量，投与速度，アクセスルート（末梢，中心静脈）

2–4–3 栄養介入用語の解説

　栄養介入は，栄養管理プロセス（図2-9）の第3の段階であり，栄養に特異的な栄養診断に基づいて明らかにされた問題（患者・クライエントの症状/徴候や原因）について，個々のニーズに応じて介入戦略を決定し，①栄養摂取，②栄養に関連した知識や行動，③環境あるいは栄養管理やサービスの支援方法などを改善・解決するプロセスである。その最終的な目的は，健康増進や疾病の発症予防・治癒・重症化予防，さらには介護予防に寄与し，人々の生活の質（QOL）を高めることである。

　栄養ケアを実施するに当たっての栄養介入の位置づけ（色文字部分）を示す（図2-10）。栄養介入は，個人，グループを対象に，さまざまな分野で実施される具体的な活動で，栄養介入を実施する際には，患者・クライエントをはじめ，他職種との連携・協働が不可欠である。

1）栄養介入の手法

　栄養介入には，4つの領域がある（表2-14）。

　食物・栄養素の補給では，栄養診断の確認，栄養評価のデータの正しい理解，現在の栄養状態の確認，患者・クライエントの嗜好，意志や価値観，生活や食習慣などの正確な把握，個々人に合わせた推奨栄養量の決定などを考慮し，決定する。

　また，わが国では，栄養教育と栄養カウンセリングは同様に扱われることが多いが，NCP（Nutrition Care Process）では明確に分類されている（表2-16）。しかしながら，実際は，カウンセリング技法を用いて栄養教育を実施したり，栄養カウンセリングの場でも基礎知識と最新の情報の伝達を行うことがある。患者・クライエントのニーズや準備性（レディネス），重要度や自信などに応じて個別に対応する。

　さらに，栄養ケアの調整では，他のケアや他職種との連携，退院後の新しい環境への支援などを調整することにより，栄養ケアの効果を高めることができる。

148

2-4. 栄養介入（Nutrition Intervention）

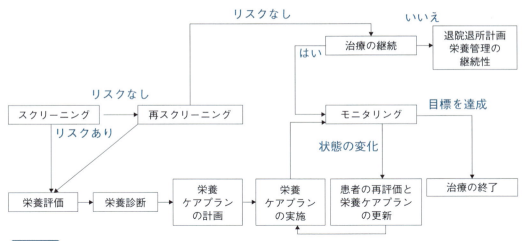

図 2-10　栄養管理アルゴリズム（成人）

表 2-14　栄養介入の 4 領域

領　域	概　要
食物・栄養素の提供（経口栄養）ND（Food and/or Nutrient Delivery）	食物・栄養を提供するためのアプローチ ・食事や間食の修正・変更，経腸・経静脈栄養 ・栄養補助食品（医療用補助食品，ビタミン・ミネラル補助食品，生理活性物質など） ・栄養介入：食事摂取支援，食環境，栄養関連の薬剤管理 ⇒直接提言する・実施する・指示する
栄養教育 E（nutrition education）	患者・クライエントが自発的に食物選択や食行動を管理・修正することができるように知識や技術を教えること ⇒知識や技術を教える・情報提供
栄養カウンセリング C（nutrition counseling）	管理栄養士と患者・クライエントが共同して優先順位・目標を決め，実行計画を作成するための支援的プロセス 患者・クライエントが自己管理（セルフケア）の責務を認識し，次の段階へ進めるために「実行計画」を作成する ⇒患者・クライエントの行動変容を支援する過程 カウンセリングスキル，栄養カウンセリングのための理論的枠組，栄養介入を実施するための戦略
栄養ケアの調整（多領域との調整） RC（nutrition care）	栄養に関連した問題を対処・管理する他の医療従事者，医療施設，医療機関などと栄養管理の相談・照会・調整を行う ⇒栄養に関する問題を相談・調整する

第 2 章　栄養管理プロセス

表 2-15　栄養教育と栄養カウンセリング

分　類	概　要
栄養教育 （知識の伝達）	・栄養教育は，基礎知識や最新の情報の伝達，患者・クライエント自身の自己管理の支援である ・個々の栄養教育は，患者・クライエントの病態と治療方針を把握した上での治療の一環としての栄養教育であり，その目的は，疾病の進行予防と合併症の予防である
栄養カウンセリング （行動変容）	・栄養・食事摂取の改善や，食事療法を必要とする患者・クライエントにカウンセリング理論を応用した行動変容を支援する過程をいう ・種々のカウンセリング技法を用いて，患者・クライエントの自己管理に対する自己決定や管理を促し，問題解決に向けて行動変容の内容や方法を決定できるように支援する

表 2-16　栄養介入における管理栄養士・栄養士の役割

計　画	・栄養診断の優先順位 ・栄養の詳細 ・時期の明確化と栄養管理の融通 ・介入を表すための標準化された言語の使用 ・必要な資源や文献の同定
実　施	・同僚との協働　・栄養管理計画の伝達と開始　・継続したデータ収集 ・患者・クライエント一人ひとりに合わせた個別の栄養介入　・栄養介入のフォローアップと確認　・必要に応じて，状況に合わせた介入戦略の調整 ・記録：日時，特別な治療目標と期待される成果，推奨する介入・計画の調整と理由，患者・クライエントと地域の受容力，参考文献と使用する資源，栄養管理の提供とモニタリングの継続に関連した情報，フォローアップと栄養管理の頻度の計画，適切に行動が達成されたかの実施根拠

2）栄養介入の 2 要素

　栄養介入は，栄養ケア計画（Plan）と実施（Do）という，互いに関係する 2 つの要素からなる（図2-10，p.149）。栄養ケア計画は，患者・クライエントのニーズに合わせて栄養摂取，栄養に関連する知識の修得，意識や態度，行動の変容により，対象者の栄養問題を改善・解決するとともに，それを支える食環境やサービスへのアクセスなどの環境を整備するための意図的・計画的な活動である（表2-16）。計画や実施には，図2-8（p.143）のような内容が含まれている。計画倒れにならないよう，適正な行動化が栄養介入の成功の鍵となる。

　介入計画は，栄養診断 PES 報告を基に，モニタリング計画（Mx），栄養治療計画（Rx），栄養教育計画（Ex）の 3 項目について決定する。特に，S（徴候/症状）と E（原因/要因）の内容については留意する。S の内容は，今後のモニタリングや再評価を実施する内容であり，Mx とリンクし，E の内容は，栄養介入計画を作成する基礎となるものであることから，Rx とリンクし，さらに Ex ともリンクする。

　初回の計画では，介入効果の期待できる目標を患者・クライエント自身が決めるが，それは，患者・クライエントやその家族が利用可能な経済的，社会的資源を反映するものでなけれ

2-4. 栄養介入（Nutrition Intervention）

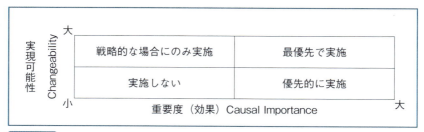

図2-11 課題の抽出方法と優先順位

ばならない。目標を設定することにより，栄養介入のプロセスをモニタリングし，達成度を評価することができる。そのためにも，徴候/症状（S）は，できる限り数値化できるものを選択する。この評価をNCPに基づいて蓄積していくことが，これからの管理栄養士・栄養士に求められる大切な業務である。患者・クライエントと管理栄養士・栄養士の信頼関係による入念な情報交換により，患者・クライエント自身がその計画について十分に理解することが目標達成の可能性を高める糸口である。

栄養介入では，①目標栄養量，②栄養介入計画〔栄養評価（p.24 参照）のFH：Food/Nutrition-Related History（食物・栄養関連の履歴），AD：Anthropometric Measurements（身体計測），BD：Biochemical Data, Medical Tests and Procedures（生化学データ，臨床検査と手順），PD：Nutrition Focused Physical Findings（栄養に焦点を当てた身体所見）の項目の中から設定），③栄養介入の経過を記載する。

3）栄養介入において考慮すべき点

① 課題の抽出方法と優先順位　栄養診断は，優先順位を決め，できる限り一つに絞ることが望ましい。そのためには，それぞれの職場やグループごとに徹底したトレーニングを行い，共通理解を図ることが不可欠である[6]。

課題には，根本的な課題，健康への影響，つまり危険度・重要度・緊急度の高い課題，最も要求・要望，関心の高い課題，実現可能性が高い課題，効果が期待できる課題をはじめ，除去しやすい障害のみえる課題，指導者が支援しやすい課題などがある。優先順位は，最も重要かつ緊急な課題を第一とし（図2-11），効果が期待できる課題の場合は，実現可能性が高い場合よりも優先する。

栄養介入の目標は，それぞれの栄養診断ごとに決定し，介入計画を定める。介入は，エビデンス（科学的根拠）に基づいて実施することが重要である。まず原因（E）に焦点を当てるが，そこに介入できない場合は，徴候/症状（S）を選定する。ここでは，栄養診断に基づき，患者・クライエントのニーズや個人的状況（意志や価値観など）を理解し，行動目標を設定し，目標を達成するための他領域と綿密に連携をとる。

さらに，栄養管理の時間と頻度を決定し，モニタリングにつなげるが，NPCは連続したものであり，患者・クライエントの状態の変化や新たなニーズの発現，時には介入の失敗などによって当初の計画の見直しを行い，変更する場合もある。

第 2 章　栄養管理プロセス

表 2-17　評価のための栄養介入項目

項　目	内　容
Who	誰（管理栄養士）が実施するのか
When	いつ実施するのか，いつまで実施するのか，いつまでに効果を上げるのか
Where	どこで実施するのか
Whom	誰（と誰）の行動を変えようとしているのか
What	達成される行動の変化は何か，何を変えようとしているのか
How	どのように実施するのか，どのような戦略を立てるのか
Why	なぜ，栄養介入を実施するのか
Budge	どのくらいの費用で実施するのか

② 各種ガイドラインの参照　　管理栄養士は，エビデンスに基づいて栄養介入を実施する，高度な専門的活動を担う専門職であるが，その根拠の一つとなるものが各種ガイドラインである。近年，公表された栄養関連ガイドラインは，栄養評価の項を参照する（p.24）。最新のエビデンスは，ガイドラインとともに，関連する論文をタイムリーに把握しておくべきである。誤った栄養介入により，健康被害を生じる可能性があることを理解しておく必要がある。一方で，目の前の患者・クライエントはどのような状態であるかを適確に観察・評価し，それに応じて個々に対応する。

③ 栄養介入　　つまり栄養評価の目標設定は，定量的に評価が行えるよう，できる限り具体的に決定することである。6W1H（表 2-17）を基本として，「いつ，どこで，何を，どのように」するかを明確に示す。

4）栄養介入用語の解説

ND　食物・栄養素の提供（Nutrition formula）

栄養介入を実施する際には，栄養診断（病因・徴候/症状）の項目を確認する。患者・クライエントごとの（疾患の）状態，消化吸収能や管理目標に基づき，患者・クライエントの心理社会的要因を考慮し，そのニーズに応えられるように，摂取する，もしくは制限する栄養素などの種類・量・頻度などの栄養処方を決定する。経口栄養，経腸・経静脈栄養をはじめ，生理活性物質を含むサプリメントも含まれる。

さらに，個人の摂食パターンと食品の嗜好や，社会経済的状況，宗教をはじめ環境要因などについても考慮すべきである。「食事摂取基準」や「食生活指針」，「健康な食事」などの施策も根拠の一つとなる。患者・クライエントの遺伝的体質や障害などに特化した食事・栄養素等提供についても留意する。一方，食事の指示と栄養処方は異なるものであり，わが国では，食事の指示は，医師の食事箋に基づき実施される。

以下のチェックポイントのうち，経済状況や専門職との連携の確認は，すべてに必須である。

2-4. 栄養介入（Nutrition Intervention）

【ND-1　食事・間食（Meal and snacks）】

食事は正常な栄養状態に基づいて，必要な栄養素を摂取可能な方法で供給する。特に，有病時と術後回復期には，患者・クライエントの嗜好も尊重する。正しい知識に基づいて，患者・クライエントに受け入れられる食事を，色・食感・組み合せ・温度などに留意して計画し，おいしく，食欲を増す盛り付け方を工夫する。選択メニューも楽しみを高めるために有用であり，患者・クライエントが「食べたいと思い，食べやすい食事で，実際に食べることができる」ことが必要である。観察やモニタリングにより，患者・クライエントの摂食が適正かどうかを確認する。

〔定義〕　食事：さまざまな食物を規則正しく（朝・昼・夕）食べること。

　　　　　間食：定時的な食事の間に提供される食物のこと。

内　容	食事や間食における適切な種類，量，配分などの提案，実施 ・軟度の変更（流動食，ピューレ食，ソフト食，高・低繊維食など） ・エネルギー量の増減（減量食，高エネルギー食など） ・食品や栄養素の種類の増減（食塩制限食，乳糖制限食，高繊維食，高カリウム食など） ・各栄養素の量，比率，バランスの調整（糖尿病食，ケトン食，腎臓病食，コレステロール制限食，中性脂肪制限食） ・特定の食品の除去（アレルギー食，グルテンフリー食） ・食事の回数と頻度の検討（糖尿病食，胃切除後食） ・栄養供給経路の変更（経腸・経静脈栄養法） 食事や間食のための具体的な食物，飲料，食品群などの明確化
チェック ポイント※	・患者・クライエントのコンプライアンス（介入内容の遵守）は高いか ・コンプライアンスを維持するための技術や能力が備わっているか ・経済状況はどうか（特別な食品を購入するなど） ・食習慣を変えることに対する意欲や能力はあるか ・専門職と連携がとれているか

※チェックポイントには，患者・クライエントとの相談，患者・クライエントの要求，要望，行動変容への準備などを含む（以下，同じ）

【ND-2　経腸・静脈栄養（Enteral and Parenteral nutrition）】

ND-2.1　経腸栄養

〔定義〕消化管に瘻孔，カテーテル，チューブを通して栄養素を投与すること。

内　容	製剤・溶剤に関する計画・実施と提案 栄養チューブの挿入と投与管理 栄養チューブの挿入部位の管理と洗浄 注）胃の残存量を調べたり，ベッドの角度を変える場合は，「RC 栄養管理の調整」に記録
チェック ポイント※	・ターミナルケアをどのように選択するか ・どのように倫理的配慮をするか ・患者・クライエントの権利をどのように保証するか ・家族・介護者の問題をどのように解決するか ・栄養補給法をどう選択するか ・経腸栄養剤の組成と製品の入手ができるか ・経済状況はどうか ・専門職と連携がとれているか

153

第 2 章　栄養管理プロセス

ND-2.2　静脈栄養

〔定義〕中心静脈および末梢静脈から栄養素・水分を投与すること。

内　容	製剤・溶剤に関する計画・実施と提案（開始時期の提言含む） 製剤，量，投与スケジュール（時間，タイミング，漸減法） 静脈輸液の開始についての提言・実施・提案〔種類，量（mL/日，mL/時）
チェック ポイント※	・ターミナルケアをどのように選択するか ・どのように倫理的配慮をするか ・患者・クライエントの権利をどのように保証するか ・家族・介護者の問題をどのように解決するか ・栄養補給法をどう選択するか ・経済状況はどうか（輸液を入手する経済的制約） ・専門職と連携がとれているか

【ND-3　補助食品（Supplements）】

ND-3.1　医療用補助食品

〔定義〕　エネルギーや，さまざまな栄養素を補給するための市販または調整された食品や飲料。

内　容	投与計画・実施と提案 （摂取開始・変更・中止，組成，形状，種類，頻度，容量，タイミングなど） 補助食品の目的の説明
チェック ポイント※	・十分な食欲があるか ・患者・クライエントの好みに合っているか（匂い，テクスチャー，食品の種類，摂取タイミングなど） ・摂食支援を利用できるか ・食品を入手できるか ・経済状況はどうか

ND-3.2　ビタミン・ミネラル補助食品

〔定義〕　ビタミンやミネラルを補給するための食品。

内　容	ND-3.1 に同じ
チェック ポイント※	・食品の使用を提案する新しいエビデンスはあるか ・補助食品の使用に関する有資格の専門職に依頼できるか ・食品を入手できるか ・経済状況はどうか

ND-3.3　生物活性物質

〔定義〕　生理活性物質の摂取に関する添加や変更〔植物スタノールエステル，植物ステロールエステル，大豆たんぱく質，サイリウム（オオバコ），β-グルカン，食品添加物，生理活性のエビデンスのあるその他の物質など〕。

内　容	ND-3.1 に同じ
チェック ポイント※	・食品の使用を提案する新しいエビデンスはあるか ・生理活性物質の使用に関する有資格の専門職に依頼できるか

2-4. 栄養介入（Nutrition Intervention）

【ND-4　摂食支援】（Feeding assistance）

〔定義〕　摂食嚥下能力の回復，適正な栄養素等摂取の支援および意図しない体重減少や脱水症などを引き起こさないために実施する食事の設備や支援のこと。

内　容	・摂食を促すための補装具，摂食姿勢，きっかけ，食事の用意，口腔ケアなどの提案・計画・実施 ・摂食への回復プログラムや摂食支援の訓練プログラムの提案・計画・実施 ・自力での食事を促し維持・向上させるメニュー選択の提案・計画・実施
チェック ポイント※	・摂食支援や摂食器具を許容できるか ・適切な摂取を促すことのできる環境か ・食事時に介助支援する人手は足りているか ・摂食支援の手技の訓練は十分か ・理学療法，作業療法，言語療法の評価はどうか ・摂食支援の理由を理解する能力はあるか ・自己変容の願望があるか

【ND-5　食事環境】（Feeding environment）

〔定義〕　摂食に影響する食事の提供場所の物理的環境，室温，利便性，魅力などを調整すること。

内　容	テーブルサービス・色・配置・高さ，室内温度，照明，食事計画，メニューの選択，食欲増進のきっかけ，適切な位置への変更や散漫，嫌な臭いを減少するための提案・計画・実施 社会的交流を生じるグループの席順などの提案・計画・実施
チェック ポイント※	・食事の摂取環境を改善，修正することのできるツールがあるか

【ND-6　栄養に関連した薬物療法管理】（Nutrition-related medication management）

〔定義〕　患者・クライエントの栄養状態や健康状態を最適化するための薬物や生薬を調整すること。

内　容	処方薬や一般用医薬品（OTC；Over The Counter），薬物療法（インスリン，食欲増進剤，消化酵素など）の用量・形状・投与計画・投与法についての提案・計画・実施 生薬系補助食品，特殊食品（ハッカ油，プロバイオティクス）の用量・形状・投与計画・投与法についての提案・計画・実施
チェック ポイント※	・臨床薬剤師との連携，協力ができるか ・適切な薬理学の使用に関する有資格の専門職に依頼できるか

E　栄養教育（Nutrition education）

　ここでの栄養介入は，対象者への栄養教育のみを指し，患者・クライエントの行動変容のためには C 栄養カウンセリングを適用する。栄養教育では，患者・クライエントの健康に影響を与える食事の要因について情報を提供する。これらの知識は，患者・クライエントが食事やライフスタイルを変容させる動機を高め，結果として，その健康状態を改善・向上させること

第 2 章　栄養管理プロセス

につながる。患者・クライエントの年齢，健康リテラシー，文化的な背景要因などを勘案し，患者・クライエントに応じて 1 対 1 で話したり，グループで議論したり，フードモデルなどの視覚教材などを用いるなど，教育形態についても考慮する。

　最初は，理解度についての評価を行い，変化に対応するための合意を得る。次には，新しい食事プランを受け入れることができるかを明らかにする。

【E-1　栄養教育-内容（Nutrition education-Content）】：栄養教育の基礎
〔定義〕　栄養に関連した知識を習得するためのトレーニングや指導。

内　容	介入の基本的目的（予防，疾病管理など）について話し合う 優先順位を調整する 基本的な栄養情報を提供する 栄養・疾病・健康に関する厳密な提案を伝達する 多様な栄養処方は修正が可能であることを説明する 栄養に関する話題提供（飽和脂肪酸とトランス脂肪酸の摂取比，メニュー計画，食物購入など）
チェックポイント※	・栄養教育を受けることに関心があるか ・栄養教育を受けることができる可能性があるか（日程，場所など） ・栄養教育を受けるための適性はあるか ・栄養教育時に家族や介護者が同席できるか ・基本知識はあるか ・学習スタイルは身についているか ・その他，新しい薬剤や投与方法等の栄養教育の必要性はあるか ・病院や施設の場合，退院，退所の予定はあるか

【E-2　栄養教育-応用（Nutrition education-Application）】：総合的な栄養教育
〔定義〕　栄養に関連した結果の解釈や技術の向上を目指した指導やトレーニング。

介入内容	栄養処方やその他の介入による結果を解釈するトレーニングの実施（血糖モニタリングの結果を基にした 1 日の炭水化物の配分など） 技術向上の支援（血糖測定器の使用方法，自宅での栄養チューブとポンプの訓練，調理の準備・技術）
チェックポイント※	・栄養教育を受けるための適性はあるか ・基本知識はあるか ・栄養情報を学ぶ意欲や知的能力は備わっているか ・高度な栄養教育と理解により QOL は向上しているか ・生活や環境の要因は適切か ・知識や技術を向上させる教育的アプローチが準備されているか

資料）E-1，E-2　日本栄養士会監訳：国際標準化のための栄養ケアプロセス用語マニュアル（2012）より一部改変

C　栄養カウンセリング（Nutrition counseling）

　栄養カウンセリングでは，患者・クライエントと瞬時にラポール（信頼関係）を形成し，信頼度を高めて，常にカウンセリングマインドをもって患者・クライエントをサポート（支援）する（C-1〜C-2，）。指導や制限をするのではなく，本人の意思を尊重し，具体的にアプロー

2-4. 栄養介入（Nutrition Intervention）

チして目標を達成するように支援する。その際，C-1 理論的基礎・アプローチや C-2 栄養
介入のための戦略を用い，患者・クライエントの行動変容を促す。

　重要なことは，栄養カウンセリングそのものを継続することと，目標を達成しそれを維持で
きるように継続することである。そのために有効な方法は，次の3つである。

　① 変化を促すための個々の準備性（レディネス）を見極める　　何人かの人々は，食行動
を変えることをあまり望まない。したがって，望ましい栄養管理計画を実行しようとする前
に，新しい食行動を受け入れるための患者・クライエントの準備性に配慮する必要がある。

　② 何々を食べるなと制限するより，何々を食べることを強調する　　食事は，制限しない
ほうが食事の改善をアピールすることができる。例えば，バターやアイスクリームを制限す
るより，野菜や果物を増やすようにアドバイスしたほうが積極的な行動変容のメッセージと
なる。

　③ 改善案は，一度に1つか2つのみとする　　改善案があまりに普段の食事と異なる場合
には，受け入れることが困難である。そこで，その提案は1つか2つに絞ると受け入れやす
く，さらに，次の提案も聞き入れるようになる。より厳格な計画は，短期間で成果を出すこ
とができるが，それは，非常に動機の高い一部の患者・クライエントにのみ有効である。

【C-1　理論的基礎・アプローチ（Theoretical basis/Approach）】

〔定義〕　さまざまな行動変容理論やモデルが，望ましい効果を実現するために栄養介入の計
画・実施に活用される。

　研究成果に基づいた理論的根拠により，以下の内容について決定を促す。

　・患者・クライエントの行動変容の段階に応じて必要とされる情報は何か。

　・行動変容を促進する適切な手技や手法は最善なものか。

　・栄養介入の評価をするためのアウトカム指標は適正か。

適応基準	管理栄養士のカウンセリング手技やアプローチの仕方に影響を与えるさまざまな行動変容理論やモデル 管理栄養士は，栄養介入の方法に最も影響を与える理論やモデルを的確に採用し，患者・クライエントの行動変容を支援する
介入内容	科学的根拠に基づき，個人あるいは個人間のレベルでの栄養介入方法として，価値が証明されているものを適用する ・認知・行動理論　　　　　　・汎理論モデル ・健康信念モデル　　　　　　・行動変容段階モデル ・社会学習理論
チェックポイント※	・ライフスタイルはどうか　　　・文化や宗教はどうか ・言語障害はあるか　　　　　　・社会経済的立場はどうか ・教育レベルはどうか

157

C-1.1 認知・行動理論 (CBT：Cognitive-behavioral theory)

〔定義〕 すべての行動は，行動変容を進めていく過程で内部要因（思考，思考パターン）と外部要因（環境刺激，強化）に関連して学習され，認知と行動の両面から判断される。

意義・介入内容	患者・クライエントに，不適切な生活習慣（食事や運動などを含む）につながる認知・行動を認識させ，より合理的な思考や行動への置き換えを促し，患者・クライエントのパートナーとなって，患者・クライエント自身が継続的に行えるようにする そのプロセスは，以下のとおりである ・目標の設定 ・プロセスの重視 ・食事や身体活動などの行動変容を促すためのさまざまな認知・行動技法（C-2 栄養介入のための戦略手法 参照） ・目標設定 ・刺激統制法 ・セルフモニタリング ・認知再構成法 ・問題解決能力 ・再発防止 ・社会的支援 ・オペラント強化法 ・ストレス管理
チェックポイント※	・不適切な生活習慣の原因となる行動の決定因子や先行刺激の決定 ・不適切な行動結果の確認（過食，嘔吐など） ・不適切な行動結果の分析（認知，正および負の強化因子と罰：不安の解消，満腹感，体重の増減など） ・目標行動を妨げる環境，認識を修正するための個別の目標設定

C-1.2 健康信念モデル (HBM；Health belief model)

〔定義〕 個人の態度や信念に焦点を当てて，患者・クライエントの健康行動を予測するための心理学的モデル（図2-12）。

糖尿病，高脂血症，高血圧症など，臨床的に栄養関連のリスクをもつ患者・クライエントに有用である。

次のような場合に健康に関連した行動をとる動機づけとなる。

・負の健康状態（糖尿病など）が回避される，自分で管理できると感じた場合。
・推奨行動をとることによって，負の健康結果を回避できるという前向きな期待をもった場合（良好な血糖管理により網膜症の予防ができる）。
・自分は健康行動を行うことができると信じた場合（カーボカウント法でセルフコントロールできる）。

事例	糖尿病（表2-18）の場合，病気や合併症の「罹患性」や「重大性」と，食事療法やセルフモニタリングの「有益性」を信じていて，「負担感（障害性）」をあまり感じず，自己効力感が高い患者・クライエントほど，効果がある

2-4. 栄養介入 (Nutrition Intervention)

意義・介入内容	患者・クライエントが自分の食事を修正しようとする行動をとり始めたときに用いる 6 つの構成要因（表 2-19）は，健康に関連した行動であるため，個人の動機づけに影響する重要な要因である 患者・クライエントの健康不安への認知と治療の潜在的利益の理解が大切である 患者・クライエントがこの 6 つの構成要因を遵守できない治療法は，適していない可能性がある

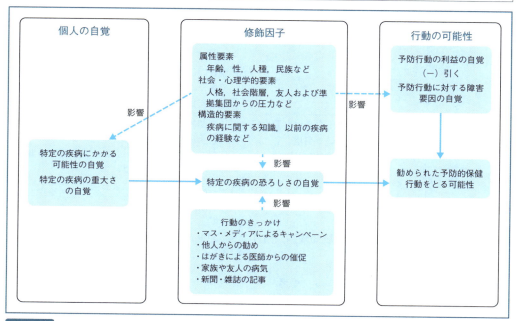

図 2-12 健康信念モデル（ヘルスビリーフモデル）

表 2-18 6 つの構成要因—糖尿病を例として—

構成要因	内容 [例]	チェックポイント※
罹患性の認知	自分は病気になるかもしれないという恐怖や考え [例：自分は糖尿病になるかもしれない]	・病気や症状のリスクに関する教育をしているか ・個々の患者・クライエントに対応した情報を提供しているか ・患者・クライエントにリスクの高い状況にあることを質問したか ・ガイドラインに沿って議論したか ・動機づけ面接※を実施したか
重大性の認知	自分のライフスタイルや健康不安に影響を及ぼす患者・クライエントの信念 [例：糖尿病になると好きなものが食べられないのは大変だ]	・病気や症状の結果についてグラフや統計を用いて教育しているか ・患者・クライエントの反応を引き出せたか ・患者・クライエントのライフスタイルへの潜在的な影響を議論したか ・動機づけ面接※を実施したか

第 2 章　栄養管理プロセス

有益性の認知	栄養に関連した行動の有益性 [例：糖尿病食は，糖尿病の治療に役立つ]	・栄養療法の有益性を明確に定義できたか ・将来をイメージできるか ・模範モデル，根拠を示すことができたか
負担感の認知	栄養に関連した行動の負担感や障害性 [例：糖尿病の食事療法は面倒である]	・成功を探求するか ・感情と障害を明確にできたか ・前向きな点を要約，肯定したか
行動のきっかけ	行動を開始する刺激因子（内的・外的要因）	・教育の方法について考慮したか ・メディア情報についての議論をしたか ・やる気を起こさせるプログラムであったか ・電話やメールを使って思い出させたか ・現在の症状，病気，病態を関連づけることができたか ・社会支援を受けることができるか
自己効力感	患者・クライエント自身が必要な行動を達成できるという自信 [例：糖尿病食を実践する自信がある]	・技術訓練，実演をしたか ・代替手段や選択肢を導入したか ・行動を習慣づけたか（少しずつ目標を増やす：スモールステップ） ・コーチング，声かけによる強化

＊C-2-1 動機づけ面接参照

C-1.3 社会的学習理論・社会的認知理論 (SLT；Social learning theory/SCT；Social cognitive theory)

〔定義〕　Bandura により提唱される。患者・クライエントの行動を理解し，行動を予測して変化させるための骨格となるものであり，環境や人と行動の動的相互関係により決定する。

　人は，刺激を解釈して行動し，その行動を変化させる仲介者であるとともに，変化に対応するものでもある。

　他人の行動・態度・感情的反応を観察したり，モデリングの重要性を強調している。

　行動の決定要因には，目標・結果予期（期待される結果）および効力予期（自己効力感）も含まれ，結果予期（重要性）と効力予期（自己効力感）が高いほど，人は行動に向かう（図2-13，表2-18）。

　自己効力感は，行動の選択のみではなく行動の持続力にも影響する。

　自己効力感が強いと，困難な状況下でも行動が持続する。

　強化因子は，行動の繰り返しに影響する（表2-19）。

事　例	モデリング：自分と一緒に生活している姉がダイエットに成功し，生き生きと働いている
意　義	栄養カウンセリングに適応可能な理論として最適である

資料）日本栄養士会監訳：国際標準化のための栄養ケアプロセス用語マニュアル（2012）より一部改変

2-4. 栄養介入（Nutrition Intervention）

表 2-18 自己効力感を高める工夫

スモールステップ	本人が実行できそうな目標を設定し，その目標が達成されたら次の目標へと順次目標を高める
言語的説得	周囲からできるという肯定的な評価をもらう
成功体験	過去に少しでもできた経験を思い出したり，実際の場面を想定したロールプレイを行う
代理的経験	モデリング（表 2-19 参照）
オペラント強化	表 2-19 参照
情動的喚起	行動の実行を妨げるストレスや負の感情などの情動的状態をコントロールしたり，対処方法を考える（ポジティブシンキング）

表 2-19 社会的学習理論を構成する概念

概 念	定 義	介入技法
相互決定主義（reciprocal determinism）	行動を変えようとする能力は，個人の内面（信念），環境，行動そのもの（行動する困難さ）のそれぞれの特徴に影響を受ける 行動が変化する際には，この３つが互いに影響を及ぼす（図 2-14）	動機づけ，活動，個人および環境を対象にして，同時に複数の行動を変化させる方法の選択 ・動機づけ面接　・刺激統制法 ・社会的支援　・実演　・技術上達訓練 ・コーチング
自己調整機能（self-regulation）	自分で自分の行動を観察して判断・評価・調整する力 セルフモニタリング〔自己監視法（C-2.1③参照）〕	・モニタリングシート ・課題を意識する動機づけを行う ・行動や状態を記録する ・目標を達成しなくてもプラスの自己評価を心がける
行動能力	人が行動を変えるために必要な知識や技術	・わかりやすい教育　・実演 ・技術上達訓練　・コーチング
結果予期（outcome expectations）	ある特定の行動がある特定の成果を生み出すという確信 ある行動を変えようとする人は，その行動が自分に重要な結果をもたらす（重要性）と考える（期待）	・動機づけ面接法 ・食事療法や運動療法の好例を示す
効力予期（efficacy expectations）	行動を起こし，やり抜く能力への自信 その行動を実行できるという確信・自信〔自己効力感（self-efficacy）〕	・行動内容の分割　・強化因子 ・実演，モデリング　・技術上達訓練 ・コーチング ・徐々に目標，行動を習慣づける
モデリング（modeling）	信頼のおける人や成功した人の行動を観察したり，話を聞いて，やり方をまねる観察学習（代理的経験）	・実演　・ロールプレイ ・問題解決のグループ学習
強化因子	行動が繰り返される可能性に影響を与える因子〔オペラント強化（C-2.1⑩参照）〕	・達成できたことをほめる ・自己報酬，自己強化を推奨する ・やる気にさせる手立てを講じる（食事日誌をつける）

161

C-1.4 汎理論的モデル・行動変容段階モデル（TTM；Trans-theoretical model/Stages of change）

〔定義〕 人が行動変容する際の認知の変化順序（態度と意図）と行動の変化段階（行動変容段階モデル）を意図的に示したものである。Prochaskaらにより提唱される。

一連の独立した変数（行動に影響する要素），行動変容の過程およびバランスのとれた判断力と自己効力感を含むアウトカムの測定で構成されている。

さまざまな健康行動の効果的な介入方法を開発するためのものである。

意義	このモデルの特徴は，個別の事象［例：今日，私は食べすぎをやめるつもりでいる］ではなく，長い時間をかけて，ある段階で起こる事象として行動変容を説明することである。個人の態度，意図，具体的な行動変容に関連する行動により，5つの段階に区分する（図2-15参照）
内容	患者・クライエントがどの変容段階にあるかを決定することが比較的簡単である。行動変容の過程は，認知，行動および手段で説明でき，どの変化の段階にあっても，患者・クライエントの必要に応じて，前進させることができる。患者・クライエントは各段階間を行ったり来たりする。
チェックポイント※	・現在の介入技法が適切かどうか ・使用すべき介入技法の種類と内容（動機づけが必要か，行動が先か） ・過去の努力，変化の良し悪し，障害，挑戦，適用可能な手法などについての適切でタイムリーな質問ができているか ・患者・クライエントに費やす時間量は適切か
動機づけを目標とした手法	・意識を高める ・劇的な不安の解消（ロールプレイ，成功者の証言による感情の喚起） ・環境の再評価（感情移入訓練，家族の関わり） ・社会性の開放（支援活動，権限付与） ・自己再評価（価値観の明確化，健康についての役割モデルと心的イメージ）

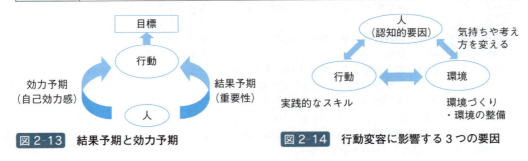

図2-13　結果予期と効力予期

図2-14　行動変容に影響する3つの要因

変化の必要を感じていない。6か月以内に行動を起こす気がない

無関心期
情報の増加，気づき，感情的な受諾

変化の必要を感じる。6か月以内に行動を起こす気がある

関心期
推奨行動をとる能力に自信の付与

30日以内に行動を起こす気がある。あるいは，すでに変える方向に行動を始めている

準備期
不安の解消，しっかりとしたコミュニケーション，具体的な行動計画の立案

6か月以内に目標の行動変容を達成できる

行動期
行動技術訓練と社会サポート

6か月以上，目標の行動を維持できている

維持期
問題解決能力と社会および環境の支援

患者・クライエント
自分の病気や食事を変化させる必要について考えを述べる

指導者
・個人に合わせた情報を提供する
・思い込みをなくす
・患者・クライエントの適応能力を無視しない（関連する情報処理能力を潰さない）

指導者
・食事変更の障害を話し合いで解決する
・行動変容を支援するネットワークを形成し支援する
・患者・クライエントの行動変容能力を肯定的に評価する
・望ましい行動を妨げる障害を明確にする⇔期待される有益性を強調する
・家族や他人の支援が得られる可能性を活かす
・患者・クライエントが行動変容をためらうことに対して，注意したり非難したりしない

指導者
・患者・クライエントが具体的で達成可能な目標（普通牛乳ではなく，1％低脂肪乳を使用する）を設定するように支援する
・患者・クライエントの少しの変化も強化する
・一般的な行動変容を指示しない[例：脂肪の摂取を減らしなさい]
・"十分ではないから"といって小さな行動の変化を見逃さない

指導者
・自己管理能力を高めるための教育プログラムを勧める
・自己管理を助けるためのツールを提供する
・情報のみの講義は行わない

指導者
・患者・クライエントに起こりうる障害（長期休暇中の食事療法の維持）を予測，予定させる
・周囲で活用できるツールに関わる情報を集める（支援グループ，買い物ガイド）
・患者・クライエントが横道にそれたり，よくない行動が再発した場合には訂正することを推奨する
・十分な動機づけがあれば，より高度な食事療法に挑戦することを勧める
・初期の行動変容が恒久的な変化であると思い込まない
・横道にそれたり，悪い行動が再発した場合に失望させたり，断定するような言動は慎む

図 2-15 準備段階と介入の内容

第2章　栄養管理プロセス

【C-2　栄養介入のための戦略】（Strategies）

〔定義〕　具体的な目標を達成するために計画された，科学的根拠に基づいた手法や計画である。

行動変容の目標は，動機づけにより変化し，他の行動目標も変化する。患者・クライエントの目標・目的とカウンセリング指針や実施者のカウンセリング能力に応じた手法を選択する。

適応基準	介入方法には，さまざまな行動変容理論とモデルで用いられた技法が組み込まれている 1）に典型的な介入方法について詳細を示す 栄養介入のための戦略（C-2）と最も影響を与えた理論（C-1）を明記する
チェック ポイント※	・ライフスタイルの要因は何か ・言語障害はあるか ・教育レベルはどの程度か ・文化や宗教は何か ・社会経済的立場はどのようか

C-2.1　栄養介入のための戦略と適用ガイドライン（Strategy description and application guidance）

C-2.1.1　動機づけ面接（MI；Motivation interviewing）

〔定義〕　動機づけ面接は，科学的根拠を基盤としたカウンセリング技法である。

動機づけとなるものは患者・クライエント自身の中にあり，患者・クライエントが自分のためらいを探求して解決することを指示的に支援し，患者・クライエントの話に選択的に対応することで，行動変容を促す。問題解決型カウンセリングに基づく主要なパラダイム変化の一つである。何を変え，どのような計画や手法を選択するのかを決めるのは患者・クライエント自身である。

〔指導のための4つの原理〕①共感を示す，②問題に立ち向かうロールプレイ，③矛盾の明確化，④自己効力感の支援。

内　容	動機づけ面接は，患者・クライエントが自分の食事やライフスタイルを変更する準備ができていないとき，嫌がるとき，ためらっているときなどに適用するのが最善である 早い段階から行動期へ移すための適用モデルを即座に変更する場合に適する 〔動機づけ面接の特徴〕 ・受容や肯定　・患者・クライエントの動機づけ，問題意識・関心・要求，変化に対する意思および能力を引き出し，選択的に強化する　・患者・クライエントの準備段階を評価し，前進することを支援する　・患者・クライエントの選択と自己決定の自由があることを肯定する
チェック ポイント※	①カウンセリングの方針 　・協調的であるか 　・中立的態度であったか 　・共感的，協力的，励みとなるか 　・対立的になっていないか 　・冷静でかつ誘発的であるか ②患者・クライエント主体の対応技法 　・開かれた質問 　・繰り返し傾聴 　・要約 　・肯定 　・自己動機づけのような言葉を引き出す

164

	・行動計画の決定と共有 ・患者・クライエントの情報解釈の支援 ・問題に立ち向かうロールプレイ ・矛盾のつくり出し ・変容を促す会話 ・計画変更の話し合い
関連する理論やモデル	Carl Roger：患者・クライエント中心のカウンセリングモデル Prochaska ら：行動変容段階モデル（C-1.4 参照） Milton Rokeach：人間価値理論 Daryl Bern：自己認識の理論

C-2.1.2 目標設定（Goal setting）

〔定義〕 患者・クライエントが実行のためにできることを広げるために推奨されるべき，すべての行動の中から選択するよう，患者・クライエントと指導者が協働して実施する。

チェックポイント※	・食事を変えようとしている患者・クライエントか ・目標を設定する技術を指導したか ・提案された目標のよい点と悪い点について一緒に精査したか ・成功するために必要な知識と技術を患者・クライエントが修得することを支援したか ・自信をもたせる方法を奨励したか（現実を見極め，簡単に達成できる目標から始める） ・支援環境を整備できるように支援したか ・成功できたことをほめたか

C-2.1.3 セルフモニタリング（Self-monitoring）

〔定義〕 食事や体重に影響する行動の詳細を継続的に記録する技術である。

セルフモニタリングは，改善した治療のアウトカムと関連している。

患者・クライエントの行動が改善するに伴い，必要とされる患者・クライエントへのフィードバックは減少する。

内 容	・何を，いつ，どのくらい食べたか ・食事中に行っていること ・食事や間食についての感情と認識 ・運動の頻度，時間，強度 ・消費された食物の目標栄養量（エネルギー，脂質，食物繊維など） ・イベントについての考え，感情的な反応，行動的な反応 ・否定的な言動 ・血糖値，血圧
チェックポイント※	・セルフモニタリングのための理論的根拠と指示を与えたか ・パターンを総括し認識させたか ・問題解決と目標設定を支援したか ・成功できたことをほめたか （表2-19）

C-2.1.4 問題解決能力（Problem-solving skills）

〔定義〕 患者・クライエントが目標達成に関する障害と，問題解決の必要性を認識・実行し，その効果を評価・支援することを目的とした教育を行うための技術である。患者・クライエントと協働で実行する。

第2章　栄養管理プロセス

チェック ポイント※	・問題を明確にしたか ・ブレインストーミングを活用して解決を促したか ・実施可能な問題解決の良し悪しを評価したか ・手法を選び実施するとともに，修正を加えることができたか ・アウトカムを評価したか

C-2.1.5　社会的支援（Social support）

〔定義〕　食事行動を変容させるために，社会的支援の回数を増やす。

　社会的支援は，個々の家族，教会，学校，同僚，ヘルスクラブ，地域社会の中で形成される。

　社会的支援には親密感や安心感などを与える情動的支援，自己評価に有用な評価的支援，労力や金銭などの道具的支援，助言や情報などの情報的支援がある。

チェック ポイント※	・協力的な関係を確立したか ・家族，地域社会の支援を周知したか ・自己主張能力を伸ばすため，患者・クライエントを支援したか ・モデリング，技術訓練，付随意行動や随意行動の条件づけを活用したか ・グループ学習を実施したか ・家族との関わりを推奨したか

C-2.1.6　ストレスマネジメント（Stress management）

〔定義〕　ストレスの源は，ストレッサーといい，ストレスに対する反応は，患者・クライエントに食欲を失わせたり，大食をさせる原因となる。

　不適切な食事行動の原因を誘引しているストレス状態を管理する。

チェック ポイント※	ストレッサーに対するコーピング（ストレスにうまく対処しようとすること）の方法には2通りある ①環境を変えることに重点を置く場合 　・計画立案の前に指針を示したか 　・時間管理技術を活用したか 　・支援体制を確立したか 　・健康的な食事を準備する技術を速やかに習得させたか 　・食べ方についての指針を示したか ②ストレスに対する反応，感情を修正することに重点を置く場合 　・前向きに自問自答させたか 　・食欲を表現するための自己主張を確立させたか 　・実現可能な目標を設定したか 　・感情に動かされる食欲を適切にコントロールする方法を提示したか 　・運動によるリラクゼーションの方法を身につけさせたか

C-2.1.7　刺激統制法（Stimulus control method）

〔定義〕　食事や運動に関する好ましくない行動を助長している，社会的・環境的刺激やきっかけを認識し修正することである。

　オペラント強化（表2-19，C-2.1⑩参照）の原則による強化因子と報酬に注意を払う

内 容	セルフモニタリング（表2-19，C-2.1③参照）の記録を確認することにより，好ましくない食事へのきっかけを見分け，それを除くために環境を修正する方法を患者・クライエント自身が認識するように支援する。 ［例：・見えない場所に食べ物を保管する　・砂糖や脂肪の多い間食を買わない，家に置かない　・職場へ弁当を持参する　・車中では食べないなどのルールを作る　・好ましい行動への報酬を患者・クライエントが決めることを支援する　・目標が達成されたときのみ，報酬（強化因子）を受けられるようにする］

C-2.1.8　認知再構成法（Cognitive reconstruction method）

〔定義〕　食事，体重，体重減少への期待に関係する自分の信念や自己認識への気づきを増やすための技法である。

不合理な思考を合理的な思考に置き換えて，よい方向に修正する。

内 容	セルフモニタリング（表2-19，C-2.1③参照），理性のない信念の ABC テクニックは，患者・クライエントが行動目標を達成する際に，自分の能力を妨害してしまうような考えに気づかせることができる 患者・クライエントの否定的な考えを，より前向きで，自信にあふれた，肯定的な意見へと変えていけるように支援する ・挑戦すべきもの，挑戦しなければならないもの ・期待する結果を吹聴しない ・誤った自己認識と直面する ・他の見方に思いを巡らして心が揺らぐ

C-2.1.9　再発防止（Relapse prevention）

〔定義〕　適切な手法と思考により再発を防止するために，患者・クライエントが高リスクな状況に取り組む準備を支援するための技法である。

長期間の行動変容の結果を向上させるため，認知的・行動的手法の両方に取り組む。

チェックポイント※	・外部環境（失業，サポートシステムの破たん）が再発の原因となっていないかどうかを評価したか ・間違いの原因となるリスクの高い因子を同定したか ・間違ったことに対する反応を分析したか ・リスクの高い状況を乗り越えるために必要な知識と技術を修得させたか ・リスクの高い状況下でも成功するための自信を高めることができたか

C-2.1.10　オペラント強化（随伴性報酬管理）（Operant reinforcement, Contingency compensation management）

〔定義〕　具体的行動に対する報酬を利用して行動を変えるためのシステム化された技法である。報酬は，患者・クライエント自身や指導者，関連する人々により提供される。

チェックポイント※	・好ましい行動（プログラムへの参加，食事療法の遵守，セルフモニタリングの継続など）が達成できた場合に報酬を与えたか（報酬は，お金，品物，駐車券，ギフト券や旅行，豪華な食事などでもよい） ・患者・クライエント自身が報酬を決定できるように支援したか ・行動変容に進展がない場合は，報酬が得られないことを決めておいたか（表2-19）

RC 関連領域との栄養管理の調整

栄養介入の内容のうち，他職種との協働並びに照介，適切な機関・プログラムの照介（宅配食，栄養強化食品，子ども食堂，居住支援，避難所，社会復帰，教育訓練，雇用プログラムなど）については，RC-1，RC-2 ともに共通する内容である。チェックポイントについては，栄養ケアに利用できるツールがあるか，保険を確認しているかなどが共通である（図2-16）。

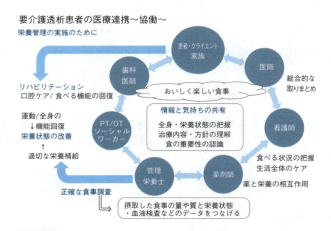

図2-16 コーチングにおける連携・協働のあり方

【RC-1 栄養管理施行中の他のケアとの連携】（Coordination of other care during nutrition care）

〔定義〕 退院前に，栄養管理に関わる他職種のサービスや介入を促進する。

介入内容	包括的栄養管理計画を進展するためのチームカンファレンスの開催 異なる視点をもつ管理栄養士による栄養管理の受け入れ
チェック ポイント※	・患者・クライエントに必要な他職種と関連サービスを確認しているか ・栄養管理を受ける期間，入院期間，長期のケアを予測しているか

【RC-2 退院あるいは新しい環境や支援機関への栄養管理の移行】（Discharge and transfer of nutrition care to new setting or provider）

〔定義〕 退院の計画，他施設への移行。

介入内容	退院後の患者・クライエントのスケジュール，活動レベルの変化，入手可能な食物・栄養素の変化を考慮した栄養処方の変更
チェック ポイント※	・退院後のサービス計画やオプショナル・ケア利用の有無を確認しているか ・栄養管理のレベルや場所を優先的に確保できているか ・健康リテラシー（健康に関する知識の定着と使いこなす能力）は身についているか ・在宅で栄養管理を継続する能力はあるか

2-4. 栄養介入（Nutrition Intervention）

引用・参考文献

1）笠原賀子：グループで NCP の学びを深めよう！連載 栄養ケアプロセス（NCP）の活用，第 8 回グループでスキルアップ（情報交換）に取り組んでいる事例，日本栄養士会雑誌，**59**，17-18（2016）

2）Ukleja A, *et al.*: *Nutr Clin Pract*, **25**, 403-414（2010）より改変

3）日本病態栄養学会編：病態栄養専門師のための病態栄養ガイドブック，メディカルレビュー社（2013）より一部引用

4）Nelms MN, *et al.* : Nutrition Therapy and Pathophysiology 2nd ed., Brooks/Cole Cengage Learning（2011）

5）藤内修二，岩室紳也：新版保健計画策定マニュアル，ライフ・サイエンス・センター（2001）

6）笠原賀子，他編著：NEXT 栄養教育論 第 4 版，講談社（2018）

7）笠原賀子：3.要介護透析患者の栄養管理，要介護透析患者の医療連携 透析会誌，**45**，224（2012）

2-5 栄養モニタリングと判定

2-5-1 栄養モニタリングと判定の目的

　栄養モニタリングと判定の目的は，選択した項目を「観察し記録すること」であり，定期的な観察により変化が確認された場合，その変化量を測定し，計画・目標と比較して達成度状況を評価・判定することである。また，達成されていない場合，どの段階にあるかを評価・判定し，必要に応じて栄養療法の内容を修正することである[1,2]。栄養モニタリングの目的は，栄養診断・栄養介入の計画・目標に対して，患者・クライエントの結果を明確にすることである[3]。ここでの判定は，栄養管理プロセスにおける「栄養介入」の成果を総合的に評価・判定することを意味する。つまり，評価と再評価の間の栄養管理指標の変化を測定し，患者・クライエントの以前の状態，参照基準値と比較し，栄養介入の目標が達成できたかを判定する[3]。

　管理栄養士・栄養士は栄養モニタリングと判定の指標を具体的に示すことで，患者・クライエントの栄養管理について共通認識を持つことができる。つまり，栄養管理プロセスに従い作成した PES 報告書により，施設内・施設間・地域間の管理栄養士・栄養士が，患者・クライエントの栄養状態を同じように評価することが可能となるため，「栄養モニタリングと判定」は，今後の地域包括ケアを推進する上でも重要である。

2-5-2 栄養評価と栄養モニタリング

　栄養評価は，詳細に栄養状態を評価・分析することで栄養不良の有無だけではなく，栄養指標によりどの程度の栄養不良かについて提示できる。栄養評価指標を評価・分析し，栄養診断を行うことから，患者・クライエントの栄養評価指標が変化することは，栄養状態の変化を示している。栄養モニタリングは，栄養評価指標の「監視・観察」であり，新たな症状や兆候の出現に対する観察も含まれる。介護保険施設を初めとする栄養ケアマネジメント実施施設で用いられている「栄養スクリーニング・アセスメント・モニタリング（様式例）」（図2-17）[4] の様式にあるように，栄養評価と栄養モニタリングの指標は同じである。

2-5-3 栄養モニタリング項目

　栄養モニタリングの領域は，既往歴を除く栄養評価の指標の領域で，「食物・栄養関連の履歴」「身体計測」「生化学データ，医学検査」「栄養に焦点を当てた身体所見」から構成される（表2-20）。

1）食物・栄養関連の履歴
　「食物・栄養関連の履歴」は，主に摂取量および摂取量に影響を与える項目（知識や信念，

2-5. 栄養モニタリングと判定

栄養スクリーニング・栄養評価・栄養モニタリング　（施設）（様式例）

ふりがな		□男　□女	□明□大□昭　　年　　月		日生まれ	歳
氏名		要介護度・病名・特記事項等		記入者名　：		
				作成年月日：　年　　月　　日		
身体状況, 栄養・食事に関する意向				家族構成とキーパーソン（支援者）	本人―	

（以下は，入所（入院）者個々の状態に応じて作成。）

	実施日	年　月　日（記入者名）（プロセスを記入）1)	年　月　日（記入者名）（プロセスを記入）1)	年　月　日（記入者名）（プロセスを記入）1)	年　月　日（記入者名）（プロセスを記入）1)
	低栄養状態のリスクレベル	低・中・高	低・中・高	低・中・高	低・中・高
	本人の意欲2)（健康感，生活機能，身体機能など）	[　　] （　　　　　）	[　　] （　　　　　）	[　　] （　　　　　）	[　　] （　　　　　）
低栄養状態のリスク（状況）	身　長（cm）	(cm)	(cm)	(cm)	(cm)
	体　重（kg）	(kg)	(kg)	(kg)	(kg)
	BMI（kg/m²）	(kg/m²)	(kg/m²)	(kg/m²)	(kg/m²)
	3% 以上の体重減少	□無□有（ kg/ か月）	□無□有（ kg/ か月）	□無□有（ kg/ か月）	□無□有（ kg/ か月）
	血清アルブミン値（g/dL）	□無 □有 （ (g/dL)）	□無 □有 （ (g/dL)）	□無 □有 （ (g/dL)）	□無 □有 （ (g/dL)）
	褥瘡	□無 □有	□無 □有	□無 □有	□無 □有
	栄養補給法	□経腸栄養法 □静脈栄養法	□経腸栄養法 □静脈栄養法	□経腸栄養法 □静脈栄養法	□経腸栄養法 □静脈栄養法
	その他				
食生活状況等	栄養補給の状況　食事摂取量	%	%	%	%
	・主食の摂取量	主食　　%	主食　　%	主食　　%	主食　　%
	・主菜，副菜の摂取量	主菜　　%　副菜　　%	主菜　　%　副菜　　%	主菜　　%　副菜　　%	主菜　　%　副菜　　%
	・その他（補助食品など）	（　　　　　　）	（　　　　　　）	（　　　　　　）	（　　　　　　）
	必要栄養量（エネルギー・たんぱく質など）	kcal　　　　g	kcal　　　　g	kcal　　　　g	kcal　　　　g
	食事時の摂食・嚥下状況（姿勢，食べ方，むせなど）3)	[　　　]	[　　　]	[　　　]	[　　　]
	嚥下調整食の必要性の有無4)	□無 □有　コード [　　]　とろみ:□薄い□中間□濃い	□無 □有　コード [　　]　とろみ:□薄い□中間□濃い	□無 □有　コード [　　]　とろみ:□薄い□中間□濃い	□無 □有　コード [　　]　とろみ:□薄い□中間□濃い
	その他の食事上の留意事項の有無（療養食の指示，嗜好，禁忌，アレルギーなど）	□無 □有（　　　　　）	□無 □有（　　　　　）	□無 □有（　　　　　）	□無 □有（　　　　　）
	食欲・食事の満足感5)	[　　　]	[　　　]	[　　　]	[　　　]
	食事に対する意識5)	[　　　]	[　　　]	[　　　]	[　　　]
	その他（食習慣，生活習慣，食行動などの留意点など）				
多職種による栄養ケアの課題（低栄養関連問題）6)					
①褥瘡　②口腔及び摂食・嚥下③嘔気・嘔吐　④下痢　⑤便秘⑥浮腫　⑦脱水　⑧感染・発熱⑨経腸・静脈栄養　⑩生活機能低下　⑪閉じこもり　⑫うつ　⑬認知機能　⑭医薬品　⑮その他		□無 □有 [　　]	□無 □有 [　　]	□無 □有 [　　]	□無 □有 [　　]
特記事項					
評価・判定	問題点5)①食事摂取・栄養補給の状況（補助食品，経腸・静脈栄養など）②身体機能・臨床症状（体重，摂食・嚥下機能，検査データなど）③習慣・周辺環境（食・生活習慣，意欲，購買など）④その他	□無 □有 [　　]	□無 □有 [　　]	□無 □有 [　　]	□無 □有 [　　]
	総合判定	□改善 □改善傾向 □維持□改善が認められない	□改善 □改善傾向 □維持□改善が認められない	□改善 □改善傾向 □維持□改善が認められない	□改善 □改善傾向 □維持□改善が認められない

171

第2章　栄養管理プロセス

1）必要に応じてプロセス（栄養スクリーニング，栄養評価，栄養モニタリング）を記入する。
2）1よい　2まあよい　3ふつう　4あまりよくない　5よくない　から［　］へ該当数字を記入し，必要な事項があれば記載する。
3）1安定した正しい姿勢が自分でとれない　2食事に集中することができない　3食事中に傾眠や意識混濁がある　4歯（義歯）のない状態で食事をしている　5食べ物を口腔内に溜め込む　6固形の食べ物を咀しゃく中にむせる　7食後，頬の内側や口腔内に残渣がある　8水分でむせる　9食事中，食後に咳をすることがある　10その他　から［　］へ該当数字を記入し（あてはまるものすべて），必要な事項があれば記載する。
4）嚥下調整食が必要な場合は，日本摂食嚥下リハビリテーション学会の嚥下調整食コード分類を記入する。
5）1大いにある　2ややある　3ふつう　4ややない　5全くない　から［　］へ該当数字を記入し，必要な事項があれば記載する。
6）問題があれば，□有　にチェックし，［　］へその番号を記入。必要な事項があれば記載する。
※栄養スクリーニングにおいては，把握可能な項目（BMI，体重減少率，血清アルブミン値（検査値がわかる場合に記入）など）により，低栄養状態のリスクを把握する。
※患者・クライエントの状態および家族などの状況により，確認できない場合は空欄でもかまわない。

〈低栄養状態のリスクの判断〉

　すべての項目が低リスクに該当する場合には，「低リスク」と判断する。高リスクに一つでも該当する項目があれば「高リスク」と判断する。それ以外の場合は「中リスク」と判断する。
　BMI，食事摂取量，栄養補給法については，その程度や個々人の状態などにより，低栄養状態のリスクは異なることが考えられるため，患者・クライエント個々の程度や状態などに応じて判断し，「高リスク」と判断される場合もある。

低栄養状態のリスクの判断

リスク分類	低リスク	中リスク	高リスク
BMI	18.5～29.9	18.5 未満	
体重減少率	変化なし（減少 3% 未満）	1 か月に 3～5% 未満 3 か月に 3～7.5% 未満 6 か月に 3～10% 未満	1 か月に 5% 以上 3 か月に 7.5% 以上 6 か月に 10% 以上
血清アルブミン値	3.6 g/dL 以上	3.0～3.5 g/dL	3.0 g/dL 未満
食事摂取量	76～100%	75% 以下	
栄養補給法		経腸栄養法 静脈栄養法	
褥瘡			褥瘡

図 2-17　栄養スクリーニング・栄養評価・栄養モニタリング（様式例）[4]

表 2-20　栄養モニタリング項目[3]

項目	指標
食物・栄養関連の履歴	食物・栄養素摂取，食物・栄養素管理，薬剤・栄養補助食品の使用，知識・信念，補助品の入手のしやすさ，身体活動，栄養に関連した生活の質
身体計測	身長，体重，体格指数，成長パターン指標・パーセンタイル順位，体重の履歴
生化学データ，臨床検査	生化学検査値，検査［例：胃内容排泄時間，安静時代謝率］
栄養に焦点を当てた身体所見	身体的外見，筋肉や脂肪の消耗，嚥下機能，食欲，感情
既往歴	個人的履歴，医学的・健康・家族履歴，治療，補完・代替薬剤の使用，社会的履歴

身体活動量，栄養に関連した生活の質）である。例えば，「食事摂取量が変わっていないのに体重が減少（または増加）しているのはなぜか」や「食事摂取量が変わっていないのに血清ナトリウム値が減少（または増加）しているのはなぜか」と考えることで，原因を推察するヒントが見えてくる。ただし，食事調査によって得られる摂取量には測定誤差を伴うことから，特に経口摂取は BMI・体重変化量の「身体計測」や，「生化学データ，臨床検査値」「栄養に焦点を当てた身体所見」（症状）を組み合わせて確認することで，再栄養評価の正確性が向上する。

2）身体計測

「身体計測」は，短期間ではそれほど変化を示さないため，鋭敏な指標とはいえないが，長期間の栄養状態の変化を評価する場合には有用で，週・月単位の栄養モニタリング・再栄養評価に用いられる。また，BMIや体重変化を把握する際に，浮腫や脱水があると判断を誤る可能性があるため，身体計測の際は浮腫や脱水など「栄養に焦点を当てた身体所見」も評価する必要がある。

3）生化学データ，臨床検査値

「生化学データ，臨床検査値」は，検査項目によって半減期の差が大きいため，目的に合った検査項目を選択する。例えば，栄養指標として一般的に使用されている血清アルブミンは肝臓で合成され，内臓たんぱく質の栄養状態を反映する指標であるが，半減期が21日と長く，炎症などの影響を受ける。短期的な栄養状態の変化をモニタリングする場合，半減期の短いrapid turnover protein（RTP）としてトランスサイレチン（プレアルブミン），トランスフェリン，レチノール結合たんぱくなどもある。これらの血清たんぱく質値は体内の水分量，手術，外傷，感染症など侵襲の影響を受ける[1]。また，疾患により指標となる生化学データ，臨床検査値が異なる。

4）栄養に焦点を当てた身体所見

「栄養に焦点を当てた身体所見」は，外見（見た目），筋肉や脂肪の消耗度など観察により把握できる項目と，嚥下機能や臓器の機能，バイタルサイン（血圧・脈拍数・呼吸速度・体温・意識レベル）など測定により把握できる項目，感情や食欲など問診により把握できる項目がある。

2–5–4 栄養モニタリングと判定の具体的な進め方

栄養モニタリングの時期，項目を設定するとともに，栄養モニタリング自体の時期や項目についても定期的な見直しが必要である。患者・クライエントの症状が変化するとともに，再栄養評価の時期や項目は刻々と変化する。P（プラン）立案の際に設定目標は短期目標，中期目標，長期目標と達成時期を分けて設定し，長期目標を達成するために，どの時点でどの段階に到達するかを定めておく。達成が容易な短期目標をクリアすることで自己効力感が高まり，栄養管理に対する意欲が向上する。また，複数の短期目標の達成状況を評価することで，現在の栄養状態がどの段階にあるか具体的に把握できる[5]。

このように，さまざまな栄養評価の指標を組み合わせて栄養をモニタリングし，エネルギー摂取量・栄養素摂取量が多い，少ないなど問題の所在確認，問題の数値化，重症度を定期的に評価・判定する。栄養管理計画の修正では，S（根拠）に基づき栄養介入した結果，Mx（モニタリング項目）が改善しているか確認する。Mx（モニタリング項目）が改善している場合，Rx（栄養治療計画）およびE（原因）が改善に向かっているか評価・判定することがポ

第2章　栄養管理プロセス

表2-21　栄養モニタリングと判定のポイント[3]

- 適切な指導・測定方法を選択する
- 比較のために適切な基準値を使用する
- 患者・クライエントが期待されるアウトカムに到達する過程のどの段階にいるかを決定する
- 期待されるアウトカムとの相違を説明する
- 進展を助長あるいは妨害する要因を同定する
- 栄養管理の終了または継続を決める

イントとなる。栄養モニタリングと判定のポイントを 表2-21 に示した。

①栄養モニタリング項目（Mx）が改善しない場合は，まず，なぜ改善しないか再検討する。

②栄養介入し栄養モニタリング項目が改善することで，原因（E）が改善する。栄養モニタリング項目（Mx）と原因（E）の変化をモニタリングし，評価することが重要である。

③根拠（S）に基づき栄養介入した結果として栄養モニタリング項目（Mx）が改善しても，原因（E）が改善しない場合は，栄養治療計画が適切でないことが考えられる。この場合は理由を分析し栄養介入計画を見直す必要がある。

　栄養療法は個人により効果の差が生じ，全く同じ経過を示すことはない。したがって，栄養ケアを行う場合には，栄養モニタリングと再評価が必須となる。定期的な栄養モニタリングと評価により，患者・クライエントの栄養ケア（栄養改善）の評価だけでなく，管理栄養士・栄養士の評価も行うことで，常に最適な栄養管理を実施することができる。

2-5-5 栄養管理プロセス実践の成果の判定

（1）成果の判定方法の概要

　管理栄養士・栄養士は，医療，福祉，学校教育，行政，地域活動，勤労者支援などの各分野で栄養管理プロセスの過程で実施した栄養介入後，設定した目標が最終的に達成されたかどうか，その成果を明らかにすることが必要である。その際，問題点や栄養診断の表示（P：problem or nutrition diagnosis label）として記述された栄養診断名，栄養状態を悪化させている要因・病因・リスク（E：etiology），Pの状態に関連する症状/徴候・特徴（S：sign/symptoms）がどのように改善されたのかを，さまざまな指標を組み合わせて，介入成果を総合的に判定することが重要となる。例えば，栄養素摂取量のデータを臨床検査値，臨床診査結果，身体計測値，医学的診断結果などを組み合わせて，それぞれの相互関連性を判定することや，食行動の変容と栄養素摂取量との関連性などの判定を行うこととなる。以下に，主な評価項目を示した。

1）食物・栄養素等摂取に関する事項

　経口摂取患者ではエネルギー，栄養素摂取量，食物摂取量，間食の摂取状況等について適正

であるかを，経腸栄養法，静脈栄養法実施患者では過不足なく，目標量投与量を達成している
かを評価する。評価の指標は，エビデンスに基づいた設定値とすることが重要であり，「日本
人の食事摂取基準」や各疾患の診療ガイドラインなどの栄養食事療法の基準が用いられること
が多いが，個人の特性に合わせて設定することも考慮される。例えば，侵襲などによりストレ
ス下にある場合は，その代謝状態に応じたエネルギーやたんぱく質が補給されているかを判定
することとなる。

その他，患者・クライエントによっては，必要に応じて，栄養サプリメントなどの摂取状況
についても評価する。

2）食生活に関する事項

肥満者にみられる，朝食を抜く，早食い，むら食い，どか食い，気晴らし食い，夜間大食な
どの特有な食行動が改善され，適正な食習慣の形成がされているか，あるいは通常の自力摂取
が困難な対象・クライエントでは食事介護や自助具を用いて食事を摂取する適切な環境が整備
されているかなどが対象となる。

3）栄養管理に関する事項

医療施設の入院患者では退院時に向けた栄養管理の目標の達成状況や転帰を評価する。一般
には，入院時の治療目標やクリニカルパスを参考に判定する。

4）知識・信念・態度

食物・栄養に関する知識度や誤った食生活への信念・態度の改善や行動変容ステージの状況
などがあげられる。患者・クライエント自身が行う，行動変容のための自己モニタリングの実
施状況や，罹患性・重大性の認知の改善などについて判定する。

5）食物へのアクセス

経済的理由や身体的理由によって，適切な食物の入手や調理が困難な場合や，患者・クライ
エントの食生活への友人や家族の支援がない場合などに設定した改善策が達成されているかな
どが評価対象となる。

6）身体計測値

身長，体重，％IBW，BMI，腹囲，上腕三頭筋皮下脂肪厚，上腕周囲長，上腕筋囲，体重
減少率，体重歴を把握する。成長期には，それぞれの年齢に応じて，頭囲，成長曲線，パーセ
ンタイル値なども用いる。

7）身体的活動

患者・クライエントの日常的な身体活動量，運動習慣について評価する。1日の目標歩数な

第 2 章　栄養管理プロセス

どが設定されている場合は，その達成度を判定する。

8）臨床検査値，医学的データ

各疾患や病態の栄養評価項目となる血液生化学検査値，生理機能検査などから栄養介入による改善がみられたか評価する。薬剤が栄養状態に影響を与えている場合には，それらの使用状況についても把握する。

9）栄養状態と相互関連する身体所見

食欲，身体機能，嚥下機能，骨格筋の可動領域，口腔内健康状態，呼吸機能などについて評価する。乳児では，吸啜能力や吸啜・嚥下反射能力の調整なども対象となる。

（2）栄養管理プロセスのアウトカム指標の重要性

栄養管理プロセスでは，原因・病因（etiology）と栄養診断を明確にし，的確な栄養介入を実践することにより得られたさまざまなアウトカム指標を明らかにすることによってその成果をより明確にすることが可能となる。アウトカム指標は，2 つに分類される。第 1 は，栄養管理に関するアウトカム指標であり，第 2 は，栄養管理により栄養状態を改善することで寄与できる健康管理に関する指標である。図 2-18 には，アウトカム指標の概念図を示した。

栄養診断では，それぞれの診断名がコード化されているため，コードごとに，その栄養介入の成果を集積することが可能となる。例えば，栄養診断名 N-5.2「栄養失調」には，原因・病因（etiology）として，臨床や介護分野では慢性疾患，消化管の機能的低下などがあるが，それぞれの病因に対する栄養介入を実施し，栄養介入の成果を集積することで，低栄養患者などの改善に対する管理栄養士の施設内栄養管理プロセスの実践成果をエビデンスとして示すことができる。さらに，多数の施設のデータを集積することが，管理栄養士による栄養管理効果のエビデンスを示すことで，成果説明責任（accountability）を果たすことにもつながることが考えられる（図 2-19）。

引用文献

1）日本静脈経腸栄養学会編：静脈経腸ガイドライン第 3 版（2013）照林社
2）本田佳子編：新臨床栄養学，栄養ケアマネジメント第 2 版，p.112-114（2013）医歯薬出版
3）公益社団法人日本栄養士会監訳：国際標準化のための栄養ケアプロセス用語マニュアル，p.380-382（2012）第一出版
4）栄養マネジメント加算及び経口移行加算等に関する事務処理手順例及び様式例の提示について（平成 17 年 9 月 7 日厚生労働省老健局老人保健課長通知老発第 0907002 号）（抄）
5）日本病態栄養学会編：病態栄養認定管理栄養士のための病態栄養ガイドブック改訂第 5 版，p.48-89（2016）南江堂

2-5. 栄養モニタリングと判定

```
                栄養管理アウトカム
        ┌─────────────────────────────┐
        │ 適切な栄養摂取量・栄養管理の実施      │
        │ 栄養に関する知識，態度の改善，       │
        │ 食物のアクセスへの改善など          │
        ├─────────────────────────────┤
        │ 身体計測値の適正化              │
        ├─────────────────────────────┤
        │ 臨床検査値の改善               │
        ├─────────────────────────────┤
        │ 栄養状態と相互関連する身体所見の改善    │
        └─────────────────────────────┘
```

```
                ヘルスケアアウトカム
        ┌─────────────────────────────┐
        │ 健康・疾病に関するアウトカム         │
        │ 疾病発症や健康障害リスクの低減        │
        │ 疾病の改善やコントロール状態の改善      │
        │ 合併症発症の予防               │
        ├─────────────────────────────┤
        │ コストアウトカム               │
        │ 医療費・介護費用の削減            │
        │ 在院日数の減少                │
        ├─────────────────────────────┤
        │ 患者・クライエントのアウトカム        │
        │ 身体障害の減少                │
        │ QOL の向上                  │
        └─────────────────────────────┘
```

図 2-18 栄養管理プロセスのアウトカム指標

資料）International Dietetics and Nutritional Terminology（Idnt）Reference Manual: Standard Language for the Nutrition Care Process 4th edition, American Academy of Nutrition and Dietitics, p. 66（2012）

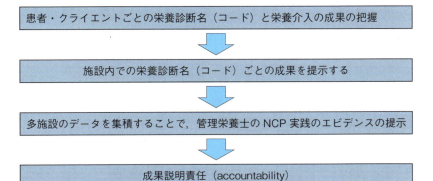

図 2-19 栄養管理プロセスのアウトカム指標の蓄積

2-6 栄養管理の記録方法

2-6-1 栄養管理の記録方法

栄養記録にはさまざまな方式がある。現在，アメリカで用いられている記録方式は，ADIME*やSOAP方式などがあり，主な記載法式はこの2つのようである。わが国ではPOSが1970年代に紹介され，POSに沿った記録方法が医療機関を中心に普及している。多くの管理栄養士・栄養士がPOSで紹介されている経過記録のSOAP方式を用いて記載していることから，栄養管理プロセスの記載方法は，SOAPを基本にした。

> *ADIME（assessment, diagnosis, intervention, monitoring, evaluation）：栄養管理プロセスの4つの過程に沿って，その順に記録をする方法。一連のキュアやケアの終了後は，最終的な総評価を記載する。

（1）問題志向型システム（POS）

1）POS

問題志向型システム（POS；problem oriented system）は，患者の問題点を解決するためのプロセスを論理的に整理し，科学的根拠に基づいた一連のシステムとして発表された。問題志向システムとして1970年ころ，わが国に紹介され，医療分野での記録のあり方として普及したが，多職種が理解することで記録（情報）の共有が行いやすいことから，特定保健指導などその他の分野でも用いられている。治療のために，患者とともに医療従事者などが作成するシステムといわれ，その目的は，全人的医療（ケア）である。

P（problem）は，患者（対象者）が抱えている問題点で，これを整理したものが問題リスト（problem list）である。問題点の判定が「診断」であり，医師の場合は傷病名として記載されていて，治療の目標となる。栄養管理では栄養改善しなければならない目標となる。患者の身体的情報や食事・栄養面からだけでなく，生活環境・社会環境などあらゆる情報について科学的理論性をもって整理したものが「栄養問題リスト（Problem list）」となる。

O（Oriented）は，「志向」あるいは「指向」と訳されている。これは，常に問題点に意識を向けている，あるいは見出した問題点を見据えているということで，患者の問題点を明確に把握した上で解決に向けようとするものである。

S（System）は，患者のもつ問題点を解決するために，患者の情報把握，栄養教育課程，および患者をケアするためのチーム医療の組織づくりまでを含め，システムとしている。

2）POSの仕組み

POSには3つの段階がある（表2-22）。第1段階は，治療に当たっての根拠とした情報や判断した内容，実施の経過とその結果などを所定の様式・手順に従って記録する（POMR）。第2段階は，実施した記録の監査である。これは実施したキュアやケアが，適切に行われていたかどうかを検討するプロセスである。監査では患者のキュアやケアの質を評価する。第3段

表2-22	POS の 3 つの段階

第1段階：POMR（problem oriented medical record：問題志向型診療記録）の作成
第2段階：実施した記録（POMR）の監査
第3段階：ケアの修正

階は，そのとき検討した事項で，修正・改善が必要とされた事柄を修正して，次の治療やケアに当たる。

　第2，第3段階は，キュアやケアの評価と方法の修正で，医療スタッフや上級者による指導を受け，不適切な部分について，より適切で効率的な方法を検討するステップである。

（2）問題志向型診療記録（POMR）

1）POMR の仕組み

　問題志向型診療記録（POMR；problem oriented medical record）は，以下の4つのカテゴリーからなる。

　　①データベース（基本情報）

　　②問題リスト

　　③初期計画（診断計画，治療計画，教育計画）

　　④経過記録（SOAP に分けて記載）

　　⑤サマリー，退院要約

2）問題志向型診療記録（POMR）による栄養記録

　栄養記録には，摂取栄養量や食習慣などの栄養情報（データベース），献立・食事計画などの栄養補給や栄養教育計画，これらの栄養管理によってもたらされた成果（アウトカム）や一連の栄養管理に対する管理栄養士の考え（考察）などが記載される。

① （栄養）データベース　　栄養評価に必要な情報

・食事摂取状況：食生活の状況（嗜好，食習慣，食環境など），摂取栄養素等量など

・身体計測：身長，体重，体脂肪量，骨格筋量，周囲長など，主に計測によって得られた情報

・臨床検査データ：血液・尿生化学検査，その他の臨床検査

・身体徴候（観察した内容，外観など）：皮膚・爪，態度・表情，やせている（肥満）

・個人履歴：病名（主訴，現病歴，既往歴，合併症，治療方針），職業，家族構成（キーパーソン，調理担当者など），患者の生活背景（生活環境，経済状況），服薬状況など

② 問題リスト（栄養問題）　　栄養データベース（栄養評価に必要な情報）を基に，身体の状態（病態も含む）と栄養（食生活）の関連について評価（栄養評価）し，改善が必要と思われる栄養問題を抽出する。栄養問題と判断した根拠は何か，またそれを引き起こした原因を判定し，重要なものから順に整理する（栄養診断）。栄養問題はできる限り一つに絞る。多くても3項目までに整理する。

第2章　栄養管理プロセス

表 2-23	SOAP の内容

S：Subjective Data（主観的情報）
O：Objective Data（客観的情報）
A：Assessment（評価）
P：Plan（計画）
　Mx）モニタリング計画
　Rx）栄養治療計画
　Ex）栄養指導計画

③ 栄養管理計画（栄養管理プラン）　栄養問題（栄養診断）ごとに到達（最終）目標を設定し，目標達成に必要となる栄養管理をモニタリング計画，栄養治療計画，栄養教育計画に分けて記載する。

・モニタリング計画（Monitoring Plan；Mx）

・栄養治療計画（Theraputic Plan；Rx）

・栄養教育（栄養指導）計画（Educational Plan；Ex）

④ 経過記録　栄養管理計画に沿って行われた栄養治療や栄養管理の内容を記録する。どのような根拠に基づいた判断かがわかるよう，根拠となる情報を主観的情報（S）と客観的情報（O）に分けて記載する。これらの情報を基に栄養診断して，栄養治療や管理の計画を作成する。

これを一定のフォーマット，すなわち，SOAP に分けて記載する（表 2-23）。

（3）栄養指導報告書

栄養管理の記録と意義

医療や福祉あるいは健康増進・教育などの場では，管理栄養士単独での治療や栄養管理が行われることはなく，医師・歯科医師や保健師・看護師，薬剤師，理学療法士，介護福祉士などによる（医療や福祉）チームで取り組む。さまざまな専門的立場により行われた治療の経過と成果（結果）は，多職種での共有が重要となる。多職種で関わった治療やケアは，理解が重要で，記録は，医療チームの重要なコミュニケーションツールとしての役割を果たす。

したがって，栄養管理はどのような考え方（evidence）に基づいて行われたか，また，その結果（成果）はどうであったかなどの内容の記録が求められる。円滑なチーム運営では，必要事項が分かりやすくきちんと整理され記載されていることが重要で，他施設などへ情報提供する際にも役立つ。栄養情報提供をスムーズに行うには，施設内外・地域活動拠点も含めた記録のシステム化（標準化）が望まれる。したがって，管理栄養士・栄養士は，患者・クライエントおよび家族などへのインタビューや観察した内容，食生活の状況や身体計測，観察した内容などの情報や判定（栄養診断），実施した内容（栄養管理）を医療（福祉）チーム内で共有できる標準化された方法で記載できることが重要となる。

（4）栄養管理プロセスの記録

1）SOAP の活用

わが国では，POS による記録方式が医師や看護師などのメディカルスタッフで取り入れら

れている。臨床経過の記録に用いられている「SOAP」に分類した記録方式（表2-24）を取り入れることで，スムーズな情報提供が行われ，より効果的な栄養管理につながる。

① S：subjective data（主観的情報）　管理栄養士が問診で得た患者・クライエントの食事に対する意識や人生観，疾病に対する思い，社会的観念，家族関係，宗教的思想などを記載する。ただし，その情報の中でも栄養管理を行うことで教育効果のあった内容や，食事に対する意識変化や病気に対する治療への受け入れなど，改善目標や栄養上の問題点のようなキーワードとなる発言があれば必ず記載する。

② O：objective data（客観的情報）　摂取栄養素等量，食事指導後の実践状況，指示栄養量，他のメディカルスタッフからの栄養に関連した情報，身体計測値，タイムスケジュールから算出された消費エネルギー量やその他数値化できるもの，理解度や態度など専門職が観察した事項などを記載する。

③ A：assessment（評価・考察）　SとOの情報（これが根拠となる）を基に栄養評価した内容と判定結果を，栄養診断として記載する。2回目以降は，実施した栄養管理に対する再評価を記載する。また，実施した栄養管理のアウトカムに対する評価を記載する。

④ P：plan（計画）　「A」の評価・考察を踏まえて，栄養ケア計画を検討しMx），Rx），Ex）に分けて記載する。

Mx）栄養管理の経過をモニタリングするための指標

Rx）栄養治療，すなわち指示栄養素等量や具体的食事療法など

Ex）栄養指導（教育）内容

2）PES 報告（栄養診断の記録）

① 栄養診断　栄養評価し判定（栄養診断）した内容をカルテに記載する。栄養診断の記載は，栄養診断の根拠や原因（要因）を明確にして記載する。内容はP；栄養問題（栄養診断：Problem/diagnosis），E；原因・要因（Etiology），S；徴候，根拠（Symptom）で，S，E，Pの順に記載する。

　サイン（S：徴候）は，栄養評価した結果見つかった問題点で，栄養診断の根拠となる。栄養データベースや，SOAPで記載した経過記録では「S」，「O」に書かれた内容である。これらの内容が，栄養診断（判定）の根拠となる。

② 栄養診断の根拠と原因　食生活や身体情報，臨床検査データなどを基に，栄養評価して見つかった改善が必要な問題点（サイン・徴候）が栄養診断の根拠となる。例えば，「エネルギー摂取量過剰」であれば，エネルギー摂取量が目標値の150％，間食や夜食の習慣，BMIが26 kg/m^{2}などである。

　原因や要因（Etiology）は，栄養評価結果を踏まえ，患者・クライエントの病態や生活習慣，生活環境などから，管理栄養士・栄養士が特定する。例えば，「NI-2.1 経口摂取量不足」では，図2-20 に示したような内容が予測される。日常の栄養管理業務を整理し，頻出する栄養診断項目については各職場で協議し，ある程度要因・原因となる事柄とその対策に

第2章　栄養管理プロセス

表2-24　栄養管理記録票（例）

栄養診断コード	NI-1.1 NC-1.1 NB-1.1
S	
O	
A	栄養診断の根拠（PES） 　S（Sign/Symptoms）の根拠に基づき，E（Etiology）が原因や関係した， 　P（Problem or Nutrition Diagnosis Label）と考える。
P	Mx）モニタリング計画 Rx）栄養治療計画 Ex）栄養教育計画
到達目標	

　ついて整理しておくとよい。

　最初に記載する栄養診断名とコードは，栄養診断が2つある場合は2つ，3つある場合は3つ記載する。PES報告は，栄養診断が1つの場合は1つ，2つの場合は2つ，3つの場合は3つ記載する。1つの栄養診断に対して1つのPES報告を記載し，それぞれの栄養診断の根拠を明確に記載する。

例：NI-2-1 経口摂取量不足

どのようなときにこの診断名を使うか

　食事量が絶対的に不足しているが，エネルギー量や必要な栄養素量を○kcal，□g など，細かく数値にする必要がないと判断したときに使用する。

　次回の栄養介入や栄養評価を行うとき，これらの数値を一番の指標にしない場合。

S（徴候，症状；栄養診断の根拠となる事項）

・食事摂取量が，平均 4 割で 1 週間続いた。

・食事は，宅配弁当が 1 日 1 食で，2 週間程度続いている。

・体重が 1 か月で 5 kg 減った。

など数値化できるものを抽出する。栄養評価で栄養診断の根拠となった事項である。

E（要因・原因）

　栄養問題が生じた原因と考えられる事柄である。管理栄養士・栄養士が介入し解決するための対策を講じることができる内容でなければならない。すなわち，栄養指導や栄養補給（栄養管理の方法）により改善できる内容を的確に表現できることが求められる。自身の施設などであらかじめ検討し，その対策も含め整理しておくとよい。

〔経口摂取量不足の「要因・原因」と考えられる具体例〕

・好き嫌い，慣れない食事

・味覚低下，味覚異常

・入れ歯が合わない，入れ歯がない

・食べると口の中が痛い，喉が痛い

・厳しい食事制限で食べるものが限られている・不十分。アレルギーやその他の極端な食事制限など

・呼吸困難

・便秘・下痢・腹痛・頭痛・体調不良・心の痛みに関連した食欲低下

・アルコールや薬物依存による食欲低下

・吐き気，嘔吐

・吐き気止めの服薬のタイミングが合っていない

・意味のない絶食，長引いている絶食，長引いている流動食

・嚥下機能の低下に絡んだ食欲不振

・介助不十分で食べられるのに食べられない

・せん妄，困惑などで意識がはっきりしていない

・ハンガーストライキ，うつ，摂食障害，意図的に食べない

・食事への関心がない

・経済・社会的な問題で十分な食事ができない

・認知症で十分に食べられない，誤嚥する

など，これらの原因に対する対策も同時に検討して整理しておくとよい。

図 2-20　栄養診断の根拠と要因（原因）の考え方（例）

2-7 アウトカム管理システム

2-7-1 アウトカム管理システム（アウトカム・マネジメント）とは

　アウトカムとは，予想される結果や成果，ゴールのことをいい，その達成期間を事前に設定して行う結果からのプロセスや資源の統制手法である。達成すべきアウトカムを期間の目標とともに公開し，それを基に資源配置と実施計画を立案する手法をアウトカム管理システム（outcome management system）という。また，アウトカム指標を設定し[2]，モニターし，プロセスの途中で中間評価を行い，期間目標の達成後に投入した資源に見合うだけのアウトカムを達成したかどうかの評価を行う。そして，アウトカム評価結果を公開し，他のプログラムとも比較し，総合評価を行うという一種のマネジメント技法のことである[1]。

（1）評価の観点

　一般的に評価の目的は，①実施上の問題点がなかったかどうかを検討し，改善点を見つける。②有効性・効果・効率を明らかにする。③研究や理論化を行うことである。その評価は，構造（ストラクチャー：structure），経過/過程（プロセス：process），結果（アウトカム：outcome）から構成される。最終的な評価は，結果で評価されることになるが，結果のみの評価では問題点が明らかにできず，改善策が見出せない場合も多い。そのため，結果だけでなく過程を評価し，構造についても評価することが必要である。それぞれの評価を行うためには，評価指標，評価手順，評価期間，評価基準について明確にしておくことが必要である。

1）構造評価

　栄養管理プロセスを進める上での障害に対しては，構造上の問題である組織や人員配置，他職種との価値観や意欲の問題解決や業務の改善活動などが必要な場合が多い。栄養関連部門の施設構造や設備・組織・体制・人員配置・勤務体制なども含めて評価することを構造（ストラクチャー；structure）評価という。これらの手順や経過を文書化しておく必要がある。また，構造の問題では，改善に限界があるが，改善できない基本的な問題を明確にすることになり，基礎データになる。

2）経過/過程評価

　栄養管理の計画の手順や実施状況，実施上の問題なども検討する。内容や流れ，栄養管理計画どおりにサービスが提供されたか，栄養管理計画は適切だったかなどを評価することを経過/過程（プロセス；process）評価という。

3）結果評価

　最終的には，栄養スクリーニングや栄養評価に用いた項目について，どの程度達成されたかを評価することを結果（アウトカム；outcome）評価といい，定量的に評価していく。栄養状

態，要介護状態区分，日常生活動作，平均在院日数，合併症数，入院回数，患者満足度，QOL，医師の受診回数（投薬・注射・処置料）などである[2]。

2-7-2 栄養管理プロセスにおけるアウトカム管理システムとは

栄養管理プロセスにおけるアウトカム管理システムとは，①栄養管理プロセス実施の結果をモニタリング（監視）する，②集計データを用いて影響を評価する，③最適なパフォーマンスとアウトカム（結果）に達しなかった原因を特定し分析する，④栄養管理プロセスの過程を改善する[3]である。つまり，今後データを集積していくことで，栄養管理プロセスを改善することが可能となる。

栄養管理プロセスとは，患者・クライエントのために，個々の栄養管理の品質と一貫性を改善し，また患者・クライエントの結果（予後）が改善できるようにデザインされている。つまり，個々の患者・クライエントの栄養管理を単に標準化するだけでなく，栄養管理を提供するための過程を標準化することを目的にしている[3]。栄養診断で用いられるPES報告が中核部分となり，それに連動して物事が動くようになっており，PES報告とケア計画は関連づけられている。モニタリング計画（Mx：monitoring plan）は，徴候/症状：根拠となる栄養診断を決定すべき栄養評価上のデータ（根拠）（S）と関連づけられ，栄養治療計画（Rx：therapeutic plan）および栄養教育計画（Ex：educational plan）は，原因や要因（E）と関連づけられる。

（1）栄養管理プロセス実施の結果（アウトカム）のモニタリング（監視）

アウトカム管理システムではつまり，PES報告の徴候/症状（S）を基に計画したモニタリング項目（Mx）が妥当であったかを検証する。計画した項目の結果を単一または複数項目組み合わせて，改善，変化なし，悪化または低下などの評価をする。モニタリング項目（Mx）が改善していけば，原因/要因（E）が改善してくるはずである。しかし，S（根拠）に基づき計画したモニタリング項目（Mx）が改善しても，原因や要因（E）が改善しない場合がある。この場合は，栄養治療計画がうまく機能しなかったことになるので，その理由を分析し再度計画することが必要である。

（2）影響評価とは

影響評価とは，患者・クライエントにどのような良い影響を与えたか，プログラムによって得られた患者・クライエントの行動の変化や向上などの影響を評価する。食物・栄養素摂取，身体計測，生化学検査，栄養に焦点を当てた身体所見などの適切な指標や測定方法を選択し，そのデータを蓄積する。栄養管理プロセスを実施することによる効果は，客観的データを用いて，他部門に理解しやすい表現で，多角的に評価し，情報発信する。

（3）最適なパフォーマンスとアウトカム（結果）に達しなかった原因の特定・分析と見直し

徴候/症状（S）に基づき計画したモニタリング項目（Mx）が改善しても，原因や要因（E）が改善しない場合がある。この場合は，栄養治療計画がうまく機能しなかったことになるの

第2章　栄養管理プロセス

表2-25	アウトカム評価の考え方

設定したアウトカムに達したか否かの評価を，ここでは肥満の場合を例に説明する

●適切な指標・測定方法を選択する
・食物・栄養素摂取：食事内容，食事量，エネルギー摂取量，栄養素摂取量，食事時間など
・身体計測：身長，体重，体格指数（BMI），ウエスト周囲長，体重の経過，体脂肪率（量），皮下脂肪厚（上腕三頭筋部，肩甲骨下部），上腕周囲長，上腕筋囲，上腕筋面積など
・生化学データ：総コレステロール，LDLコレステロール，トリグリセリド，血糖値，HbA1c，ALT，AST，γ-GTPなど
・栄養に焦点を当てた身体所見：身体的外観，臨床診査（自・他覚症状の観察）など

●比較のために適切な基準値を使用する
・学会のガイドライン，体格指数，身体計測の基準値など具体的な指標を使用する

●対象者が期待されるアウトカムに到達する過程のどの段階にいるのかを決定する
・到達度を評価する。長期目的や短期目標の体重に対し，現在何kg減量した，BMIが○○に減少した，体脂肪率が○%減少した，などを示す

●期待されるアウトカムとの相違を確認する
・○か月で○kg減量の予定だったが，まだ○kgの減量ができていない

●進展を助長あるいは妨害する要因を同定する
・油料理は少なくなったが，間食の菓子類が減らせない，間食より○kcal摂取している，など

●栄養管理の終了または継続を決める
・体重減少が目標量の○kgより○kg多いことから，今後も継続する

で，改善しなかった理由を分析することが大切である。単にスクリーニングや栄養評価項目だけでなく，前述した構造の評価，経過/過程の評価，結果の評価を用いて解析すると原因が特定しやすい（表2-25）。

栄養スクリーニングや栄養評価，栄養診断，栄養管理計画について定期的に見直し，問題点がある場合は改善策を検討する。栄養管理プロセスの過程そのものに問題がある場合，問題点を把握し，他部門と調整を図り改善することも，必要である。

また，標準化した指標や基準値を活用することにより，アウトカムデータの収集方法の正当性と信頼性を高めることになる。これらすべての手順は，電子的な図表化や記号化，アウトカムの判定を促進することにつながる。

引用文献

1）武藤正樹：アウトカムマネジメントと栄養パス，ビジュアル臨床栄養実践マニュアル　第1巻栄養アセスメントと臨床検査/チーム医療と栄養士，p.178-188（2003）小学館
2）杉山みち子：栄養ケアとマネジメント，ビジュアル臨床栄養実践マニュアル　第1巻栄養アセスメントと臨床検査/チーム医療と栄養士，p.164-167（2003）小学館
3）公益社団法人日本栄養士会監訳：栄養ケアプロセスの概要，国際標準化のための栄養ケアプロセス用語マニュアル，p.1-8（2012）第一出版

第3章

栄養管理プロセス演習

3-1 医療分野

医療分野における NCP の活用の意義（医療における特徴）

　医療分野では，これまでにも患者個々のカルテ記載において「栄養ケア・マネジメント（NCM：Nutrition Care Management）」を実践してきた経緯がある。そこで，新たに医療現場に導入される「栄養管理プロセス（NCP：Nutrition Care Process）」も，栄養ケアを必要とする患者に対して，効果的かつ効率的な栄養管理ができるように工夫された手法であることには変わりはなく，①栄養アセスメント，②栄養診断，③栄養介入，④栄養モニタリングと評価で構成された内容は，問題志向型システム（POS：problem oriented system）に基づく診療記録（POMR：problem oriented medical record）と同様に，一般臨床でのカルテ記載の標準化に合致していると考える。また，この POMR の中での経過記録の記録様式「SOAP」の活用に慣れている点は，導入へのハードルは決して高くはなく，どの管理栄養士（関連職種を含む）がカルテを確認しても，患者の栄養治療方針や栄養治療過程・課題が明確に理解できるところなどが最大の利点であると考えている。

　具体的には，NCP の運用に当たり，従来の「SOAP」の形式に準拠して「A：assessment」には栄養診断と PES 報告（「S の根拠に基づき，E が原因や関連した，P と考える」と一文で記載），「P：plan」には，栄養診断に基づいて短期，中期，長期の目標を設定し，「Mx, Rx, Ex」の記載をすることとなる。PES 報告を利用することにより科学的根拠に基づいて説明をすることができ，各種カンファレンス（栄養サポートチーム，摂食嚥下，褥瘡，緩和ケアなど）においても，限られた時間で，要点をわかりやすく他職種に伝えることが可能となることは大きな利点である。特に，医療環境では，原疾患，既往歴，生活習慣に関するデータや，生化学データ，身体所見など数多くの客観的データが存在し，場合によっては，患者の心理状況などのデータも活用して問題点を絞り込み，解決すべき優先順位をつけることになるが，データが豊富にあればあるほど総合的な視点に立った評価がしにくくなるという欠点を補う効果もNCP にはあると考えている。すなわち，過程や言語が標準化されていることにより，自身の思考も整理でき，作業の効率化が可能となるばかりではなく，近年，急性期病院では在院日数の短期化に伴い，介護・福祉施設との連携が重要となり，NCP による標準化された用語や記録文書を用いることで，問題点や要因，対策が理解しやすく，適切な栄養管理を継続して行うことが可能となり，患者や家族にも安心感を与えられることは非常に有益である。

　まとめてみると，医療現場で栄養管理プロセス（NCP）を活用することの特筆点は，その過程に「栄養診断（Nutrition Diagnosis）」の段階が存在していることであり，「診断」という文言が気になる方も多いとは思うが，簡単に言えば，医師が用いる各種疾患の診断基準に合致するものとして，国際的に標準化された栄養基準が用意されたと理解している。すなわち，栄養管理面の問題点を総合評価し，標準化するものであり，統計学的に疾患ごとの栄養診断の傾向や診断に基づく原因との因果関係を把握することができる。最後になるが，標準用語を用いていることにより，国際的な臨床研究にも活用できる利点があると考えている。

3-1．医療分野

医療分野事例１：糖尿病（65歳 男性）

病歴

主訴：糖尿病といわれた
現病歴：胃の調子が悪く，近医を受診し，高血糖，脂質異常を指摘された。
　　　　専門診療科がある当院へ紹介受診となった。
既往歴：45歳　高血圧
服薬状況：アンギオテンシンⅡ受容体拮抗薬（降圧薬）
今回処方薬；DPP-4阻害薬（血糖値降下薬），HMG-CoA還元酵素阻害薬（脂質異常症治療薬）

生活背景

家族構成／食事担当者：１人生活（独身）／本人
居住環境：借家アパート（１階）
経済状況：年金生活
その他：現在運動習慣なし。若い頃は，体を動かすのが好きで，いろいろなスポーツをやっていた。

臨床検査

血液検査：FBS 132 mg/dL，HbA1c 6.7%，TC 235 mg/dL，HDL-C 32 mg/dL，LDL-C 144 mg/dL，TG 295 mg/dL，AST 31 IU/L，ALT 59 IU/L，γ-GTP 100 IU/L
尿検査：尿糖（−），尿ケトン体（−），微量アルブミン（−）
血圧 126/79 mmHg

身体計測

身長 160.0 cm，体重 83.2 kg（20歳代 60 kg，退職時 75 kg），BMI 32.5 kg/m^2，体脂肪率 32.2%，腹囲 90 cm

食生活状況

ご飯が好きで１日米３合食べていた。味付けは濃いものが好きで干物，練り物・加工品，漬物を好んで食べ，みそ汁は１日２杯飲む。料理は自ら進んで作らず，おかずは揚げ物などの惣菜を買って食べることが多い。１日に卵２個，肉も脂身の多い部位を好んで摂っている。野菜を食べる量は 100 g程度。牛乳は水代わりに 1,000 mL 摂る。
外食の頻度は週１〜２回，ラーメン，カレー等を食べることが多い。月２〜３回は友達とバイキングに行きお腹一杯食べる。
コーラ，缶コーヒーなどは毎日１杯飲む。以前は，ビール大６瓶飲んでいたが，62歳から禁酒，現在はなし。食事時間は，5〜6分と早い。
　朝食：ご飯（300 g），みそ汁，目玉焼き（２個），ハムやウインナー（4〜5個），漬物
　昼食：ラーメン（汁飲む），ご飯（半ライス）
　夕食：ご飯（300 g），みそ汁，刺身（１人前），唐揚げ（１人前），煮物（惣菜）
　間食：コーラ 350〜500 mL，缶コーヒー（微糖）200〜250 mL，牛乳 1,000 mL，アルコール（−）
　栄養素等摂取量（／日）：エネルギー約 3,000 kcal，たんぱく質 110 g，食塩 14〜15 g

栄養食事指導（栄養介入）に至った経緯

近医受診の際，高血糖，脂質異常，肥満を指摘されたが，今まで栄養指導を受けたことがないため生活習慣改善も含め，減量を目的に栄養食事指導依頼となった。
医師による指示エネルギー量（／日）1,600 kcal，食塩６g未満

189

第3章　栄養管理プロセス演習

栄養ケアの記録

初回介入時

栄養診断	NI-2.2　経口摂取量過剰 NI-5.10.2.7　ナトリウム（食塩）摂取量過剰
S	ご飯が好きで1日米3合食べていた。味付けは濃いものが好きで干物，練り物・加工品，漬物を好み，みそ汁は1日2杯飲む。料理は自ら進んで作らず，おかずは揚げ物などの惣菜を買って食べることが多い。1日に卵2個，肉も脂身の多い部位を好んで摂っている。野菜を食べる量は100g程度。外食の頻度は週1～2回，ラーメン，カレー等を食べることが多い。月2～3回は友達とバイキングに行きお腹一杯食べる。牛乳は水代わりに1,000mL摂る。それ以外に，コーラ，缶コーヒー（微糖）などを毎日1杯は飲んでいる。62歳頃までビール大6瓶飲んでいた（現在は禁酒）。食事を食べる時間は，5～6分。 **食生活状況** 　朝食：ご飯（300g），みそ汁，目玉焼き（2個），ハムやウインナー（4～5個），漬物 　昼食：ラーメン（汁飲む），ご飯（半ライス） 　夕食：ご飯（300g），みそ汁，刺身（1人前），唐揚げ（1人前），煮物（惣菜） 　間食：コーラ350～500mL，缶コーヒー200～250mL，牛乳1,000mL，
O	身体計測：身長160.0cm，体重83.2kg，BMI 32.5kg/m^2，体脂肪率32.2%，腹囲90cm 血液検査：FBS 132mg/dL，HbA1c 6.7%，TC 235mg/dL，HDL-C 32mg/dL，LDL-C 144mg/dL，TG 295mg/dL，AST 31IU/L，ALT 59IU/L，γGT 100IU/L BP 126/79mHg 尿検査：尿糖（－），尿ケトン体（－），微量アルブミン（－） 服薬状況：アンジオテンシンⅡ受容体拮抗薬，DPP-4阻害薬，HMG-CoA還元酵素阻害剤 栄養素等摂取量（/日）：3,000kcal，たんぱく質110g，食塩：14～15g 医師による指示栄養素等量（/日）：1,600kcal，たんぱく質75g，食塩6g未満
A	BMI 32.5kg/m^{2}で肥満（2度）。普段から大食で，エネルギー摂取量は3,000kcalと多い。おかずは惣菜を買って食べることが多く，味付けは濃いものを好み，みそ汁は2杯/日摂取。食塩摂取量は14～15g/日と多い。また，野菜の摂取量は100g程度と少ない。早食いで食事摂取時間は5～6分と短い。TG 295mg/dL，T-Cho 235mg/dL，FBS 132mg/dL，HbA1c 6.7%は高値である。 目標栄養素等量は，体重を基本に考える。当面の目標体重を64.0kg（BMI 25.0kg/m^2）として，－1～2kg/月の減量を目指す。エネルギー量30kcal/kg/日，たんぱく質1.2g/kg/日，高血圧のため食塩は6g/日未満と考える。 当面の目標栄養素等量（/日）：エネルギー64.0kg×30kcal≒1,900kcal，たんぱく質64.0kg×1.2g≒75g，食塩6g未満 〈栄養診断の根拠〉 ・BMI 32.5kg/m^2，体脂肪率32.2%，HbA1c 6.7%，及び大食により指示エネルギー量より187%と過剰摂取していることから（を根拠に），適切な食物・飲料に関する知識不足が原因となった，経口摂取量過剰である。 ・食塩を含んだ食物や加工食品からの推定食塩摂取量が14～15g/日で指示量の250%であることから，食塩の補給源となる食物や外食，加工食品への理解不足が原因となった，ナトリウム（食塩）摂取量過剰である。
P：Mx)	体重（BMI），体脂肪率，食事摂取量（牛乳摂取量），食塩摂取量 BS，HbA1c，TGなどの生化学的データ，BP
Rx)	目標栄養素等量（/日）：エネルギー1,600kcal（当面1,900kcal），たんぱく質70g，食塩6g未満 当面の目標体重を64.0kg（BMI 25.0kg/m^2）とし，－1～2kg/月の減量を目指す。 運動：ウォーキング20～30分/日，スクワット30回/日から開始し，徐々に増やす。
Ex)	栄養に関連した知識の習得と低エネルギー飲料の紹介 加工食品の食塩量と，低塩食品や減塩料理法の紹介 運動療法についての知識・効果・方法について
【長期目標】	目標栄養量の摂取と，適切な体重・血糖コントロールを維持して，合併症を予防することができる。
【短期目標】	減量，減塩することができる。

栄養介入とモニタリング（2か月後）

栄養診断	NI-2.2　経口摂取量過剰　→　改善傾向（202×年○月○日） NI-5.10.2.7　ナトリウム（食塩）過剰摂取　→　改善傾向（202×年○月○日）
S	ご飯は2合に減らした。みそ汁は具を多くして飲むようにしたが2回/日は飲んでしまう。野菜はサラダを自分で作って食べるようにした。もやし1袋とレタスは1個/日食べるようにしている。 バイキングは1回/月に減らした。喉が渇いたときには水を飲むようにしている。牛乳は1本/2日にしてコーラもやめた。最初はつらかったが，最近はどうにかできるようになってきた。 運動はスポーツクラブで毎日続けている。もともと好きだったので気分転換にもなって，結構楽しい。
O	体重 79.5 kg（−3.7 kg），BMI 31.4 kg/m²，体脂肪率 30.2% 改善した食事内容：ご飯（150〜200 g），牛乳（500 mL），コーラ・缶コーヒー（なし）。野菜摂取量が増加（野菜 300〜400 g） 摂取エネルギー量（/日）：約 1,900 kal，食塩 9〜10 g FBS 125 mg/dL，HbA1c 6.5%，TC 220 mg/dL，HDL-C 40 mg/dL，LDL-C 130 mg/dL，TG 250 mg/dL，AST 30 IU/L，ALT 45 IU/L，γGT 75 IU/L，BP 130/75 mmHg
A	体重 79.5 kg（−3.7 kg），BMI 30.4 kg/m² と改善。エネルギー摂取量は，ほぼ当面の目標が達成できた。食塩摂取量は 10 g 程度と減少してきたがまだ多い。 現在の食事，運動習慣の継続を図る。次回栄養指導は2か月後。
P：Mx)	体重，BMI，体脂肪率，食事摂取量（牛乳摂取量），食塩摂取量 BS，HbA1c，TG などの生化学的データ，BP の確認
Rx)	目標栄養素等量（/日）：エネルギー 1,900 kcal たんぱく質 75 g，食塩 6 g 未満 体重目標 64.0 kg（BMI 25 kg/m²），目標−1〜2 kg/月の体重減量 運動：スポーツクラブでの継続，またはウォーキング 20〜30 分/日，スクワット 30 回/日から徐々に増やす。
Ex)	栄養に関連した知識の習得 低塩食品等の紹介，減塩料理法の紹介 運動療法についての知識・効果・方法の習得

栄養ケア（アウトカム）の総合評価

　アウトカムは，食物・栄養量の摂取，知識・信念，食物とその供給量，身体活動量，体重・体格指数の経日的変化，血糖値，HbA1c，中性脂肪，血圧を確認して評価した。
　適正な食事量の摂り方については少しずつ理解を示し，徐々に食事摂取量は減少傾向になってきた。身体活動については，もともと運動が好きで身体を動かすことは気にならなかったので，スポーツクラブに通うことで積極的に行うことができ，継続が可能となっている。

栄養アセスメント，栄養診断，栄養介入のポイント

　肥満を伴う糖尿病患者の多くは原発性肥満であり，過食や運動不足，睡眠不足など生活習慣が成因として考えられる。糖尿病に対する体重コントロールは食事療法，運動療法が重要である。

　本事例では，体重増加につながる問題点として，早食いで大食，お腹一杯食べることがあげられる。その結果，胃の調子が悪くなる。一方，運動不足も考えられる。また，食塩過剰摂取（味付けが濃い）も経口摂取量過剰につながり体重増加に関連があると考えた。

　栄養アセスメントは，肥満度，適正体重（国内で広く認められている比較基準値（標準体重必要量や食事摂取基準値等），臨床検査値，摂取栄養量を併せて総合評価し，栄養診断した。

　栄養診断は，肥満の原因として栄養に関する知識不足のために食事の適正量が理解されず，飲食物の過剰摂取が血糖値のコントロール不良につながっていると考えた。また，食塩の過剰摂取は血圧コントロールおよび肥満を助長させる原因にもつながっている。

　栄養介入は問題点を総合的に考えて，体重減少と減塩につながることを到達目標とした。目標栄養量の摂取量が継続できることで長期的には合併症予防につながると考えられる。また，定期的な栄養介入によりモニタリング項目などを確認して，栄養治療および栄養教育の充実を図るとともに本人が納得する食事計画を提案した。

3-1. 医療分野

医療分野事例2：腎疾患（巣状分節性糸球体硬化症）（56歳 男性）

病歴

現病歴：43歳時の健康診断で検尿異常を指摘され近医を受診した。検尿異常の持続に加え，血清クレアチニンの上昇を認めたことから腎臓専門医に紹介受診となった。腎生検が施行され，巣状分節性糸球体硬化症と診断された。その後，外来通院による加療が継続されている。

既往歴：32歳 肥満症，37歳 脂肪肝，39歳 高血圧症，脂質異常症，高尿酸血症，49歳 左白内障

服薬状況（／日）：イルベサルタン（降圧薬）200 mg×1錠，アムロジピン®（高血圧治療薬）5 mg×1錠，リバロ®（脂質異常症用薬）2 mg×1錠，フェブリク®（高尿酸血症治療薬）20 mg×1錠

生活背景

家族構成／食事担当者：妻と2人暮らし／調理は妻が担当
経済状況：マスメディア関連の仕事をしている。役職あり。経済状態は安定。
その他：自動車通勤
本人の意向：痩せたい，身体を動かしたい。

臨床検査

血液検査：BUN 19 mg/dL，Cr 1.35 mg/dL，eGFR 44.2 mL/分/1.73 m^2，UA 5.6 mg/dL，Na 139 mEq/L，K 4.2 mEq/L，AST 17 U/L，ALT 23 U/L，TC 204 mg/dL，TG 177 mg/dL

尿検査：尿中TP/Cr比 0.99 g/gCr，尿蛋白（3＋），推定食塩摂取量 10.2 g/日

身体計測

身長 175 cm，体重 84.5 kg，BMI 27.5 kg/m^2，3か月前の体重 83.6 kg（変化率＋1%/3か月），20歳時の体重（BMI）65～66 kg（21～22 kg/m^2），BP（診察時）139/90 mmHg

栄養に焦点を当てた身体所見

食欲の亢進あり，浮腫なし。

食生活状況

朝食（7時）：4枚切りの食パン1枚（ジャム・マーガリンあり），ハムエッグ（卵1個・ハム2枚），牛乳（150 mL），コーヒー1杯（砂糖・ミルクあり）
昼食（12時）：コンビニ食（パスタや丼ものなど単品が多い）
間食（17時）：クッキー・せんべい・チョコレートなど
夕食（22時）：米飯（150 g），魚か肉の主菜1品，大豆製品や卵料理が1品，サラダや酢の物などの副菜1～2品
夜食（24時）：アイスクリーム（2～3回/週）
その他：漬物や汁物は摂らないようにしている。野菜摂取は夕食のみ，果物は摂る習慣がない。飲酒は機会飲酒，最近はほとんど飲んでいない。
栄養素等摂取量（／日）：エネルギー 2,400 kcal，たんぱく質 120 g，食塩 12～15 g

栄養介入に至った経緯

56歳時の外来受診時に体重増加およびTGの上昇を認めた。患者から生活改善の意欲をみせる発言があったことを契機に，主治医より栄養食事指導依頼があった。主治医からは減塩，たんぱく質制限の指導を中心としつつ，肥満関連腎臓病の観点から体重の減量に対して指導するよう指示があった。

193

第3章　栄養管理プロセス演習

栄養ケアの記録

初回介入時

栄養診断	NI-1.5 エネルギー摂取量過剰 NI-5.7.2 たんぱく質摂取量過剰 NI-5.10.2.7 ナトリウム（食塩）摂取量過剰
S	10年ほど前に栄養指導を一度受けたことがある。漬物や汁物だけは摂らない方がよいと言われたので，守っている。 身体を動かすと腎臓に悪いと聞いたので，できるだけ動かないようにした。もともとスキーが趣味なので，本当は身体を動かしたい。 最近家にいる時間が長いせいか，アイスクリームを食べる回数が増えた。 **食生活状況** 　朝食（7時）：パン1枚，ハムエッグ，牛乳，コーヒー1杯 　昼食（12時）：コンビニ食（パスタや丼物など単品が多い） 　間食（17時）：クッキー・せんべい・チョコレートなど 　夕食（22時）：米飯（150g），主菜1〜2品，サラダや酢の物などの副菜1〜2品 　夜食（24時）：アイスクリーム（2〜3回/週）
O	身長175cm，体重84.5kg，BMI 27.5kg/m^2，体重変化率＋1%/3か月，腹囲92.5cm，血圧139/90mmHg 血液・尿検査：BUN 19mg/dL，Cr 1.35mg/dL，eGFR 44.2mL/分/1.73m^2，AST 17U/L，ALT 23U/L，Na 139mEq/L，K 4.2mEq/L，TC 181mg/dL，TG 177mg/dL，尿中TP/Cr比0.90g/gCr，尿蛋白（3+），推定食塩摂取量（随時尿）10.2g/日 指示栄養素等量（/日）：エネルギー1,800kcal，たんぱく質60g，食塩6g 摂取栄養素等量（/日）：エネルギー2,400kcal（133%），たんぱく質120g（200%），食塩12〜15g（200%）
A	CKD重症度分類のG3b A3に該当する。BMIは27.5kg/m^{2}であり，日本肥満学会基準の肥満（1度）に該当する。降圧剤服用下であるがBP 139/90mmHgと，高血圧治療ガイドラインに示されるCKDの降圧目標である<130/80mmHgを達成していない。 患者は，エネルギーおよびたんぱく質摂取と腎臓に関する知識不足があり，たんぱく質性食品の摂取過剰を認める。仕事の影響で夕食の時間が遅く，空腹を満たすための間食が習慣化している。漬物と麺類さえ食べなければ，食塩摂取量は過剰にならないと誤認識している。野菜摂取量は80g〜160g/日と不足している。腎臓病患者は身体を動かしてはいけないと考えており，普段から身体を動かすことを自制している。CKD診療ガイドラインでは肥満を伴うCKD患者に対して3〜6METsの運動が推奨されており，運動に関する知識不足がある。 指示栄養量に対し，聞き取りから推測する摂取状況はエネルギー133%，たんぱく質および食塩200%と過剰である。また，随時尿からの推定食塩摂取量10.2g/日であり，指示量を超過している。 行動変容ステージ（関心期） 〈栄養診断の根拠〉 ・BMI 27.5kg/m^2，身体活動の自制，間食摂取習慣があり，指示エネルギー量に対する推測摂取量は133%と過剰であることを根拠に，エネルギー摂取と腎臓に関する知識不足が原因となった，エネルギー摂取量過剰である。 ・eGFR 44.2mL/分/1.73m^2，尿蛋白（3+），指示たんぱく質に対して200%と過剰であることを根拠に，たんぱく質摂取と腎に関する知識不足を原因とした，たんぱく質摂取量過剰である。 ・聞き取りから推測する食塩摂取量12〜15gおよび随時尿からの推定食塩摂取量10.2g高血圧症を根拠に，食塩摂取に関する誤認識を原因とした，ナトリウム（食塩）摂取量過剰である。

P：Mx)	BMI，BP，尿中 TP/Cr 比，尿蛋白，eGFR，エネルギー・たんぱく質・食塩摂取量，身体活動量
Rx)	指示栄養素等量（／日）：エネルギー 1,800 kcal，たんぱく質 60 g，食塩 6 g
Ex)	食事療法の動機づけ 摂取栄養素等量の現状把握 具体的な行動変容の指導および提案 　①エネルギー制限，たんぱく質制限，減塩による腎保護効果を指導する 　②現在の摂取栄養素量と指示量を対比し，摂取過剰である認識をもたせる 　③朝食のハムの摂取を控える 　④昼食のコンビニ食は栄養成分表示を確認し，エネルギー，たんぱく質，食塩を減らす 　　商品選択を行う 　⑤間食の摂取を控える

【長期目標】血圧改善，肥満是正，腎保護
【短期目標】エネルギー・たんぱく質・食塩摂取量の適正化

栄養介入とモニタリング（2 か月後）

栄養診断	NI-5.10.2.7 ナトリウム（食塩）摂取量過剰　→　改善 NI-5.7.2 たんぱく質摂取量過剰　→　やや改善 NI-1.5 エネルギー摂取量過剰　→　やや改善
S	朝のハムをやめて，サラダにしてもらった。昼のコンビニ食も栄養の表示を見て買うようにした。（主治医から行動変容を承認され）体重を落としたらさらに改善されるだろうか。
O	摂取栄養素等量（／日）：エネルギー 2,200 kcal，たんぱく質 95 g，食塩 9〜10 g モニタリング指標の推移（前回　→　今回）： 推定食塩摂取量（聞き取り）12〜15→9〜10 g，（随時尿）10.2→8.1 g BP 139/90→130/94 mmHg，尿中 TP/Cr 比 0.99 → 0.86 g/gCr， 尿蛋白：3+→2+，eGFR：44.2→45.1 mL/分/1.73 m^2， BMI 27.5→27.3 kg/m^2
A	食塩摂取量は，聞き取り・随時尿ともに 2 g/日程度減少した。エネルギー，たんぱく質はともに摂取量が減少した。BP，体重は横ばい，尿蛋白は減少を認め eGFR は維持された。行動変容に結果が伴ったためか，前向きな発言が多くあった。
P：Mx)	摂取栄養素等量（エネルギー，たんぱく質，食塩），随時尿からの推定食塩摂取量，BP，尿中 TP/Cr 比，尿蛋白，eGFR，BMI，身体活動量
Rx)	指示栄養素等量（／日）：エネルギー 1,800 kcal，たんぱく質 60 g，食塩 6 g
Ex)	・行動変容の承認 ・減量による腎保護効果の指導

栄養ケア（アウトカム）の総合評価

栄養食事指導歴が乏しく，誤認識や知識不足が主たる問題点として挙げられた。栄養・運動と腎保護の関係を理論立てて説明し，また職業がマスメディア関連であることを念頭に，論文を引用した情報提供を行った。これにより行動変容への意識が高まったと考える。本症例は栄養問題が複数あり，指導内容はたんぱく質制限や減塩に加え，肥満関連腎臓病の観点から，エネルギー制限の指導を行った。2か月後の栄養食事指導時には蛋白尿の減少を認め，また主治医から行動変容を承認されたことでモチベーションが高まっている印象を受けた。未介入の栄養問題が複数あることや行動変容ステージが「実行期」に該当することから，定期的に栄養食事指導を実施することが望ましいと考える。

【構造】知識不足／過食／活動量減少 → 肥満／高血圧／脂質異常／高尿酸血症 → 腎機能低下
【経過／過程】医師の指示に基づき，減塩，たんぱく質制限，エネルギー制限を開始した。
【結果／達成度】
改善：エネルギー・たんぱく質摂取と腎に関する知識不足，たんぱく質性食品の摂取量，昼食のコンビニ食の選択，食塩摂取に関する誤認識，減塩
不変：間食習慣，活動量低下

栄養アセスメント，栄養診断，栄養介入のポイント

栄養問題の抽出と関係性の整理

　CKDをはじめ複数の因子が絡み合う疾患に対し栄養問題を抽出する際は，各データの関係性を整理することが重要となる。本症例を例とした栄養問題の関係性の概念を図3-1に示す。

　栄養診断は判定した根拠や原因を明示することが重要であるため，因子の関係性を意識することで，PES報告の記載が円滑となる。

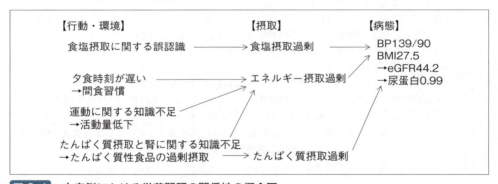

図3-1　本症例における栄養問題の関係性の概念図

肥満・メタボリックシンドローム（MetS）を有するCKD患者に対する減量指導

　「CKD診療ガイドライン2018」において，CKD患者における肥満は，死亡・心血管疾患・末期腎不全・CKD進行の明らかな危険因子とはされないとされている。一方，MetSは，死亡・心血管疾患・末期腎不全・CKD進行の危険因子である可能性が高いことが示されている[1]。

　肥満に関して，透析患者においてBMIと死亡率が逆相関する現象である「肥満パラドックス」の存在が知られている[2]。非透析のCKD患者においても，BMI 25以上はBMI 18.5〜24.9と比較して死亡や心血管死が少ないことや[3]，BMIに比例して入院中の予後が良好である結果が示されている[4]。このことから，CKD患者における肥満は死亡やCKD進行の明ら

3-1. 医療分野

かな危険因子とはいえず，むしろ肥満の方が予後良好である可能性があることから，肥満合併のCKD患者に対し，一様に減量指導を行うことは避けるべきである。一方，MetSは，その合併により死亡，心血管死，末期腎不全，CKD進行のリスクが上昇するとの報告が多く，MetS合併のCKD患者では，食事・運動療法や生活習慣の改善を行い，減量することが望ましいとされている[1]。

　本例は，初回栄養指導時において腹囲92.5 cm，TG 177 mg/dL，BP 139/90 mmHgとMetSの診断基準を満たすことや，巣状分節性糸球体硬化症の病因として肥満が否定できないことから減量が望ましいと判断され，指示栄養量が設定されている。

第3章　栄養管理プロセス演習

医療分野事例3：胃がん術後 （74歳 女性）

病歴

主訴：心窩部痛

現病歴：気管支拡張症で近医にて経過観察中，咽頭不快感と心窩部痛あり GERD（胃食道逆流症）疑いで加療していた。しかし，その後も症状の軽快を認めないことから，上部消化管内視鏡検査施行，胃がん（ステージIA）と診断され，当院紹介，手術加療目的で入院した。

既往歴：38歳 子宮筋腫（手術），40歳 急性胆嚢炎（手術），69歳 気管支拡張症，70歳 逆流性食道炎

服薬状況：プロマック®（防御因子増強薬），エリスロシン®（抗菌薬），エクセラーゼ®（消化酵素製剤）

生活背景

家族構成／食事担当者：夫と2人暮らし／本人

居住環境：自宅（一軒屋，2階建て）

経済状況：年金生活

その他：長男県外，長女市内在住であるが体調悪く，今回の入院は知らせていない。

生活自立度

ADL：自立。買い物は適宜スーパーマーケットなどへ出向き購入し，食事も作る。

本人の意向：早期自宅退院

臨床検査

術前血液検査：Alb 4.5 g/dL，ChE 296 U/L，WBC 6,780/μL，Hb 14.0 g/dL，PLT 232×10^3/μL，リンパ球数 1,540/μL，TP 7.7 g/dL，ALT 17 U/L，AST 31 U/L，Cr 0.57 mg/dL，eGFR 77.1 mL/分/1.73 m^2，UN 13 mg/dL，CRP 0.05 mg/dL，TTR 20.9 mg/dL，Fe 61μg/dL，TIB 330μg/dL，UIBC 269μg/dL，フェリチン 106 ng/mL，Na 143 mEq/L，K 4.1 mEq/L，Cl 103 mEq/L，HbA1c 5.6%，CEA 1.5 ng/mL，CA19-9[*1] 69.4 ng/mL

術後（8日目）血液検査：Alb 2.5 g/dL，ChE 163 U/L，WBC 4,490/μL，Hb 10.1 g/dL，PLT 218×10^3/μL，Lymp 990/μL，TP 5.5 g/dL，ALT 50 U/L，AST 47 U/L，Cr 0.50 mg/dL，eGFR 89.0 mL/分/1.73 m^2，UN 13 mg/dL，CRP 0.46 mg/dL，Na 139 mEq/L，K 4.4 mEq/L，Cl 106 mEq/L

身体計測

入院時：身長 152 cm，体重 41.8 kg（－4 kg/3か月），BMI18.1 kg/m^2

体組成（インピーダンス法）：筋肉量 32.5 kg，体脂肪量 7.2 kg，体脂肪率 17.2%，骨格筋量 18.2 kg，SMI[*2]5.7 kg/m^2，BT 36.1℃，BP124/88 mmHg

術後8日目：体重 41.8 kg，BMI18.1 kg/m^2，

体組成：筋肉量 31.7 kg，体脂肪量 8.1 kg，体脂肪率 19.4%，骨格筋量 17.3 kg，SMI 5.58 kg/m^2

栄養に焦点を当てた身体所見

摂食状況問題なし，義歯あり，咀嚼は十分できる。浮腫なし。食欲あり

[*1]CA19-9：糖鎖抗原（carbohydrate antigen）19-9。消化器系，特に膵管や胆道にあり，がん細胞で過剰に発現することから腫瘍マーカーとされる。

[*2]SMI：骨格筋量指数（skeletal muscle mass index）。四肢の筋肉量の合計を身長（m）の二乗で割った値で，筋肉量の評価に用いられる。

3-1．医療分野

食生活状況

普段から薄味に心がけていて，スーパーなどの惣菜は口に合わないため，自分で料理している。
肉よりも魚を食べることの方が多い。食事は，どちらかというと早食いである。
術前自宅での食事内容
　　朝食：食パン5枚切1枚，はちみつ小さじ1，みそ汁，牛乳コップ1杯
　　昼食：ぶどうパン2個，豆乳200 mL，りんご1/4個またはみかん1個
　　夕食：ご飯120 g，煮魚，ポテトサラダやお浸し
　　間食（10時，15時）：ピーナッツ類5～10粒　　喫煙・飲酒なし
栄養素等摂取量（/日）：エネルギー1,500 kcal，たんぱく質55 g，脂質43 g
入院後，術前までは常菜食を10割摂取していた。
術後4日目から食事開始となり，胃術後三分粥食から開始し五分粥食まで順調に食上げされた。開始直後は，15分ほどで5割程度摂取できたが，徐々に給与食事量が増えてきたため腹満も出現したことから，摂取量を自己調整し，食事時間は30分程度かかっている。
現在の摂取量（/日）：胃術後五分粥食5割＋PPN（ビーフリード®500 mL×2，イントラリポス®20％ 100 mL），エネルギー1,100～1,200 kcal，たんぱく質50～55 g，脂質30～35 g

栄養食事指導（栄養介入）に至った経緯

胃がんに対して腹腔鏡下幽門側胃切除術が施行された。入院前3か月で4 kgの体重減少があり，高齢でもあり，今後食事摂取量の減少発現により栄養状態低下が予測されるため，術後の栄養管理目的で栄養介入依頼となった。

栄養ケアの記録

初回介入時

栄養診断	NI-1.2　エネルギー摂取量不足
S	普段から薄味に心がけているため，スーパーマーケットなどの惣菜は味が濃いので口に合わないが，病院の食事はちょうどよい。食事が始まって最初は，怖くて少しだけ食べていたが，もともと早食いなのと量が少ないので15分くらいで終わっていた。五分粥になり少し食事の提供量も増えてすぐにお腹もいっぱいになるので，自分で食べすぎないように量を調整し，半分くらいでやめている。30分はかけるようにしている。 手術前自宅での食事内容 　　朝食：食パン5枚切1枚，はちみつ小さじ1，みそ汁，牛乳コップ1杯 　　昼食：ぶどうパン2個，豆乳200 mL，りんご1/4個またはみかん1個 　　夕食：ご飯120 g，煮魚，ポテトサラダやお浸し 　　間食（10時，15時）：ピーナッツ類5～10粒 自宅では夫と2人暮らしで，食事は自分で作る。喫煙，飲酒なし
O	腹腔鏡下幽門側胃切除術施行後，8日目 術後4日目より胃術後食三分粥から開始し五分粥まで順調に食上げされた。食事開始直後は，15分で5割程度摂取していたが，五分粥に食上げして食事量が増え腹満出現したため，摂取量を自己調整，食事時間は30分程度。 血液検査：Alb 2.5 g/dL，Hb 10.1 g/dL，Lymp 990/μL，TP 5.5 g/dL，CRP 0.46 mg/dL，Na 139 mEq/L，K 4.4 mEq/L 身体計測：体重41.8 kg，BMI18.1 kg/m^2，体組成：筋肉量31.7 kg，体脂肪量8.1 kg，体脂肪率19.4％，骨格筋量17.3 kg，SMI[*2] 5.58 kg/m^2 現在の栄養素等摂取量：胃術後五分粥食（5回食）5割摂取＋PPN併用（ビーフリード®500 mL×2，イントラリポス®20％ 100 mL） 摂取栄養素等量（/日）：エネルギー1,100 kcal，たんぱく質50 g，脂質30 g

第3章　栄養管理プロセス演習

A	目標栄養素等量（/日）：現在の体重を基本に，腹腔鏡手術であり軽度手術と考え，ストレス係数を 1.1，ベッド上の活動が多いため活動係数 1.2 と設定し，BEE は H-B 式より 1,000 kcal で，エネルギー 1,320 kcal，たんぱく質 50 g（41.8 kg×1.2 g），脂質 35 g（25% E）と考える。現在，食事は半量摂取で，PPN 併用しているが摂取エネルギー量は目標量の約 80% で不足である。体組成測定では，SMI 5.7 kg/m^2 以下であることから筋力低下もみられる。 〈栄養診断の根拠〉 Alb 2.5 g/dL，SMI 5.7 kg/m^2 以下，BMI 18.5 kg/m^2 以下で，摂取栄養素等量は目標量の約 80% であることから，術後の腹満，食事に対する不安などの心理的要因が原因となったエネルギー摂取量不足である。

P：Mx）	経口摂取量，体重，BMI，Alb，SMI*^{2}
Rx）	目標栄養素等量（/日）：エネルギー 1,320 kcal，たんぱく質 50 g，脂質 35 g 胃切除後食（分割食）
Ex）	①食事摂取における注意点（ゆっくりよく噛んで食べるなど食べ方の工夫，消化しやすい食材，調理法） ②分割食について ③術後の食事に対する不安に対する栄養カウンセリング ④退院に向けて栄養量の確保

【長期目標】自宅で十分な栄養量が確保でき体重が維持できる。
【短期目標】退院に向けて，食事摂取量確保の調整。

栄養介入とモニタリング（術後 1 月）

栄養診断	NI-1.2　エネルギー摂取量不足　→　やや改善
S	食事は，一度に食べるとすぐにお腹がいっぱいになってしまうので分けて食べるようにした。少しずつではあるが退院してから食べられる量も増えた。消化のよさそうな食事と栄養が高そうなカロリーメイト®，ビスケット，豆乳などを間食（10 時，15 時）にして食べている。食欲もあり，少しずつ体も動かして近所の散歩をしている。早食いを注意されていたので，時間を見て 30 分かけてゆっくり食べている。
O	身長 152 cm，体重 40.7 kg（−1.1 kg），BMI 17.6 kg/m^2 体組成測定：筋肉量 32.3 kg，体脂肪量 6.5 kg，体脂肪率 16.0%，骨格筋量 17.8 kg，SMI 5.84 kg/m^2 血液検査値：Alb 3.4 g/dL，ChE 228 U/L，WBC 5,810/μL，Hb 11.9 g/dL，PLT 193×10^3/μL，Lymp 1,700/μL，TP 6.7 g/dL，ALT 18 U/L，AST 23 U/L，Cr 0.57 mg/dL，eGFR 77.1 mL/分/1.73 m^2，UN 19 mg/dL，CRP 0.07 mg/dL，Na 327 mg/dL（142 mEq/L），K 16.8 mg/dL（4.3 mEq/L），Cl 373 mg/dL（105 mEq/L），CEA 1.4 ng/mL，CA19-9 64.6 ng/mL 改善した内容：分割食で 1 日 5 回食，ゆっくり食べる，軽い運動 摂取栄養素等量（/日）：エネルギー 1,300 kcal，たんぱく質 55 g，脂質 40 g
A	体重は，退院後活動量も増えてきており 1.1 kg（減少率 2.6%/1 か月）の減少はみられたが，SMI より筋肉量は維持している。経口摂取のみで分割食とし高カロリー食品を選択するなど，エネルギー不足にならないよう工夫し，エネルギー不足も改善傾向である。胃切除後に発生しやすいダンピング症状もみられず，ゆっくり時間をかけるなど胃切除後の食べ方の工夫もできている。 今後の目標栄養素等量（/日）は，H-B 式より　BEE 1,000 kcal，活動係数 1.5（日常生活に戻ったため），ストレス係数 1.0 として，エネルギー 1,500 kcal，たんぱく質 50 g（40.7 kg×1.2 g），脂質 40 g（25% E）とする。

P：Mx)	経口摂取量，体重，BMI，Alb，SMI
Rx)	目標栄養素等量（／日）：エネルギー 1,500 kcal，たんぱく質 50 g，脂質 40 g 分割食
Ex)	①分割食の継続（栄養量不足とならないように，少量で高栄養の食品の紹介） ②食品選択の拡大（日常食への移行）

栄養ケア（アウトカム）の総合評価

　胃がん術後は，本来胃の貯留能や幽門や噴門にある逆流防止機能および胃酸分泌機能が低下する。そのため，胃がん術後は 1 回の食事摂取量の減少，消化液の逆流，排泄遅延，胃酸分泌低下による栄養素の吸収障害，下痢やダンピング症状が出現する。それらの症状を確認しつつ，摂取栄養量，栄養状態確認のため経口摂取量，体重，BMI，Alb，体組成測定を評価し，栄養診断した。これをもとに，栄養ケア計画を作成した。'エネルギー摂取量不足'の原因は，「胃を切除したことへの症状に対する不安と食事の食べ方や食品の選択の知識不足」が関係していたため，医療スタッフと連携を取り不安の解消をした。退院後の栄養関連については，エネルギーや栄養素量の不足，脱水にならないように，栄養補給に必要な食事や経腸栄養剤，補助食品について紹介することで，1 か月で－1.1 kg の体重減少がみられたが，心配されたエネルギー摂取量不足は改善された。

栄養アセスメント，栄養診断，栄養介入のポイント

　胃がん術後では食事摂取に対する不安や腹満感などの症状が出現し，食事摂取量に影響する。そして機能障害では小胃症状，消化吸収障害，体重減少やダンピング症候群，嗜好の変化，さらに長期的には貧血（鉄欠乏性，ビタミン B_{12} 欠乏症）などが出現する。

　本事例では，術前の体重減少と術後食事開始時に出現した，胃を切除したことへの症状に対する不安，食事に対する不安，腹満感による食事量不足，筋肉量等から，栄養アセスメントは，経口摂取量に加え，これにより影響される体重，体組成測定，血液検査データなど，生活環境（食事作りなど）を合わせて行い，栄養診断を'エネルギー摂取量不足'とした。

　栄養ケア計画は，患者の状態と問題点を総合的に考え，自宅で十分な栄養量を確保し体重が維持でき，術前と同じ日常生活ができることを到達目標と考えた。術後の食事に対する不安要素を解消するため，栄養素の吸収とエネルギー消費量の差は体重減少となって表れるので体重の変化を確認し，排出遅延やダンピング症状の防止のためにもゆっくりとよく噛んで摂取することをポイントに，エネルギーや栄養素量不足，脱水にならないように，食事だけでなく経腸栄養剤，栄養補助食品についても紹介した。栄養介入は，医療スタッフと連携を取り不安を解消し，栄養食事関連については，幽門則胃切除症例では術前の 70～80% 程度の摂取にとどまることが多いため，経口摂取量に注意し，食事回数を増やすこと（分割食）や補助食品の提案を行い，経口摂取量が十分であれば，分割食を行わなくてもよい場合もあるため摂取状況や生活様式に合わせられるよう提案した。

第 3 章　栄養管理プロセス演習

医療分野事例 4：上行結腸がん回盲部切除術後（化学療法中）
（77 歳　男性）

病歴

主訴：飲み込みにくさがある
現病歴：上行結腸癌に対して，腹腔鏡下回盲部切除，肝部分切除が施行された。術後，化学療法が開始
　（XELOX＋BV）となった。
既往歴：55 歳 糖尿病，61 歳 高血圧，72 歳 肺炎
服薬状況：ミチグリニド Ca・OD 錠 10 mg（グルファスト後発経口血糖降下薬）：1 日 3 回食前，ウル
　ソデオキシコール酸錠 100 mg（肝血流量増加薬）：1 日 3 回食後，アムロジピン口腔内崩壊錠（降
　圧薬）5 mg：1 日 1 回朝食後

生活背景

家族構成／食事担当者：本人，妻，娘夫婦と子ども 2 人の 6 人家族／調理は妻と娘
居住環境：自宅
経済状況：年金生活
生活自立度：ADL・IADL 自立
本人・家族の意向：化学療法を続けながら暮らしていきたい。

臨床検査

血液検査：TP 6.1 g/dL，Alb 3.7 g/dL，AST 21 U/L，ALT 10 U/L，BUN 14.1 mg/dL，Cr 0.75 mg/
　dL，Na 141.7 mEq/L，K 5.61 mEq/L，BS 137 mg/dL，WBC 5.3×1,000 μ/L，RBC 3.27×
　10,000 μ/L，Hb 12.3 g/dL，HCT 35.5%，MCV 108.6 fL，MCH 37.5 pg，MCHC 34.5 g/dL，
　PLT 17.5×10^4 μ/L，Lymph 2,000，Neut 2.59×10^3
尿検査：尿比重 1.005，尿たんぱく（－），尿糖（－），尿ケトン（－）

身体計測

身長 161.1 cm，体重 59.1 kg〔1 か月で 3 kg（約 5%）の体重減少あり〕

栄養に焦点を当てた身体所見

嗄声あり，むせなし。水分の少ないパサパサしたものは喉の通りが悪い。浮腫なし。冷や汗など低血糖
様症状なし。

食生活状況

1 回当たりの食事量が多いと気持ちが悪くなるとのことで，食事量を調整（減ら）している。
朝・昼・夕食と，主食，主菜，副食の組み合わせで食事が準備されるが，主菜は肉や焼き魚など喉の通
りが悪いものは箸を付けないことが続いている。パンをコーヒー牛乳に漬けて食べると喉の通りがよ
い。甘いパン（クリームパンなど）を食べることが多い。ご飯は，お茶漬けにして食べることが多い。
畑があり，野菜はよく食べる。間食は果物や牛乳を食べることが多い。コーヒーが好きで，牛乳を入れ
て 6～8 杯/日飲んでいる。
朝食：クリームパン 2 個，ツナ缶，トマト，コーヒー＋牛乳，ヨーグルトなど
10 時ごろ：果物とお茶，コーヒー＋牛乳など
昼食：お茶漬け（鮭フレーク），コーヒー＋牛乳，果物

15時ごろ：果物 (バナナ1本)，牛乳 150 mL，コーヒー（＋牛乳少々）6～8 杯

夕食：パンとご飯 70 g 程度，おかず，

栄養素等摂取量（/日）：1,200～1,400 kcal，たんぱく質 25～40 g，K 3,900～5,000 mg/dL（100～130 mEq），水分 2,000 mL 以上

栄養食事指導（栄養介入）に至った経緯

「飲み込みにくさがある」と，薬局の管理栄養士に話したことをきっかけに，薬局の管理栄養士より当院の栄養管理室に情報提供あり。主治医へ報告し，管理栄養士が介入することとなった。

栄養ケアの記録

初回介入時

栄養診断	NI-5.3　たんぱく質・エネルギー摂取量不足 NI-5.10.2.5　カリウム摂取量過剰 NC-1.4 消化機能異常（疑い）
S	1回当たりの食事量が多いと気持ちが悪くなるので，食事量を調整（減ら）している。 朝・昼・夕食と，主食，主菜，副食の組み合わせで食事が準備されるが，主菜は喉の通りが悪いものは箸を付けないことが続いている。 間食は果物や牛乳を食べることが多い。コーヒーが好きで，牛乳を少し入れて6～8杯くらい飲んでいる。口が乾くからか，そのたびにコーヒーを飲む。（唾液腺マッサージをしてもらうが）あまり唾液は出ない。 下痢はなく，むしろ便秘気味。
O	上行結腸がん回盲部切除術後，化学療法中（XELOX＋BV） 身長 161.1 cm，体重 59.1 kg〔1か月で3kg（約5％）の体重減少あり〕 口腔乾燥（G1）あり，唾液分泌の低下あり，やや嗄声あり TP 6.1 g/dL，Alb 3.7 g/dL，BUN 14.1 mg/dL，Cr 0.75 mg/dL，Na 141.7 mEq/L，K 5.61 mEq/L，BS 137 mg/dL 摂取栄養素等量（/日）：エネルギー 1,200～1,400 kcal，たんぱく質 5～40 g，K 3,900～5,000 mg，水分 2,000 mL 以上
A	目標栄養素等量（/日）：エネルギー IBW（BMI 22）×25～30（27.5）≒1,600 kcal，たんぱく質：1.0～1.5×IBW≒60～85 g，水 30 mL/kg≒1,700 mL，1 kcal＝1 mL≒1,600 mL 門前薬局からの情報提供では「飲み込みにくさがある」（嚥下に問題があるかもしれない）とのことであるが，本人に詳しく話を聞くと，声がかすれることはあるが，水分はむせることなく問題なく飲み込むことができており，嚥下機能には問題なし。唾液分泌の低下もあり，主菜（たんぱく質を多く含む食品群）はパサパサするから喉の通りが悪いとの理由で，ほとんど摂取しておらず，摂取食品に偏りがあり，たんぱく質が必要量に満たない状態と考える。他方，口が乾くことからコーヒーの多飲につながり，カリウム摂取量が1.7～2.2 mEq/体重 kg と摂取過多となっている。 糖尿病：本日の検査で BS 137 mg/dL，炭水化物を多く含む食品群に摂取が偏りがちであり，血糖もモニタリングしていく。 回盲部を切除しており，ビタミン B$_{12}$ の吸収低下が懸念される。MCV，MCHC からも，主治医へビタミン B$_{12}$ や葉酸などの測定について相談する。 〈栄養診断の根拠〉 ・たんぱく質摂取量が目標量の50％，エネルギー摂取量が約75～85％，Alb 3.7 g/dL，嗄声，1か月3kgの体重減少があったことより，唾液分泌の低下に伴う摂取料理の偏りが原因となった，たんぱく質・エネルギー摂取量不足である。

第3章　栄養管理プロセス演習

A	・K 含有量の高いコーヒー多飲や果物の過食による K 摂取量が（1.7〜2.2 mEq）/体重 kg と，一つの目安となる 1 mEq/kg に比較し過剰，血清 K 値 5.61 mEq/L より，唾液分泌の低下による口腔乾燥が原因となった，カリウム摂取量過剰である。 ・Hb 12.3 g/dL, MCV 108.6 fL, MCHC 34.5 g/dL であり，回盲部を含む上行結腸切除術後であることが原因となった，消化機能異常（疑い）である。
P：Mx)	体重，エネルギー，たんぱく質摂取量，水分・カリウム摂取状況，Alb，嗄声/飲み込み，血糖コントロール（Glu, 尿糖, 内服状況, 低血糖様症状），Hb, MCV, MCHC
Rx)	目標栄養素等量（/日）：エネルギー 1,600 kcal，たんぱく質 65 g，K 2,500 mg ・食べることを阻害している要因を整理することで，どのようなことに配慮すると食べやすくなるか，食べられるかを考えられるようにする。 ・調理者への指導：本人が食べやすい（喉の通りがよい）調理，K を減らす調理法の理解を促し，適切にサポートできるようにする。 ・ビタミン B$_{12}$ や葉酸について，血液検査の必要性を主治医に相談する。
Ex)	・食品群を理解し，バランスよく食べる（間食は，ヨーグルトなど，たんぱく質を多く含む食品群も取り入れる）。 ・血糖コントロールを増悪させない食事・間食について。シックデイ対応。 ・コーヒーを現在の半分にし，不足分は水にする。水分は不足しないようにする。 ・野菜は水にさらしてから調理する。 ・主菜は，焼き物よりも，煮魚やシチュー，ソースやたれをかけるなど，水分が含まれパサパサしないものを試してみる。 ・調理者へ，本人が食べやすい（喉の通りがよい）調理法を説明する。カリウムを多く含む食品摂取に注意するとともに，カリウムを減らす調理法を勧める。

【長期目標】抗がん剤治療の完遂，おいしく楽しく食べられるようになる。
【短期目標】体重減少を食い止める。たんぱく質を多く含む食品群を毎食食べるようにする。

栄養介入とモニタリング（1 か月後）

栄養診断	NI-5.3　たんぱく質・エネルギー摂取量不足　→ 改善傾向 NI-5.10.2　カリウム摂取量過剰　→ 改善 NC-1.4　消化機能異常（疑い）　→ 観察中
S	コーヒーは半分にした。食事の前にうがいをしてから食べるようにした。汁物と交互に食べたり，工夫もしている。妻も娘も協力してくれて，トマトとか，魚も煮たりとか，協力してくれる。おやつも，ヨーグルトを食べたり，チーズを食べたりしている。体重も 60 kg に戻った。腫みもない。カリウムを下げる薬は，先生からはおいしくないゼリーだと言うので，薬を飲まずに済んでよかった。
O	血　清　K 5.6 mEq/L（G1）→4.8 mEq/L, TP 6.1→6.4 g/dL, Alb 3.7→4.0 g/dL, BW 59.1 kg→60.1 kg, BS 128 mg/dL 浮腫なし，低血糖症状なし，下痢なし，嗄声変化なし，嚥下問題なし。
A	血清 K 値は改善。内服薬の追加もなし。間食は，炭水化物を多く含む食品群から，たんぱく質を多く含む食品群に見直しバランスもよくなり，低血糖症状なく，TP・Alb も改善傾向にある。体重も 60 kg 台に回復したとのことで，本人も明るく，ご家族もほっとした様子が見受けられる。引き続き，支援していく。ビタミン B$_{12}$ と葉酸は本日の採血でオーダーされている。次回確認。
P：Mx)	Do。ビタミン B$_{12}$ と葉酸の確認。
Rx)	目標栄養素等量（/日）：エネルギー 1,600 kcal，たんぱく質 65 g K 過剰とならないように，間食，バランスのよい食事の継続。
Ex)	K 含有量の多い食品を知り，過剰摂取に注意する。 シックデイ対応について。

3-1. 医療分野

栄養ケア（アウトカム）の総合評価

初回介入時のたんぱく質・エネルギー摂取量不足については，その後の経過にて，たんぱく質・エネルギー摂取量は目標量を充足し，体重は回復，TP/Alb も改善を認め，浮腫はなく，経過は良好である。この問題は，「飲み込みにくさがある」との本人の訴えを，咀嚼，嚥下，食事形態などを具体的に聞き取り，問題の本質に対して支援することができ，自宅で「食べる」ことの改善につながった。短期目標を達成し，長期目標の達成に向け，支援を継続している過程であり，到達度は8割。
K 摂取量過剰については，K 値の改善を認め，服薬をせずに済み，経過を観察している

栄養アセスメント，栄養診断，栄養介入のポイント

本事例では，「飲み込みにくい」との本人の訴えに対して，咀嚼，嚥下，食事形態を丁寧に聞き取り，問題点を整理し，本人の食べやすい食事内容を説明するとともに，摂取栄養量を把握。栄養素の摂取不足から，TP/Alb，K との関連を確認。また，Hb の低値は化学療法に伴う骨髄抑制のほか，手術にて回盲部を切除していることから，回腸の末端で吸収されるビタミン B_{12} の吸収低下が考えられ，MCV，MCHC の高値を認めていることから，主治医へ貧血の精査を依頼した。

糖尿病に対して，経口血糖降下薬の処方あり。飲み込みにくさの訴えと，化学療法に伴う食欲不振のリスクあり，シックデイ対応，低血糖時の対処法，低血糖予防についても説明・指導した。K については，in-out を確認し，水分の不足がないように，かつ，本人の生活様式や習慣を確認しつつ，水分の摂り方，K 含有量の高い飲料が隠れていないかをアセスメントした。特に，家庭菜園などで摂れる野菜，頂きものの果物，体によいとテレビで放送されるナッツ類，青汁のほか，排便によいとの理由からバナナなど習慣的な過剰摂取の有無をアセスメントすることが重要である。たんぱく質を多く含む食品群にも一定程度の K を含有することから，本症例では，たんぱく質を多く含む食品群を毎食摂るように指導しながら，同時に，K 含有量の高く，かつ，糖質を多く含む食品群は見直したほか，飲料ではコーヒーの習慣的な摂取過剰を一定程度の摂取量に見直すなど，全体として食事・栄養を考える必要があった。

第 3 章　栄養管理プロセス演習

医療分野事例 5：慢性閉塞性肺疾患（COPD）（74 歳　男性）

病歴

主訴：苦しい，息苦しい

現病歴：9 日前まではサイクリングするなど元気であった。3 日前，自宅で SpO$_2$ の低下と HR の上昇があり微熱を認めた。本日，38℃ の発熱，SpO$_2$ 92％ であったため，当院救急外来を受診し酸素化低下にて入院となった。

既往歴：68 歳　睡眠時無呼吸症候群，脂質異常症，69 歳　慢性閉塞性肺疾患，肺機能：末梢性気道閉塞強度，71 歳　糖尿病，73 歳　狭心症，74 歳　非弁膜症性心房細動，食道裂肛ヘルニア

家族歴：母親（結核），父親（肺がん）

服薬状況：ワソラン®錠（降圧薬），タケキャブ錠®（胃酸分泌抑制薬），エリキュース®錠（FXa 阻害薬），ユリーフ®OD 錠（α1 遮断薬），カルボシステイン錠（去痰薬），アンブロキソール塩酸塩徐放OD 錠（去痰薬），オンブレス®吸入用 cap（吸入 LABA　長時間作用型 β2 刺激薬）

生活背景

家族構成／食事担当者：妻と 2 人暮らし／本人

経済状況：コンサルタント会社に勤務，現在も仕事は続けている。経済状況良好

その他：夫婦 2 人暮らしで子どもはいない。日課として，愛犬 2 匹を散歩に連れて行く。

生活自立度

SpO$_2$ は自宅で計測しているが，在宅酸素生活はなく，自立。毎日愛犬の散歩を日課とし，4,000～5,000 歩は歩いていた。

本人の意向：ずっと前から苦しかった。SpO$_2$ を自宅でも測り，様子をみていた。今回，いよいよ苦しくなり，緊急入院した。入院後 3 日間は酸素マスクとカヌラを同時に使い，食べるのは苦しかった。それでも必死で食べられるものを食べられるだけ口に入れた。今は食事も全量食べられほっとしている。SpO$_2$ は鼻カヌラ 0.5 L でも 93％ になって，なるべく見ないようにしている。SpO$_2$ の数値に落ち着いていられない。体重も本当はもっと減らさなくてはいけないと言われている。今回，リハビリも毎日行い，食事も全部食べられ，よくなった。できれば酸素吸入なしで生活していきたい。車も運転したい。妻は糖尿病で，いろいろ心配もあるので，自分は元のように酸素吸入なしで買い物に行ったりする生活に戻りたい。愛犬の散歩は日課になっていて，犬も待っているから，また以前のように犬の散歩にも行きたい。

その他：父親をはじめとして叔父、叔母もヘビースモーカーであった。学生時代は水泳をしていたこともあり，喫煙歴はない。肺疾患が家族周辺に多かった。

現在のカヌラによる呼吸困難を本人が受け入れられず，パニック様発作を起こしているようである。

臨床検査

血液検査：Alb 4.0 mg/dL，TP 7.5 mg/dL，BS 124 mg/dL，HbA1c 5.6％，BUN 17.4 mg/dL，Cr 1.33 mg/dL，eGFR 41.3 mL/分/1.73 m^2，CRP 1.76 mg/dL，AST 175 U/L，ALT 58 U/L，Hb 18.7 g/dL，ChE 326 U/L，pH（動脈血）7.478，PCO$_2$ 27.4 mmHg　PO$_2$ 66.0 mmHg，FEV 11.13 L，FEV1％ 63.84％

右下葉無気肺

6 分間歩行試験：292 m，SpO$_2$ 92％ 酸素投与なし

身体計測

身長 157.0 cm，体重 72.2 kg，BMI 29.2 kg/m^2，％ IBM 133

3-1. 医療分野

栄養に焦点を当てた身体所見

入院時 SpO$_2$ 95％（酸素 5L），呼吸状態が安定するまで経口摂取も安定しにくい。嚥下障害や薬による口内炎などはみられない。浮腫・腹水なし。

食生活状況

食事作りは本人が担当している。夫婦 2 人暮らしで，妻は糖尿病のため食事に気をつけていたが，本人は近所の中華料理屋店主に料理を教わった経験があり料理が好きで，家庭内では，食事作りを担当していた。特に，夕食は中華料理を作ることが多かった。油の使用量も多く，脂質摂取量が過剰ぎみの食習慣であった。数週間前から息苦しさが続き，食欲も落ちてきていた。

　朝食（7 時）：ご飯 150 g，卵料理，回鍋肉など
　昼食（12 時）：ラーメンあるいは稲庭うどんなど
　夕食（21 時）：ご飯 150 g，お刺身，かに玉・えびチリ，麻婆なすなど
間食習慣なし，飲酒習慣なし
摂取栄養素等量（/日）：エネルギー 2,200～2,300 kcal，たんぱく質 80～90 g，脂質 73～81 g

入院後の経過と栄養介入に経った経緯

酸素マスク 5 L を付け外ししながら食事摂取するが，苦しく摂取が進まない。酸素マスク 10 L 放流＋鼻カヌラ 4 L で食事可能となった。4 病日に酸素経鼻下 SAT91～93％ で経過し，食事中は 88％ まで酸素化低下。酸素需要が多いが呼吸が浅いために，嚥下無呼吸に呼吸困難を呈した。呼吸と嚥下のリズムが合わず，むせや誤嚥につながることもあった。5 病日目，会話や体動時に呼吸困難感出現あり，食事中は酸素マスク 10L＋鼻カヌレ 4 L で摂取し，SpO$_2$ 93～97％ により，食形態の調整などで摂取しやすい食事・補助食品の栄養ケア介入が必要となった。

摂食状況を確認し，少量で高カロリーとなるように，経口摂取しやすい食形態を確認する。食事摂取量が安定してからは，肥満に伴う呼吸機能への影響という視点でも適正な栄養量を検討する。

栄養ケアの記録

初回介入　入院 5 病日

栄養診断	NC-2.2 経口摂取量過剰　　介入時は経口摂取量不足？
S	酸素（SpO$_2$）は自宅で測っている。入院前の数日はずっと苦しい感じだった。 料理は好きで，近所の中華料理店主から料理を教わった。だから，夕食には中華料理をよく作って食べた。妻が糖尿病なので食事は気にしている。妻のことも心配なので，自分は元のように酸素なしで買い物に行ったりする生活に戻りたい。以前のように犬の散歩もしたい。 自宅での食事 　朝食（7 時）：ご飯 150 g，卵料理，回鍋肉など前日の残りもののおかず 　昼食（12 時）：ラーメンか稲庭うどんなど 　夕食（21 時）：ご飯 150 g，お刺身，かに玉・えびチリなど
O	身体計測：身長 157.0 cm，体重 72.2 kg，BMI 29.2 kg/m^2 血液検査：Alb 4.0 mg/dL，TP 7.5 mg/dL，HbA1c 5.6％，BUN 17.4 mg/dL，Cr 1.33 mg/dL，eGFR 41.3 mL/分/1.73 m^2，CRP 1.76 mg/dL，AST 175 U/L，ALT 58 U/L，Hb 18.7 g/dL，ChE 326 U/L，pH（動脈血）7.478，PCO$_2$　27.4 mmHg，PO$_2$　66.0 mmHg 右下葉無気肺 6 分間歩行試験：292m，SpO$_2$ 92％ 酸素投与なし 入院前栄養素等摂取量(/日)：エネルギー 2,200～2,300 kcal，たんぱく質 80～90 g，脂質 73～81 g 喫煙習慣：なし 服薬状況：ワソラン®錠，タケキャブ®錠，エリキュース®錠，ユリーフ®OD 錠，カルボシステイン錠（去痰薬），アンブロキソール塩酸塩徐放 OD 錠（去痰薬），オンブレス®吸入用 cap

207

第3章　栄養管理プロセス演習

A	BMI 29.2 kg/m^2 で肥満。自宅での摂取エネルギー量は目標量の136% で過剰である。料理好きで，自分で中華料理をよく作って食べることが好きであったことによる経口摂取量過剰。さらに，日ごろは呼吸苦も多く，身体活動量が低下していた。第一に減量，適正体重達成後は，肺機能末梢気道閉鎖が強いため，急性増悪の頻度の増加とこれに伴う体重減少が予測されるため，REE＞RMR の身体状況も確認しながら，脂質エネルギー比率 30% まで調整していく。目標栄養素等量（/日）：エネルギー 1,660 kcal（目標体重×30 kcal），たんぱく質 65 g（目標体重×1.2 g），脂質 45 g（脂質エネルギー比率 25%） 〈栄養診断の根拠＞ BMI 29.2 kg/m^2 で摂取エネルギー量は目標量の136% で過剰であることから，中華料理に偏った食嗜好が原因となった経口摂取量過剰である。
P：Mx)	体重，BMI，食事摂取量，呼吸苦，酸素飽和度（SpO$_2$）
Rx)	エネルギー 1,600 kcal，たんぱく質 65 g，脂質（25% E） 急性増悪を繰り返す時期には，活動係数の設定を適宜調整した食事量による食事療法。特に食事による体重維持に注意する。
Ex)	・肥満に伴う病態の変化が，気道の閉塞性を高めることから，減量することで呼吸苦の症状も軽減されることについて理解を促す。 ・呼吸苦や急性増悪に伴う食事摂取量と体重管理。日頃の体重維持の意味と食事内容の適正化の理解を促す。 ・食事の栄養バランスについて説明する。 ・呼吸苦に伴うエネルギー代謝についての教育。体重維持のため REE＞RMR と適正な栄養補給。
【長期目標】急性増悪の頻度少なく，適正体重を維持し日常生活ができる。 【短期目標】適正な食事量と身体活動により，体重を減らす。目標 60.0 kg，BMI 24.3 kg/m^2	

栄養介入とモニタリング（退院1か月後）

栄養診断	NC-2.2 経口摂取量過剰
S	体重を減らすように言われたから，食べる量は考えて食べている。夕食の中華料理の品数を減らした。苦しいのは嫌だから。 SpO$_2$ は，ルームエアーで 95%。
O	体重 70.4 kg（−1.8 kg），BMI 28.5 kg/m^2 Alb4.4 mg/dL，TP 7.1 mg/dL，BS 97 mg/dL，BUN 13.2 mg/dL，Cr 0.86 mg/dL，eGFR 66.5 mL/分/1.73 m^2，CRP 0.12 mg/dL，Hb 15.5 g/dL，SpO$_2$ 97% 栄養素等摂取量(/日)：エネルギー 1,400〜1,500 kcal，たんぱく質 70 g，脂質 28〜35 g（e 比率 18〜21%）
A	体重 2 kg/月減少，BMI 28.5 kg/m^2 と改善。夕食の品数を減らし，エネルギーの過剰摂取が改善された。 肺機能末梢気道閉塞が強いこともあり，肥満体が内蔵脂肪によって腹圧を上げてしまい，主要な呼吸筋である横隔膜の動きも悪くするため，引き続き減量するよう指導し経過観察する。
P：Mx)	体重，BMI，栄養素摂取量，呼吸苦，酸素飽和度（SpO$_2$）
Rx)	エネルギー 1,660 kcal，たんぱく質 65 g，脂質エネルギー比率 25% 減量する。
Ex)	夕食の食事摂取量の適正化について

3-1. 医療分野

栄養ケア（アウトカム）の総合評価

入院時 SpO_2 95%／（5 L）から始まり，呼吸困難は軽減され，食事摂取も良好になってきたが，「できれば酸素なしで生活していきたい。妻は糖尿病で，色々心配もあるので，自分は元のように酸素なしで買い物に行ったりする生活に戻りたい。以前のように犬の散歩も一緒にしたい」という本人の希望があり，在宅酸素なしでの生活が本患者の求めている QOL と考えた。

退院 1 週間前頃より右下葉無気肺も改善傾向となり，6 分間歩行（6MWD）は酸素なしで可能，行動範囲も入院前と同様になったことで，体重，BMI，食事摂取量の改善を再評価した。自宅での経口摂取量過剰は，料理好きが高じて作る内容と量によるものであり，適切な食事内容を提案した。

COPD は，肥満型では気管支が狭く空気の通りが悪い非気腫型の場合がほとんどであり，肥満は呼吸筋である横隔膜の動きも悪くなっていきやすいため，引き続き体重の経過を観察することとした。

栄養アセスメント，栄養診断，栄養介入のポイント

栄養ケアを行う際，COPD を全身性疾患として捉え，栄養状態を低下させる原因は何なのかを考える必要がある。栄養障害の発生機序は，①全身性炎症による LBM の低下，②呼吸筋酸素消費量増大による代謝亢進，③内分泌ホルモンの変化による同化と異化の変化の 3 つに大別される。

また，単純に換気効率の低下に伴う呼吸仕事量の増加によるものだけでなく，COPD に併存する心機能低下，精神神経障害，逆流性食道炎や胃十二指腸潰瘍などの消化器病変による摂食不良などが栄養障害に関与している。COPD の治療薬としてのキサンチン製剤・β_2刺激薬は，胃粘膜障害の副作用もあり，誤嚥性肺炎，栄養障害につながる可能性もあることや，COPD の発症では加齢も原因にあるため，加齢による咽頭機能低下による誤嚥性肺炎なども確認する。

肥満の COPD 患者では，気管支が狭く空気の通りが悪い非気腫型の場合がほとんどで，さらに肥満は呼吸筋である横隔膜の動きも悪くなりやすい。肥満の呼吸機能の影響としては，呼吸器系のコンプライアンス低下，肺容量の低下，呼吸数の増加，気道抵抗の増大などの報告もあるため，適正な栄養摂取量による体重減少も必要となる。

本事例では，日頃からの呼吸苦と肥満があることが問題であると考え，栄養アセスメントでは日常の摂取栄養素量を把握し，栄養アセスメント・栄養診断した。栄養ケア計画は，本人が希望する「元の生活に戻りたい」という思いを考慮し，それには右下葉無気肺・呼吸苦に負荷を加えることになる肥満の改善が必要であるとし，減量を目標と考えた。日常の食習慣を把握して栄養診断は経口摂取量過剰とした。

第 3 章　栄養管理プロセス演習

医療分野事例 6：アテローム血栓性脳梗塞（70 歳 男性）
継続した栄養管理記録の例

病歴

主訴：ふらつき，頭痛
現病歴：朝 6 時頃，起床時より右足の動かしづらさを自覚し，足を引きずるようになった。その後，呂律が回っていないこと，右の口角が下垂していることを妻に指摘され，血圧測定すると SBP150 mmHg 程度であった。気分不良，ふらつき，頭痛が生じ，妻が救急要請，当院に搬送された。入院時，血圧 160/84 mmHg，HR 84 回・整脈，NIHSS スコア 16 点。頭部 MRI にて左中大動脈に DWI 高信号域を確認。MRA にて閉塞所見を認め，心房細動がないことからアテローム血栓性脳梗塞と診断。rt–PA 療法が施行された。
既往歴：50 歳 高血圧症，50 歳 脂質異常症，53 歳 前立腺肥大症
服薬状況（/日）：バルサルタン（血糖降下薬）80 mg 1 錠，ニフェジピン（血管拡張薬）20 mg 1 錠，イコサペント酸エチル（血中脂質改善薬）900 mg 2 錠

生活背景

家族構成／食事担当：妻と 2 人暮らし／妻
居住環境：戸建て，主に 1 階にて生活
経済の状況：年金生活
本人・家族の意向：積極的治療，自宅退院希望

臨床検査

血液検査：WBC 6,900/μL，Hb 15.0 g/dL，TLC 2,860 μL，AST 27 U/L，ALT 39 U/L ，γGT 43 U/L，TP 7.9 g/dL，Alb 4.0 g/dL，ChE 310 U/L，Cr 0.73 mg/dL，eGFR 76.7 mL/分/1.73 m^2，BUN 18 mg/dL，TC 215 mg/dL，TG 191 mg/dL，Na 139 mEq/L，K 4.1 mEq/L，CRP 0.3 mg/dL，BS 131 mg/dL
BT 36.6℃，SpO$_2$ 98%，BP 168/123 mmHg，MWST 3 点

身体計測

身長 167.6 cm，体重 71.7 kg，BMI 25.5 kg/m^2，IBW 61.8 kg　※過去 1 年で大きな体重変動なし。
周囲長（上腕周囲長 27.5 cm，上腕皮下脂肪厚 10 mm，下腿周囲長 34.0 cm）

栄養に焦点を当てた身体所見

舌偏位あり，食欲あり，嘔気嘔吐なし，腸蠕動良好，排便 2 回/日（泥状〜軟便），浮腫なし，腹水なし，右片麻痺あり，右顔面麻痺あり，構音障害あり

食生活状況

妻より：朝食は和食で毎日同じような内容。昼食はパン食で軽めに済ます。夕食は肉の料理（焼き物，揚げ物），丼物，寿司の頻度が多い。濃い味を好み，味がついている料理にも追加でしょうゆをかける。間食 1 日 2 回はしている。飲み物は主にお茶。嗜好飲料は飲まない。飲酒はしない。
　今まで食事指導は受けたことがない。
入院前の食事内容
朝食（7 時）：ご飯 150 g，温野菜（キャベツ，ブロッコリーなど）＋ごまドレッシング（大 1），ゆで卵 1 個＋食塩，梅干 1 個，みそ汁（豆腐，わかめ，ねぎ），牛乳 150 mL＋青汁

3-1. 医療分野

間食（10 時）：せんべい・かりんとう

昼食（12 時）：食パン6枚切1枚（ジャム，マーガリン），ヨーグルト1個（60 g），牛乳 150 mL＋青汁

間食（16 時）：どら焼き1個

夕食（19 時）：カツ丼，酢の物，みそ汁

飲み物：お茶　食事，間食時に1杯

摂取栄養素等量（/日）（自宅での推定）：エネルギー 2,200 kcal，たんぱく質 60 g，食塩 10 g 以上

栄養食事指導（栄養介入）に至った経緯

入院診療計画書は特別な栄養管理が必要と判断され，栄養管理計画書を作成した。

1病日目：軽度意識障害あり，経口摂取が困難と判断された。循環動態安定，消化管蠕動運動良好であるため，経鼻経管栄養（ペプタメン AF 10 mL/時，持続投与）を開始した。

2病日目：看護師により実施された改定水飲みテスト3点と嚥下障害を認めた。

3病日目：言語聴覚士が介入し，経口摂取は嚥下訓練食1（日本摂食嚥下リハビリテーション学会　嚥下調整食分類コード 0j）より開始した。

適切な栄養量の確保，栄養摂取の経口移行を目的に NST が介入することとなった。

栄養ケアの記録

初回介入3病日目

栄養診断	NC-1.1　嚥下障害
S	妻より：中性脂肪が高く高血圧症で通院しているので，食事は気をつける方がよいと思ってはいたが，夫の好みに合わせて食事を用意していた。ここ最近も食べる量は変わらず，食欲はあったと思う。入院する前のように食べられるようになるだろうか？
O	アテローム血栓性脳梗塞　rt-PA 療法施行 身体計測：身長 167.6 cm，体重 71.7 kg，BMI 25.5 kg/m²，IBW 61.8 kg 　　周囲長（上腕周囲長 27.5 cm，上腕皮下脂肪厚 10 mm，下腿周囲長 34.0 cm） 臨床検査：WBC 6,900/μL，Hb 15.0 g/dL，TLC 2,860 μL，AST 27 U/L，ALT 39 U/L，γGT 43 U/L，TP 7.9 g/dL，Alb 4.0 g/dL，Cr 0.73 mg/dL，eGFR 76.7 mL/分/1.73 m²，BUN 18 mg/dL，TC 215 mg/dL，TG 191 mg/dL，Na 139 mEq/L，K 4.1 mEq/L，CRP 0.3 mg/dL，BS 131 mg/dL SpO₂ 98%，BP 168/123 mmHg，MWST 3点 身体所見：嚥下障害あり，食欲あり，腸蠕動良好，排便 2回/日（泥状～軟便），浮腫・腹水なし，右片麻痺あり，右顔面麻痺あり，構音障害あり SGA：A（栄養状態良好），CONUT 値：0点，栄養状態レベル：正常 職業：無職，ADL：自立，同居者：妻，食事準備者：妻 【NST 介入時　栄養素等摂取量（/日）】 経口摂取：嚥下訓練食1（ゼリー食，学会分類コード 0j）5割摂取，むせなく摂取。 　　　　（エネルギー 180 kcal，たんぱく質 8 g，食塩 0.5 g，水分 500 mL） 経鼻経管栄養：ペプタメン®AF 20 mL/hr＝480 mL 　　　　　　（エネルギー 720 kcal，たんぱく質 45.6 g，水分 372 mL，塩分 1.5 g） 末梢静脈栄養：ソルデム®3A 500 mL，ソルラクト®500 mL 　　　　　　（エネルギー 86 kcal，食塩 4.9 g，水分 1,000 mL） 合計栄養素等量：エネルギー 986 kcal，たんぱく質 53.6 g，食塩 6.9 g，水分 1,827 mL

第3章　栄養管理プロセス演習

A	行動変容ステージ：関心期
	目標栄養素等量（/日） 　エネルギー量：1,500〜1,800 kcal（IBW×25〜30 kcal） 　入院前まで食事摂取良好。BMI25.5 kg/m² と肥満体型。リフィーディング症候群のリスクなし。急性期であり，1週間かけて徐々に必要量を満たす。 　たんぱく質量：60〜75 g（IBW×1.0〜1.2 g）　腎機能異常はなく，たんぱく質制限の必要なし。サルコペニア予防を考慮し，必要な十分なたんぱく質量を確保する。 　食塩量：6 g 未満　血圧高値，低 Na 血症なし，高血圧治療ガイドラインに準じる。 　水分量：2,100 mL（現体重×30 mL），心不全の既往なし，腎機能異常がなく，水分制限の必要なし。IN/OUT を確認し，適宜調整する。
	〈栄養診断の根拠〉 改定水飲みテスト3点，舌偏位あり，経口摂取はゼリー少量摂取の状況であり，主な栄養補給は経鼻経管栄養であることから，アテローム血栓性脳梗塞の発症により神経・筋系が障害され摂食嚥下5期モデルの口腔期，咽頭期に問題を有することが原因となった，嚥下障害である。
P：Mx)	食事摂取量，水分摂取量，摂取栄養量，嚥下機能（嚥下評価），経鼻経管栄養（逆流症状の有無，腹部症状，便性状）
Rx)	目標栄養素等量（/日）：エネルギー 1,800 kcal（1週間かけて満たす），たんぱく質 60〜75 g，水分量 2,100 mL，食塩 6 g 未満 経鼻経管栄養：投与速度 UP　ペプタメン®AF 30 mL/時＝720 mL（エネルギー 1,080 kcal，たんぱく質 68.4 g，食塩 2.2 g，水分 558 mL） 適切な食事形態と食環境の調整：言語聴覚士と相談の上，嚥下食 A（ペースト菜，学会分類コード 2-1）への形態 UP を提案する。
Ex)	適正な食形態，食べ方について理解し，嚥下訓練を継続する。
【長期目標】体重維持，サルコペニアの予防。食事療法の実践と継続。 【短期目標】経口摂取へ移行する。適正な食形態での必要栄養量の確保。食事療法の必要性を理解する。	

栄養介入とモニタリング〈5病日目〉

栄養診断	NC-1.1　嚥下障害 NI-1.2　エネルギー摂取量不足
S	空腹感がない。いつも食べていた形のある食事と違って，見た目から食欲なくなる。 むせてはいない。
O	体重 71.3 kg，BMI 25.4 kg/m²（入院時体重 71.7 kg） 嚥下評価（言語聴覚士）：嚥下食 A（ペースト菜，学会分類コード 2-1）を試した。ペースト状では，咽頭残留が少量あり。追加嚥下にてクリアとなる。 逆流症状なし，腹部膨満感あり，排便：2回/日（泥状） 栄養素等摂取量（/日） 　経口摂取：嚥下食 A（ペースト菜，学会分類コード 2-1）3〜4割摂取 　　　　　　　（エネルギー 300 kcal，たんぱく質 15 g，食塩 2 g，水分 900 mL） 　経鼻経管栄養：ペプタメン®AF 30 mL/時＝720 mL 　　　　　　　　　（エネルギー 1,080 kcal，たんぱく質 68.4 g，食塩 2.2 g，水分 558 mL） 　末梢静脈栄養：ソルデム®3A 1,000 mL（エネルギー 172 kcal，食塩 0.9 g，水分 1,000 mL） 　合計栄養素等量：エネルギー 1,552 kcal，たんぱく質 88.4 g，食塩 5.1 g，水分 2,458 mL

3-1. 医療分野

A	経口摂取量は，3～4割摂取と少ない。食形態は問題ないと考える。
	〈栄養診断の根拠〉 現時点で目標エネルギー量の86%を根拠に，ペースト菜は追加嚥下にて摂取良好であるが，食形態に不慣れで食欲低下をきたしていること，また，腹部膨満感があり空腹感がないことによる，エネルギー摂取量不足である。
P：Mx)	食事摂取量，水分摂取量，摂取栄養量，嚥下機能（嚥下評価），経鼻経管栄養（逆流症状の有無，腹部症状，便性状），体重
Rx)	目標栄養素等量（／日）エネルギー1,800 kcal，たんぱく質60～75 g，水分量：2,100 mL，食塩6 g未満 経口からの摂取エネルギー量増量を考慮し，主食はカロリーアップミキサー粥（マクトン®パウダー入り，食べやすいよう佃煮付加），おかず量は1/2とし，高カロリー・蛋白含有ゼリー（1個：エネルギー100 kcal，たんぱく質5 g）を付加する（全量摂取：エネルギー1,400 kcal，たんぱく質50 g）。ゼリーは追加嚥下に使用。 担当看護師，言語聴覚士（ST）と情報共有し，追加嚥下を実践し適切な食べ方が継続できるようにする。次段階として嚥下食B（とろみ菜　学会分類コード3）を検討していく。 経鼻経管栄養は，半消化態栄養剤アイソカルサポート®1.5（200 mL×3回，100 mL/時）の食後間欠投与（エネルギー900 kcal，たんぱく質34 g）とする。食事を全量摂取できた場合は，100 mLの投与とする。
Ex)	主食とゼリーの目的について，本人に理解を頂く。 追加嚥下を実践し，適正な食べ方を継続する。

栄養介入とモニタリング〈12病日目〉

栄養診断	NC-1.1　嚥下障害　→　解決 NI-1.2　エネルギー摂取量不足　→　改善 N B-1.1　食物・栄養関連の知識不足
S	鼻の管がなくなったので食べやすい。自宅の食事に比べては病院食の量が少ないが，今はちょうどよい。
O	体重71.0 kg，BMI：25.3 kg/m^2　（入院時体重71.7 kg）　血圧：138/89 mmHg STの嚥下評価：嚥下食C（ソフト菜，学会分類コード4）・軟飯に変更，とろみ水は解除。むせなく摂取可能，食物の咽頭残留なく，嚥下に問題なし。 栄養素等摂取量（／日） 　経口摂取：嚥下食C（ソフト菜，学会分類コード4）・軟飯200 g，10割摂取 　　　　　　　（エネルギー1,800 kcal，たんぱく質65 g，食塩6 g未満） 自宅での食生活状況 妻より：朝食は和食で毎日同じような内容。昼食はパン食で軽めに済ます。夕食は肉料理（焼き物，揚げ物），丼物，お寿司の頻度が多い。濃い味を好み，味がついている料理にも追加でしょうゆをかける。間食は1日2回あり。飲み物は主にお茶で，嗜好飲料は飲まない。飲酒はしない。今まで食事指導は受けたことがない。 【入院前の食事内容】 　朝食（7時）：ご飯150 g，温野菜（キャベツ，ブロッコリーなど）＋ごまドレッシング（大1），ゆで卵1個＋食塩，梅干1個，みそ汁（豆腐，わかめ，ねぎ），牛乳150 mL＋青汁 　間食（10時）：せんべい・かりんとう 　昼食（12時）：食パン6枚切1枚（ジャム，マーガリン），ヨーグルト1個（60 g），牛乳150 mL＋青汁 　間食（16時）：どら焼き1個 　夕食（19時）：カツ丼，酢の物，みそ汁 　飲み物：お茶を食事，間食時に1杯 　摂取栄養素等量（自宅）：エネルギー2,200 kcal，たんぱく質60 g，食塩10 g以上

213

第3章　栄養管理プロセス演習

A	嚥下機能は改善し，嚥下食Cが10割摂取でき，経口摂取にて必要栄養量が確保できた。
	〈栄養診断の根拠〉 BMI 25.3 kg/m^2 で肥満，高血圧症治療中であるが10 g/日以上の食塩摂取があり現状の食事を問題視していないことを根拠に，栄養指導を受けた経験がないことが原因となった，食物・栄養関連の知識不足（NB-1.1）である。
P：Mx)	食事摂取量，摂取栄養量（特にエネルギー摂取量，食塩摂取量），体重，血圧
Rx)	目標栄養素等量（/日）エネルギー：1800 kcal，たんぱく質：60〜75 g，食塩：6 g未満
Ex)	病院食の量，味付けに慣れる。

栄養介入とモニタリング〈14病日目〉

栄養診断	NB-1.1　食物・栄養関連の知識不足
S	病院食（食塩6 g未満/日）の味付けにも慣れてきた。退院後も気をつける。
O	体重70.8 kg（入院時体重71.7 kg），BMI 25.1 kg/m^2 血圧：135/84 mmHg 血液検査：Hb 13.7 g/dL，Alb 3.7 g/dL，TG 160 mg/dL，Na 137 mEq/L，CRP 0.05 mg/dL未満，BS 108 mg/dL 栄養素等摂取量（/日） 　経口摂取：嚥下食C（ソフト菜，学会分類コード4）・軟飯200 g，10割摂取 　　　　　　（エネルギー1,800 kcal，たんぱく質65 g，食塩6 g未満）
A	行動変容：関心期　→　準備期 経口摂取にて必要栄養量が確保。栄養状態良好。食事療法の理解と実践の継続が必要。退院に向けた栄養食事指導を本人，妻に対し実施した。
P：Mx)	食事摂取内容，摂取栄養量（特にエネルギー摂取量，食塩摂取量），体重，血圧
Rx)	目標栄養素等量（/日）エネルギー1,800 kcal，たんぱく質60〜75 g，食塩6 g未満 体重管理：まずは70.2 kg（BMI 25 kg/m^2）の維持
Ex)	脳梗塞の再発予防のためには食事療法が必要であることを説明した。 　病院食を基に各食品の摂取目安量を示した。食品構成表の資料を配布した。 　減塩対策を示し，実践可能な目標を設定した。 　①汁物は1日1回。汁は少なめ。 　②自身での追加調味をしない。 　③丼→白米＋別盛おかず（料理の汁，タレなどはなるべく残す）

〈16病日目〉

	自宅退院。 退院後のかかりつけの病院に栄養情報提供書を送付した。

栄養ケア（アウトカム）の総合評価

　入院時より嚥下評価を行い，適切な食形態から経口摂取開始することができ，STによる嚥下訓練，担当看護師による食事時のケアにより，誤嚥性肺炎など合併症を発症することなく，食形態UP（学会分類コード0j→4）することができた。体重は入院時71.7 kgから70.8 kgに減少（2週間で0.9 kg減少）したが，BMI 25.1と肥満体型であり，今後，急激な増減がないよう支援する必要がある。血清Albは入院時4.0 g/dL，一時減少したが退院時4.0 g/dLであり，栄養状態は良好に保つことができた。

　自宅での食生活では，食塩摂取量が多い状況であった。病院食の料理の味付けは当初はとても薄く感じ食欲が失せるという発言もあったが，訪室時の食事相談や妻同席の栄養食事指導にて減塩の必要性を理解して頂けた様子であった。病院食（食塩6 g/日未満）の味付けにも慣れてきた，退院後も気をつけると発言があった。行動変容は関心期から準備期に変化したと考える。

栄養アセスメント，栄養診断，栄養介入のポイント

　脳梗塞発症後は，嚥下障害を生じる可能性がある。経口摂取困難と判断された場合は，経鼻経管栄養の早期開始を検討し，開始後は，逆流の有無，腹部症状，便状などを確認し，栄養剤の種類，投与方法を検討する。食事開始時には嚥下評価を行い，適切な食形態から開始し，誤嚥性肺炎を予防する必要がある。また，食事時の姿勢や食べ方のポイントをST，担当看護師と共有しておく必要がある。食事摂取量が少ない場合は，少量でエネルギー・たんぱく質の確保が可能で適正な物性の栄養補助食品の利用を検討し，経口での必要栄養量の確保を目指す。

　アテローム血栓性脳梗塞は，生活習慣病が原因となり発症するリスクがあるといわれている。この症例においては，高血圧症，脂質異常症の既往があり，再発防止のためには食事療法も大切であると考える。自宅での食事の聞き取りから，栄養診断としてエネルギー摂取量過剰（NI-1.3），炭水化物摂取量過剰（NI-5.8.2），ナトリウム（食塩）摂取量過剰（NI-5.10.2.7）も挙げられたが，現状の食事を問題視していないこと，栄養指導の経験がないことから，食物・栄養関連の知識不足（NB-1.1）の問題が上位にあると考え，栄養診断に至った。食事療法を実践・継続するためには，行動変容モデルの段階を見極め，指導内容を調整し，実践に導く必要があると考える。

継続した栄養記録の例

> 　栄養ケア継続により改善目標が変化する。本事例は，その際の例である。
> 〈初回介入3病日〉
> 　この時点での栄養問題を整理し，栄養診断する。
> 〈5病日，12病日〉
> 　新たな問題が見つかった場合は，再度栄養アセスメントして栄養診断し，追記する。
> 〈14病日〉
> 　解決した栄養診断名（問題）は削除し，この時点での栄養診断名のみ記録する。

引用文献

1）日本腎臓学会編：エビデンスに基づく CKD 診療ガイドライン 2018（2018）東京医学社
2）Pommer W: Preventive Nephrology: The Role of Obesity in Different Stages of Chronic Kidney Disease. *Kidney Dis*（Basel），**4**，199-204（2018）
3）Navaneethan SD, Schold JD, Arrigain S, *et al.*：Body mass index and causes of death in chronic kidney disease. *Kidney Int*，**89**，675-82（2016）
4）Kikuchi H, Kanda E, Mori T, *et al.*：Short-term prognosis of emergently hospitalized dialysis-independent chronic kidney disease patients: A nationwide retrospective cohort study in Japan. *PLoS One*，**13**，e0208258（2018）

3-2 福祉分野

福祉分野における NCP の活用の意義

2000 年の介護保険制度創設から 20 年が過ぎた。2005 年には，食費が保険給付の対象外となったことに伴い基本食事サービス費が廃止され，個々の入所者の栄養状態や健康状態に応じた栄養管理を評価する形で栄養管理体制加算と栄養マネジメント加算などが新設された。その後，2009 年には栄養管理体制加算の算定実績を踏まえ，基本的サービス費に包括した評価に見直すとともに，栄養マネジメント加算については，適切な実施を担保する観点から評価の見直し（12 単位/日→14 単位/日）が行われた[1]。また，障害分野でも介護保険制度に準ずる形で同年に栄養マネジメント加算が新設されている。2021 年度の介護報酬改定[1]では，団塊の世代の全てが 75 歳以上となる 2025 年に向けて，2040 年も見据えながら，「地域包括ケアシステムの推進」，「自立支援・重度化防止の取組の推進」，「介護人材の確保・介護現場の革新」，「制度の安定性・持続可能性の確保」をテーマに報酬改定の審議が行われた。特に自立支援・重度化防止の取り組みの推進[2]においては，栄養に関わる論点が多数議論された結果，施設系サービスにおける栄養マネジメント加算を廃止し，栄養ケア・マネジメントを基本サービスとして行うことになった。このため，栄養士に加えて，管理栄養士の配置を位置づける（栄養士または管理栄養士の配置を求める）とともに，入所者ごとの状態に応じた栄養管理を計画的に行うことが求められた。栄養ケア・マネジメント（NCM）が実施されていない場合は，基本報酬を減算する。その際，3 年の経過措置期間が設けられた[2]。この改定は，これまでの NCM の実績が評価されたものであり，2005 年の NCM 開始と同じかそれ以上の大改定となった。

NCM は，今や全国の介護保険施設や障害児・者施設において当たり前に行われるようになっているが，その内容は個々の管理栄養士の経験や自己研鑽によって成り立っているのが現状である。今回の介護報酬改定でも論点となった科学的介護（科学的裏づけに基づく介護）の視点が今後の NCM でも推進されることとなるが，科学的介護情報システム（Long-term care Information system For Evidence；LIFE，ライフ）の導入により，急速に NCM の標準化が推進されることになるであろう。その後は医療とのデータベースの共有により，認知症やフレイル予防から重度化防止などへと質の高い NCM が推進されていくことになる。

福祉分野の管理栄養士は，これまで介護報酬や障害福祉サービス等報酬の中に位置づけられた栄養マネジメントの仕組みで業務を行ってきた。NCP の特徴は，栄養評価の後の栄養診断であり，対象者の栄養問題を明確にすることにより，アウトカムを見据えた栄養ケア計画が立てられる。PES 報告を書くことにより，他の職種に対しても対象者の栄養課題を明確に示すことができるため，多職種で課題を共有し解決に向けての NCM を回していくことができる。NCP を理解した上で NCM を回していくことは，すなわち質の高い栄養のデータベース構築につながると考えている。これは地域での NCM に関しても同じであり，全国の福祉分野に関わるすべての管理栄養士・栄養士が NCP を活用し質の高い栄養ケアの提供ができることを期待する。

3-2. 福祉分野

福祉分野事例1：認知症（91歳 女性）

病歴

現病歴：大腿骨転子間骨折にて入院したが家族が手術を望まず，保存的治療にて退院した。退院後，安静が守れず，起き上がったり，大声を出すなどの行為が見られている。

既往歴：83歳 アルツハイマー型認知症，変形性膝関節症，変形性腰椎症，高血圧，87歳 慢性胃炎，便秘症

服薬状況：セルベックス細粒（胃炎・胃潰瘍治療薬），アジルバ錠（降圧薬），ネキシウムカプセル（胃酸分泌抑制薬），マグミット錠（便秘薬），オロパタジン塩酸塩錠（アレルギー性疾患治療薬），カロナール錠（鎮痛薬），クレチアピン（抗精神病薬），エンシュア®・H（経腸栄養剤）

生活背景

家族構成：特別養護老人ホームへ入所するまでは息子夫婦と生活をしていた。息子は介護に協力的

居住環境：特別養護老人ホーム入所中

経済状況：年金生活

生活自立度

介護認定（要介護度3），ADL：排泄，食事，着衣，入浴は全介助。リクライニングチェア使用（少し頭を上げる程度で痛みが出現する）

利用している社会資源：介護老人福祉施設（特別養護老人ホーム）

家族の意向：痛みのないように生活してほしい。食事を食べてほしい。

その他：入院前は，あんこが好きで羊羹，どらやき，もなかなどの間食を楽しみにしていた。また，レクリエーションに参加し，他者とのコミュニケーションも楽しんでいた。退院後，食事拒否，服薬拒否，暴言暴力（介護抵抗）あり，食事量が低下した。入院前と目つきが違うことがあった。

身体計測

身長133 cm，体重48.8 kg（入院前と比べ20日間で2.7 kg減少）

栄養に焦点を当てた身体所見

摂食・嚥下障害なし。歯は義歯使用で咀嚼に問題なし。食事拒否・暴言暴力（介護抵抗）あり。

食生活状況

入院中の食事摂取量2割程度，水分は日により異なり200～1,000 mL

退院後の食事状況：食事形態；飯・普通食

　朝食：ご飯1杯（140 g），みそ汁，お浸し，濃厚流動食200 kcal

　昼食：ご飯1杯（140 g），主菜，副菜，みそ汁，デザート

　夕食：ご飯1杯（140 g），主菜，副菜

退院後翌日の食事摂取量

　朝食：主食2割，副食0割，濃厚流動食100 mL

　昼食：2口

　夕食：主食3割，副食1割，お茶50 mL

1週間の食事摂取量は主食2割，副食2割，食事介助を行うと拒否し摂取しない。

摂取栄養素等量：エネルギー563 kcal（食事310 kcal＋濃厚流動食253 kcal），たんぱく質20.8 g（食事11.5 g＋濃厚流動食9.3 g），脂質15.6 g（食事7.9 g＋濃厚流動食7.7 g），食塩1.5 g（食事1.2 g＋濃厚流動食0.3 g）

栄養介入に至った経緯

大腿骨転子間骨折にて入院したが経過観察となった。退院後は骨折部位が痛く，食事拒否もみられ食事は2割程度しか摂取せず，体重減少（20日間で2.7 kg減少）が見られたため，栄養介入となった。

217

第3章　栄養管理プロセス演習

栄養ケアの記録

初回介入時

栄養診断	NB-2.6　自発的摂食困難
S	（桜エビご飯を見て）「こっちを見ている，怖い」
O	アルツハイマー型認知症，左大腿骨転子間骨折。 身長 133 cm，体重 48.8 kg（入院前と比べ 20 日間で 2.7 kg 減少），BMI 27.6 kg/m^2 服薬状況：カロナール® 錠 食事の状況：大腿骨転子間骨折による痛みがあり，少しギャッジアップした状態で食事をしている。入院前は，暴力行為などはなく，自力で全量摂取できたが，退院後は錯視があったり食堂での食事では人の動きや，テレビの音などが気になり食事に集中できない様子がみられた。また，食事介助を行うと拒否し摂取しないなど認知症の症状がみられるようになった。 **提供食事量** 　朝食：ご飯 1 杯（140 g），みそ汁，お浸し，濃厚流動食 200 kcal 　昼食：ご飯 1 杯（140 g），主菜，副菜，みそ汁，デザート，濃厚流動食 375 kcal 　夕食：ご飯 1 杯（140 g），主菜，副菜 **1 週間の平均食事摂取量** ・食事：主食・副食とも 2 割 ・濃厚流動食 1 本（エネルギー 200 kcal たんぱく質 7.5 g）8 割，パックにストローをさすことで自力摂取できる。エンシュア®・H（エネルギー 375 kcal，たんぱく質 13.2 g）をコップで提供し 1/4 摂取。 摂取栄養素等量（/日）：エネルギー 563 kcal（食事 310 kcal＋濃厚流動食 253 kcal），たんぱく質 20.8 g（食事 11.5 g＋濃厚流動食 9.3 g），脂質 15.6 g（食事 7.9 g＋濃厚流動食 7.7 g），食塩 1.5 g（食事 1.2 g＋濃厚流動食 0.3 g）
A	BMI は 27.6 kg/m^2 で肥満であるが，体重減少率は 5.3%/20 日で，栄養障害高リスクと考える。 認知症や骨折による痛みにより精神の落ち着きがなく，食事を食べ物と認識できない，食事に集中できない，食事介助への拒否行動があり食事摂取量が 2 割となっている。骨折による痛みにより食事がしやすい姿勢を保つことが困難なので，自力摂取を促す食形態等を検討する。 目標栄養素等量は，栄養状態の悪化を防ぐため現在の体重を基本に算出する。現体重当りエネルギー量は 30 kcal，たんぱく質は 1.2 g と考える。 目標栄養素等量（/日）：エネルギー 48.8 kg×30 kcal＝約 1,500 kcal，たんぱく質：48.8 kg×1.2 g＝約 60 g 〈栄養診断の根拠〉 体重減少率 5.3%/20 日であり，食事摂取量が 2 割で目標栄養素量の 40% を根拠として，認知症や痛みにより精神の落ち着きがないことによる自発的摂食困難と考える。
P：Mx) Rx) Ex)	体重，BMI，食事摂取量（摂取栄養素等量） エネルギー量 1,500 kcal，たんぱく質 60 g 食事回数を 1 日 5 回にする（1 回の食事量を減らすことで食事に集中しやすくする）。 自力摂取を促す食形態への変更（おにぎり，パック状の飲み物やコップの変更）を行う。 認知症の症状を観察・理解する。 食事に集中できるように食環境を整える（静かな場所で食事をする）。 間食は嗜好に合ったおやつを提供する。
【長期目標】 余暇活動に参加し，楽しく他者と関わることができる（QOL の向上を目指す）。 【短期目標】 食事摂取量を適正量まで増加させ，栄養状態の低下を防ぐ。	

3-2. 福祉分野

栄養介入とモニタリング（2週間後）

栄養診断	NB-2.6　自発的摂食困難　→　改善
S	あんこがおいしい。息子に会いたい。
O	体重 48 kg，BMI 27.1 kg/m^2 食事の状況：おにぎりは 2 個のうち 1 個は食べられる。ふりかけなどをかけると食べ物に見えないため白ご飯で提供している。濃厚流動食はあんこ味に変更したことで，全量飲めている。食事回数を 5 回に増やすことで食事量が増加。また，息子さんに夕食事時に面会に来ていただくことで落ち着き，食事量が増えた。 摂取栄養素等量（／日）：主食 5 割，副食 5 割，濃厚流動食 200 kcal を 3 本提供 　エネルギー 1,050 kcal（食事 450 kcal＋濃厚流動食 600 kcal），たんぱく質 38.6 g（食事 16.1 g＋濃厚流動食 22.5 g），脂質 28.2 g（食事 11.4 g＋濃厚流動食 16.8 g），食塩 2.5 g（食事 1.7 g＋濃厚流動食 0.8 g）
A	主食の変更や嗜好を考慮することで，食事は 5 割摂取できた。体重 48 kg（−0.8 kg），BMI 27.1 kg/m^2 と体重の増加はなかったが，食事回数を増やし，自力摂取しやすい食形態で提供することで自発的摂取困難（食事摂取量）は少し改善された。 次回の介入は 2 週間後とする。
P：Mx)	体重，BMI，食事摂取量（摂取栄養素等量）
Rx)	目標栄養素等量（／日）エネルギー量 1500 kcal，たんぱく質 60 g 引き続き今の食事提供方法と量を維持し，ONS を活用して摂取栄養量を増やす。 現在の食環境を保つ。
Ex)	訪室時に嗜好を確認し，おやつやジュースなどを勧める。

栄養ケア（アウトカム）の総合評価

　今回の最終目標は骨折や認知症により低下した QOL を向上させることである。それを実現させるには，自発的摂取困難への対策を検討し食事摂取量を改善させ，フレイル予防に必要なエネルギーや栄養素量を確保する事である。自発的摂取困難へ対応するための栄養ケア計画を作成した。改善の度合いを確認するために食事摂取量（摂取栄養素等量），体重，BMI をモニタリングし評価した。自発的摂取困難の原因は骨折による痛みや認知症によるもので，痛みの緩和とともに本人の気持ちを尊重した対応を行うことで食事量は増加したが，フレイル予防のためにはさらに食事量（摂取栄養素量）の増加が必要である。

栄養アセスメント，栄養診断，栄養介入のポイント

　認知症の症状は人それぞれ違っており，決まった対応はない。食事観察だけではなく，対象者の訴えや行動，それまでの生活背景や嗜好を踏まえ，多職種で意見を出し合い対応を行うことが重要である。

　本事例では，認知症の進行に加え，痛みにより，食べやすい食事の姿勢が保てないことから，食事がうまくできなかった。食事介助を行ったが拒否があり，本人に合った食具や食形態を調整し，自尊心を傷つけずに自分で食事ができるように支援を行った。認知症による周辺症状の緩和のために，どのようにすれば落ち着いた状態で食事ができるかを観察し，食環境を整えた。食事量の低下は生活意欲の低下を招き QOL の低下を招くため，体重，BMI を指標にしてモニタリングし，評価した。

219

第 3 章　栄養管理プロセス演習

福祉分野事例 2：脳性麻痺 （8 歳 男子）

病歴

0 歳 4 か月　脳性麻痺，0 歳 6 か月　痙性四肢麻痺，てんかん，精神運動発達遅滞，摂食・嚥下障害，0 歳 10 か月　胃瘻造設，5 歳　肋骨骨折
服薬状況：ギャバロン（末梢筋弛緩剤），ミオナール（中枢筋弛緩剤），ダントリウム（末梢筋弛緩剤），ミヤ BM（整腸剤），ラコール NF®（経腸栄養剤）

生活背景

家族構成／食事担当者：母，祖父，祖母／食事担当者は母
居住環境：医療型障害児入所施設
経済状況：母親の就業
その他：両親は離婚

生活自立度

身障手帳（1 種 1 級）
ADL：排泄，食事，着衣，入浴は全介助。寝たきり。発語はみられない。左股関節脱臼・変形あり。背椎に側彎・変形あり。
　その他：出生後，痙攣，発作などの症状がみられたため，医療機関を受診し入院となる。その後，両親が離婚し療育困難となり入所となった。家族は協力的で定期的に面会に訪れる。本人は特別支援学級に登校している。
　母：楽しく学校に行って，みんなと遊んでほしい。健康で過ごしてほしい。

臨床検査

血液検査：WBC 6,790/μL，RBC 440 万/μL，PLT 23.7 万/μL，Hb 14.9 g/dL，Ht 44.4%，TP 7.8 g/dL，Alb 4.2 g/dL，AST 21 IU/L，ALT 30 IU/L，LDH 176 IU/L，γGT 22 IU/L，BUN 12.7 mg/dL，Cr 0.31 mg/dL，TG 102 mg/dL，Na 142 mEq/L，K 4.3 mEq/L，BS 87 mg/dL

身体計測

身長 117 cm（−2.0 SD），体重 18.0 kg，ローレル指数 112 kg/m³，周囲長（AC19.0 cm，TSF 5.0 mm，腹囲 47.8 cm）

栄養に焦点を当てた身体所見

摂食・嚥下障害あり，胃瘻管理，筋緊張が強い，筋緊張が強いため汗をかく。

食生活状況

入所時の食事状況
　朝食・夕食・20 時：アイソカル®1.0 ジュニア　200 mL，白湯　150 mL
　昼食：ラコール® NF 200 mL（学校）
摂取栄養素等量（／日）：エネルギー 800 kcal，たんぱく質 25.6 g，脂質 24.3 g，Na 628 mg（食塩相当量 1.6 g）

栄養食事指導（栄養介入）に至った経緯

1 年間で身長 2.0 cm，体重 0.2 kg しか成長していないため，栄養介入依頼となった。

3-2. 福祉分野

栄養ケアの記録

初回介入時

栄養診断	NI-5.3　たんぱく質・エネルギー摂取量不足
S	個別の関わりを行うと笑顔がみられる。 他者との関わりを好み，意識を向けることができる。
O	脳性麻痺 身長 117 cm（−2.0 SD），体重 18.0 kg，ローレル指数 112 kg/m^3 服薬状況：ギャバロン（末梢筋弛緩剤），ミオナール（中枢筋弛緩剤），ダントリウム（末梢筋弛緩剤），ミヤ BM（整腸剤），ラコール®NF（経腸栄養剤） 食事の状況：胃瘻管理 　朝食・夕食・20 時：アイソカル®1.0 ジュニア 200 mL，白湯 120 mL 　昼食：ラコール®NF 200 mL（学校） 摂取栄養素等量（／日）：エネルギー 800 kcal，たんぱく質 25.6 g，脂質 24.3 g，Na 628 mg（食塩相当量 1.6 g），NPC/N＝171，水分 1,020 mL
A	体重増加率は 1% で低リスクであるが，ローレル指数 112 kg/m^3（痩せぎみ）と 1 年間で身長 2.0 cm，体重 0.2 kg しか成長していないため，低栄養状態のリスク判断の中リスクと考える。 現在の摂取エネルギー量 800 kcal/日は，体重 18.0 kg を維持するための栄養素量と考える。よって，目標栄養素摂取量は，横断的標準身長・体重曲線（0〜18 歳男子）より，身長が−2.0 SD なので体重も−2.0 SD の 20.0 kg を目標とする。8 歳の基礎代謝基準値 40.8 kcal/kg，活動係数 1.03（寝たきり），ストレス係数 1.1（筋緊張強い），エネルギー蓄積量 25 kcal/日，水分量は小児用の算定式とし必要量を確保する（病棟スタッフより尿量が少ないのではという意見あり）。たんぱく質量は，体重当たりでは低すぎてしまうため，NPC/N＝170 当たりで算出し，BUN 値などの血液検査値をモニタリングする。 目標栄養素等量（／日）：20.0 kg×40.8 kcal/kg×1.03×1.1＋25 kcal/日＝約 930 kcal/日，たんぱく質（NPC/N＝170）約 30 g/日，水分量（目標体重−10）×50＋1,000＝約 1,500 mL/日とする。 〈栄養診断の根拠〉 1 年間で身長＋2.0 cm，体重＋0.2 kg（体重増加率 1%）と発育不良を根拠に，成長期の栄養素量負荷と筋緊張による消費エネルギー量亢進の可能性を考慮していなかったことが原因となった，たんぱく質・エネルギー摂取量不足である。
P：Mx)	身長，体重，横断的準身長・体重曲線（0〜18 歳男子），血液検査，尿量
Rx)	目標栄養素等量（／日）：エネルギー 930 kcal，たんぱく質約 30 g，水分約 1,500 mL（施設 150 mL×3，学校 200 mL に増量） 筋緊張亢進を薬でコントロールする。
Ex)	学校に通うための食生活リズムの構築（起床，就寝時間）を病棟にお願いする。 筋張亢進の回数把握（消費エネルギー量亢進の可能性もあるため）。 学校に水分として麦茶 200 mL を水筒に入れ，おやつの時間に注入してもらえるように学校の先生に依頼する。
【長期目標】	健康に過ごすことができる。 コミュニケーションを図り，学校や施設の活動に参加し QOL 向上を目指す。
【短期目標】	身長に合った体重まで増加させる。

221

第3章　栄養管理プロセス演習

栄養介入とモニタリング（1か月後）

栄養診断	NI-5.3　たんぱく質・エネルギー摂取量不足
S	特になし
O	体重 18.2 kg 注入量を増加したが，逆流や腹部膨満感はみられない。水分は，学校で麦茶 200 mL をおやつの時間に注入してもらえるようになり，施設でも 120 mL×3→150 mL×3 に変更し，1 日の水分量が増えたため尿量が増えた。 朝食・夕食：アイソカル®1.0 ジュニア 260 mL，白湯 150 mL 昼食：ラコール®NF 200 mL×1，麦茶 200 mL×1（学校） 20 時：アイソカル®1.0 ジュニア 200 mL，白湯 200 mL 摂取栄養素等量（/日）：エネルギー 930 kcal，たんぱく質 28.9 g，水分量 1,470 mL，NPC/N＝174
A	1 か月で 0.2 kg 増加，体重に大きな変化はなかったが，尿量も増加したため，このまま様子をみていく。次回の介入は，さらに 1 か月後とする。
P：Mx)	体重，横断的標準身長・体重曲線（0〜18 歳男子），血液検査，尿量
Rx)	摂取栄養素等量（/日）エネルギー 930 kcal，たんぱく質約 30 g，水分約 1,500 mL
Ex)	今の食環境，食生活リズムを継続する。

栄養ケア（アウトカム）の総合評価

半年後の栄養ケアの結果，体調を崩すことなく体重 19.7 kg に増加することができた。筋緊張が強い場合は，消費エネルギー量が亢進されるためエネルギー必要量の設定が難しいが，身長・体重の変動を成長曲線などで確認し，看護師，介護士，リハビリテーションスタッフなどと連携して早期に気づき，栄養介入する必要がある。今回は，筋緊張を薬である程度コントロールができたため，摂取エネルギーを成長に使うことができ，問題なく体重増加につながったと考える。

栄養アセスメント，栄養診断，栄養介入のポイント

現在，障害児・者用のエネルギー必要量を算定する計算式はなく，目標栄養素量を適正に算出することは困難である。特に，寝たきりの場合は，筋緊張の強い・弱いで消費エネルギー量が変わってくるため，目標栄養素量の設定が難しい。筋緊張が弱い場合は，筋肉量が少なく体脂肪量が多い傾向にあり，体重増加は体水分，体脂肪量で増加し，体重減少は筋肉量で減少するといわれているので，少しでも筋肉に刺激（車いすで座位姿勢をとるなど）を加えて筋肉量を維持していくことが大切である。筋緊張が強い場合は，消費エネルギー量が亢進するが，薬で筋緊張が緩和された場合は，消費エネルギー量が下がるためエネルギー必要量の設定が難しく，毎月の体重測定で変化を評価することは重要である。また，障害児の場合，成長期の体格の評価が加わるが，適正な身長，体重は不明なため，成長曲線などで体格の変化，ストレス要因（低体温，呼吸など）を多職種で評価してこまめに調整し，ケアをする必要がある。

3-2. 福祉分野

福祉分野事例3：パーキンソン病，低栄養（87歳 女性）

病歴

現病歴：8年前ころより歩行時に痺れを伴うことが多くなり，脊椎管狭窄症と診断された。
徐々に動作の緩慢さや下肢痛がひどくなり精密検査を行った結果，5年前にパーキンソン症候群と診断され，A病院にリハビリ目的にて入院し3か月後在宅復帰して，デイサービスに通っていた。2年前自宅で転倒し，第2腰椎圧迫骨折にてB病院に入院したが，自宅退院は困難と判断され，当施設ショートステイ利用となった。その後，夫の持病も考慮し，在宅での介助困難のため，本人の希望もあり当施設入所となった。
服薬状況：ゾピクロン錠（睡眠障害改善薬）1錠×夕後，アミトリプチリン塩酸塩錠（抗うつ薬）1錠×夕後，エチゾラム（抗不安薬，睡眠導入剤）2錠×夕後，ドパコール®配合錠（抗パーキンソン薬）2錠×毎食後，リフレックス®錠（抗うつ薬）0.5錠×就寝前，ビーマス®配合錠（緩下剤）3錠×朝・夕後，マグミット®錠（制酸・緩下剤）1錠×毎食後，ソフティア®点眼液1日4回
既往歴：70歳 高血圧症，79歳 脊椎管狭窄症，85歳 第2腰椎圧迫骨折，肥大型心筋症，うつ状態

生活背景

家族構成／食事担当者：夫と二人暮らし／夫。キーパーソンは夫。
居住環境：自宅（一軒家）
経済状況：年金生活
その他：子どもなし，55歳ころまで事務職として働き，退職後は趣味の旅行を満喫していた。

生活自立度

ADL・IADL：介護認定（要介護4）。他者との交流はあまり好まず自室に閉じこもりがちな生活を送っていて，本人希望にて食事も毎食居室にて摂取している。摂食動作，嚥下機能に問題はなし。介助下にて車いすで移動。着替えなどは軽介助必要だが，整容はほぼ自立している。
利用している社会資源（入所前）：デイサービス3回/週，週末ショートステイ利用
本人の意向：不安なく生活したい。
その他：夫も歳なので入所は仕方がない。

臨床検査（介入時）

血液検査：TP 7.0 g/dL，Alb 3.7 g/dL，A/G比 1.12，BS 158 mg/dL，Cr 0.54 mg/dL，BUN 21.7 mg/dL，Na 128 mEq/L，Cl 84 mEq/L，Lymp 10%，Neut 86%

身体計測

身長 152.3 cm 体重 35.6 kg，BMI 15.4 kg/m^2，IBW 51.0 kg，% IBW 69.8%
BT 36.7℃，BP 111/61 mmHg，HR 80 回/分

栄養に焦点を当てた身体所見

摂食動作に問題はないが，痰の詰まりの訴えが多く聞かれた。義歯はあるが使用拒否あり。

食生活状況

提供栄養素等量（／日）（朝・昼・夕，間食）：エネルギー 1,100 kcal，たんぱく質 51.0 g，脂質 35 g，食塩相当量 6 g，水分 1,000 mL
食事形態：主食 米飯＋軟飯，副食 一口大（摂食嚥下リハ学会分類コード4），汁物 とろみなし
食事摂取状況：平均2割程度

223

第3章　栄養管理プロセス演習

栄養素等摂取量（/日）：エネルギー 405 kcal（食事 205 kcal，栄養補助食品 200 kcal），たんぱく質
　15.6 g（食事 8.1 g，補助食品 7.5 g），水分 約 1,000 mL，食塩相当量 2〜3 g

栄養介入に至った経緯

病気に対する不安感が強く，精神的な落ち込みによる気分不良や，もともと少食であり，嗜好による好
き嫌いが多いことが原因で食事摂取量にバラつきがあるものの，自身のペースで常食を平均 8 割程度摂
取できていた。しかし，入所 2 年後体調不良から食思低下を招き，摂取量 0〜3 割程度，栄養補助食品
の提供を行ったが食思改善せず，本人より「食事が飲み込みづらい」との訴えが聞かれるようになっ
た。現状のままではますます摂取量の低下が予想され，さらなる体重減少，栄養状態の悪化が推測され
るため，栄養介入となった。

栄養ケアの記録

初回介入時

栄養診断	NI-2.1 経口摂取量不足 NC-1.1 嚥下障害
S	痰の詰まりがある。自分で思うように出せない。 歯が悪いので，噛みづらく食べにくい。食事が飲み込みづらい。義歯は使うとなお食べに くいので使いたくない。
O	パーキンソン症候群の進行による摂食嚥下機能低下 身体所見：身長 152.3 cm，体重 35.6 kg，BMI 15.4 kg/m²，IBW 51.0 kg，％IBW 69.8%， 　UBW 39.35 kg，BT 36.7℃，BP 111/61 mmHg，HR 80 回/分 義歯の不都合，むせ，咀嚼・嚥下状態の低下，痰の詰まり 血液検査：TP 7.0 g/dL，Alb 3.7 g/dL，A/G 比 1.12　Cr 0.54 mg/dL，BUN 21.7 mg/dL， 　Na 128 mEq/L，Cl 84 mEq/L，BS 158 mg/dL，Lymp 10%　Neut 86% 食事形態：主食 米飯＋軟飯，副食 一口大（学会分類コード 4），汁物 とろみなし，栄養補 　助食品 200 kcal 摂取栄養素等量（/日）：摂取量は 1 週間の平均で，主食 2 割，副食 2 割程度 エネルギー 405 kcal（食事 205 kcal，栄養補助食品 200 kcal），たんぱく質 15.6 g（食事 　8.1 g，補助食品 7.5 g），水分 約 1,000 mL
A	目標栄養素等量（/日）：エネルギー（ハリスベネディクトによる基礎代謝推定値）870 　kcal，低栄養状態のためストレス係数 1.2，生活活動係数 1.1（車いす上座位）とした。 エネルギー 1,100 kcal（870×1.0×1.1＝957 kcal＝1,148 kcal） たんぱく質 51.0 g（1.0 g×目標体重 51.0 kg＝51.0 g） 水分 1,000 mL（25〜30 mL×現体重＝890〜1,068 mL） 痰の詰まりによる咽頭部の違和感，義歯未使用による咀嚼不良あり。また，飲み込みづら 　いとの訴え，食事時にむせを認めており，パーキンソン症候群の進行による嚥下機能障 　害による食事摂取量低下をきたし，摂取エネルギー 405 kcal（充足率 36.8 %），たんぱ 　く質 15.6 g（充足率 30.6 %）である。 BMI 15.4 kg/m²，％IBW 69.8%，体重減少率 −5.3%/1 か月であることから，摂食嚥下 　機能に対応した食事提供にて経口摂取による必要栄養量確保が重要である。 〈栄養診断の根拠〉 咀嚼不良，むせ，飲み込みづらさがあり，食事摂取は必要エネルギー量の 36.8% 程度，た んぱく質 30.6%，BMI15.4 kg/m²，体重減少率 −5.3%/1 か月を根拠に，パーキンソン症 候群の進行による摂食嚥下機能低下が原因となった，経口摂取量不足である。
P：Mx)	経口摂取量，体重，BMI，咀嚼状況，むせ，嚥下状態

224

Rx)	目標栄養素等量：エネルギー 1,100 kcal，たんぱく質 51.0 g 咀嚼・嚥下機能の状態に合った食形態と栄養補助食品の検討，義歯の調整 食事摂取量維持のため，頻回の訪室と声がけ
Ex)	・病気の現状，進行による摂食嚥下機能低下についての理解を促す。 ・目標栄養量の確保や誤嚥防止のため，咀嚼・嚥下状態に合った嚥下調整食を摂取する必要性と食べ方。
【長期目標】	経口摂取維持により適正体重（栄養状態）の維持ができる。QOL の維持（不安なく生活できる）
【短期目標】	咀嚼・嚥下機能の状態に合った食事形態の調整，嗜好調査・栄養補助食品等の活用により目標栄養量を確保し，体重減少を防ぐ。

栄養介入とモニタリング（3 か月後）

栄養診断	NI-2.1 経口摂取量不足 → 主食 5 割，副食 10 割まで回復 NC-1.1 嚥下障害 → 食事摂取時の飲み込みにくさやむせは継続しているが，食形態調整
S	体調も食欲も前よりはよい気がするけれども，飲み込みにくさはある。ときどきむせる。ソフト粥の味が薄くておいしくない。付けてもらったソースの味は気に入った。
O	体重 35.8 kg（+0.2 kg），BMI 15.4 kg/m² 提供栄養素等量（/日）：エネルギー 1,360 kcal（経口 1,100 kcal，補助食品 200 kcal，ソース 60 kcal），たんぱく質 55.0 g（経口 35.0 g，補助食品 7.5 g） 食事形態：主食 全粥，副食 ソフト食（学会分類コード 2-1），汁物 とろみなし 摂取栄養素等量（/日）：主食 5 割，副食 10 割，補助食品 200 kcal，ソース 60 kcal，エネルギー 1,067 kcal（経口 867 kcal，補助食品 200 kcal），たんぱく質 42.5 g（経口 35.0 g　補助食品 7.5 g）
A	主食 5 割，副食 10 割と摂取量も増え，体重も維持できた。しかし，ソフト粥の味が薄くておいしくないとの訴えが聞かれた。嗜好と栄養補給のためにご飯にかけるソース（60 kcal）の提供を開始した。ソースの味は気に入ったとのこと。主食の摂取量は 5 割程度にとどまっているが，ほぼ目標量は摂取できている。食事摂取時の飲み込みにくさやむせは継続している。体重は 35.8 kg，BMI15.4 kg/m² と介入時より 0.2 kg 増加した。
P：Mx)	経口摂取量，体重，BMI，咀嚼状況，むせ，嚥下状態
Rx)	目標栄養素等量（/日）：エネルギー 1,100 kcal，たんぱく質 51.0 g 咀嚼・嚥下機能の改善状況に合った食形態の検討（コード 3 までアップ），補助食品の継続，義歯の装着を促す。 食事摂取量維持のため，頻回の訪室，声がけ，嗜好調査
Ex)	経口摂取維持の必要性の説明と積極的なリハビリへの取り組みの重要性を意識してもらう。

第3章 栄養管理プロセス演習

栄養ケア（アウトカム）の総合評価

> パーキンソン症状の進行により摂食嚥下機能低下をきたしたため，経口摂取量低下に伴う低栄養状態であった。夫と二人暮らしのため，介護力の限界もあり入所となり，摂食嚥下機能評価を実施して，嚥下調整食学会分類コード2-1に食形態を調整して提供を開始した。
>
> 水分摂取時のむせはみられず，嗜好に配慮し，ドリンクタイプの補助食品（200 kcal）を提供。摂取量回復せず食思・嚥下不良あり，飲み込みづらさもみられたことから多職種で検討し，均質で滑らかな食事形態がよいと判断し，全粥，ソフト食に変更した。エネルギー摂取量確保のため，補助食品（200 kcal）も継続とした。介入2日後，採血でNa値低下がみられたため（128 mEq/L），嘱託医の指示にて輸液ソルラクト500 mL×1開始となり，介入8日後，Na値改善を認めたため（Na値136 mEq/L）輸液終了した。介入時に比べ，体調・食思の回復がみられたが，本人より「飲み込みにくい」との訴えや食事摂取時のむせは継続していた。また，主食の摂取量が少ないため，介入2か月後に主食の形態を食べやすいソフト粥に変更，介入3か月後には主食5割，副食10割と摂取量も増え，体重も維持できた。咀嚼・嚥下状態に合った食形態の調整により食事摂取量の増加につながった。さらに，嗜好に合った栄養補助食品の提供により，ソフト食に変更後も一定の栄養量の確保ができた。
>
> 体重に関しては，介入3か月後でわずかに体重増加が認められた（0.2 kg増）。食形態の変更，嗜好を考慮した「ご飯にかけるソース」の提供により摂取量は増加したが，全量摂取を目標に食事内容の調整の継続が必要と思われた。

栄養アセスメント，栄養診断，栄養介入のポイント

在宅では，高齢の夫による介護の限界があり入所，対象者は進行性のパーキンソン病を有するため，摂食嚥下機能の状況は悪化傾向をたどると思われるが，全身の栄養状態維持を目標に食形態の調整，経口摂取維持を中心に栄養介入を行うこととなった。食事による経口摂取のみでは必要栄養量の確保が困難になることが推測され，今後の栄養補給方法についても本人の意思確認が必要である。本人の意思として義歯の使用拒否があり，必要栄養量維持，体重維持には義歯を使用せずに摂取可能な食形態調整が重要となる。

多剤内服もあるため，特に内服による症状のコントロール状況も観察すべき点としてあげられる。体調不良を機に，食思低下もみられたが，摂食嚥下状況や嗜好にあった食事を提供して「食べる楽しみ」を回復させることで摂取量増につながった。多職種で連携して日々変化する摂取状況の確認を行いながら嗜好，咀嚼嚥下機能に着目した食事提供を行うことがポイントとなる。

3-3 公衆栄養分野

　医療費適正化を図るため，「高齢者の医療の確保に関する法律」により，平成20年4月から保険者に対して，生活習慣予防を目的とした特定健康診査と特定保健指導の実施が義務づけられた。特定健康診査（以下，特定健診）は，生活習慣病を招きやすいメタボリックシンドローム（内臓脂肪型肥満）に着目した点が特徴で，40〜74歳までの被保険者，被扶養者が対象である。なお，企業などで行われる事業者健診でも，特定健診の項目を満たしていれば，特定健診を受診したものとみなすことができる（表3-1）。

　特定健診の結果を基に，内臓脂肪蓄積の程度とリスク要因の数に着目して，リスクの高さに応じてレベル別（「動機づけ支援」・「積極的支援」）に，特定保健指導の対象者の選定が行われる（階層化という）。

表3-1　特定健診の健診項目

基本的な項目
●質問票　　服薬歴，喫煙歴など
●身体計測　身長，体重，BMI，腹囲
●血液検査　脂質検査：トリグリセリド，HDLコレステロール，LDLコレステロール 　　　　　　血糖検査：空腹時血糖またはHbA1c 　　　　　　肝機能検査：AST，ALT，γGT
詳細な健診の項目（一定の基準のもと，医師が必要と認めた場合に実施）
●心電図
●眼底検査
●貧血検査　赤血球，ヘモグロビン，ヘマトクリット

特定健康診査における保健指導での栄養管理プロセスの活用

　公衆栄養分野では，地域診断による地域住民の健康課題の明確化とその課題解決のために，優先度の高い課題を絞り込み，対象集団の健康課題の要因となった食事や栄養状態を栄養管理プロセスの手順に沿って栄養診断し，PDCAサイクルを回し改善することが成果のみえる栄養施策につながる。このため，公衆栄養活動での栄養管理プロセスは，優先度が高い健康課題を地域の健診・医療費・介護保険などのデータから分析し，その要因となった食事や栄養状態を特定し，対策を講じる際にも活用できると考えられる。

　また，今後，開始されるPHR（Personal Health Record）は，個人の健康・医療・介護に関する情報のことを指し，個人の健康・医療・介護に関する情報を一人ひとりが自分自身で生涯にわたって時系列的に管理・活用することによって，健康管理・予防行動につなげられるようにするものである。

　今回事例とした特定健康診査や特定保健指導のように生活習慣病の予防を目的とした保健指導では，栄養ケアプロセスに基づく栄養診断（PESを用いた栄養問題の明確な提示）が重要で，栄養診断に基づく保健指導の情報はPHRの基礎データとして活用されていくものと考えられる。

第3章　栄養管理プロセス演習

公衆栄養分野事例：メタボリックシンドローム 積極的支援（50歳 男性）

病歴

主訴：特定健診にてメタボリックシンドロームと診断された
現病歴：特定健診においてメタボリックシンドロームと判定され，積極的支援となったが受診せず。健
　　診3か月後に産業医の訪問面接で糖尿病の治療や血圧の服薬治療を勧められ，治療を始める前に保健
　　指導で何とかしたいと来所した。
既往歴：36歳 椎間板ヘルニア（痛みがある時はコルセットを装着）
服薬状況：痛みのある時にロキソニン®（鎮痛消炎剤）服用

生活背景

家族構成／食事担当者：妻，子ども2人（中学1年・高校1年男子）の4人家族／食事は妻が作る
居住環境：自宅（一軒家）
経済状況：自動車部品の工場勤務で，経済状況は安定。総務部長
その他：通勤は車で30分程度。運動は特にしていない。30歳くらいまでは，ジョギングを毎日4km
　　程度していた。椎間板ヘルニアで腰痛があり，時々痛みで朝布団から起き上がれないことがある。数
　　年前から足がしびれることもあり，背中もつるように痛むことがある。

臨床検査

血液検査：HDL-C 53 mg/dL，LDL-C 167 mg/dL，TG 129 mg/dL，FBS141 mg/dL，HbA1c 7.2%，
　　AST 97 IU/L，ALT 105 IU/L，γGT 147 IU/L，ALP 223 IU/L，UA 6 mg/dL，BUN 13 mg/dL，
　　Cr 0.71 mg/dL，Hb 13.5 g/dL，WBC 4,300/μL，RBC421万/μL
BP 147/96 mmHg

身体計測

身長174 cm，体重80.3 kg（29歳でタバコをやめて20歳代から20 kg増加），BMI 26.5 kg/m²

食生活状況

　1日3食食べている。朝は時間がないので大きめのおにぎり2個を車の運転をしながら食べている。
昼は社員食堂で，かけうどんかかけそばを大盛りにし，おにぎりを1個足して食べている。昼休みは昼
寝したいので，早く食べられる麺類にしている。夕食は晩酌しながら野球部の息子たちと同じだけ，唐
揚げや肉料理とナッツ類やチーズを食べている。日本酒が好きで1日4合飲む。家で晩酌をするので，
つい長時間の飲食をしてしまい，酒を飲むと食べすぎてしまう。穀類が大好きで飲んだ後も漬物とご飯
を1杯食べてしまう。間食はしない。
朝食（7時）：梅干しのおにぎり2個（コンビニエンスストアの約1.5倍サイズ，（ご飯350g相当）
昼食（12時）：社員食堂にてかけうどん大盛り，汁も全量飲む＋おにぎり1個
夕食（18時）：日本酒5合，唐揚げ大5個，ポテトサラダ小鉢2杯，ナッツ類1袋（100g），チーズ
　　40g，ご飯小椀150g，きゅうりぬか漬け80g
摂取栄養素等量（/日）：エネルギー4,010 kcal，たんぱく質115g，脂質131g，炭水化物406g，食
　　塩約20g，アルコール量135g

栄養食事指導（栄養介入）に至った経緯

産業医の訪問面接で糖尿病の治療や血圧の服薬治療を勧められ，治療を始める前に保健指導で何とかし
たいとの希望で，積極的支援を受けることとなった。

3-3. 公衆栄養分野

栄養ケアの記録

初回介入時

栄養診断	NI-2.2　経口摂取量過剰 NI-4.3　アルコール摂取量過剰
S	本人，妻へ指導。 食事は妻が用意してくれる。野菜嫌いで，ポテトサラダと漬物が好き。苦情に対応する部署の部長になり，ストレスから，毎日，日本酒を飲み休肝日はない。車通勤のため，家で毎日の晩酌するのが楽しみ。お酒を飲み続けることができる体でいたい。太ったせいか腰痛がある。間食はしない。 **食生活状況** 　朝食（7時）：梅干しのおにぎり2個（コンビニの約1.5倍サイズ） 　昼食（12時）：社員食堂にてかけうどん大盛り，汁も全量飲む＋おにぎり1個 　夕食（18時）：日本酒5合，唐揚げ大5個，ポテトサラダ小鉢2杯，ナッツ類1袋（100g），チーズ40g，ご飯小椀150g，きゅうりぬか漬け80g，夕食のおかずは食べ盛りの息子と同じものを食べる。 　早食いでついたくさん食べてしまう。朝は食欲がない。
O	特定健診で高血圧，高血糖，肥満を指摘され，メタボリックシンドロームと診断（図3-2）。積極的支援対象（図3-3）。 腰痛あり 身長174cm，体重80.3kg（20歳代から20kg増加），BMI 26.5kg/m^2，腹囲92cm，血圧147/96mmHg，FBS 141mg/dL，HbA1c 7.2%，AST 97IU/L，ALT 105IU/L，γGT 147IU/L，ALP 223IU/L **栄養素等摂取量** 　朝食：エネルギー590kcal，たんぱく質9g，脂質1g，炭水化物131g，食塩3g 　昼食：エネルギー620kcal，たんぱく質18g，脂質4g，炭水化物123g，食塩6g 　夕食：エネルギー2,800kcal，たんぱく質88g，脂質126g，炭水化物152g，食塩11g，アルコール量135g 　合計：エネルギー4,010kcal，たんぱく質115g，脂質131g，炭水化物406g，食塩約18g，アルコール135g（日本酒5合，毎日）
A	メタボリックシンドロームと評価され，特定健診後の特定保健指導では，積極的支援に該当する。 夕食時には，アルコール摂取量が多く，揚げ物など高エネルギーのつまみもあり食事量が多くなっており，エネルギー等栄養素摂取量の過剰を招いている。 目標栄養素等量は，当面の目標体重を70kg（BMI 23.7kg/m^2）とし，これを基本に，減量を目指して，エネルギー量は目標体重当たり30kcal，たんぱく質は1.2gとした。食塩は，今後の血圧の変化や食事量を再評価して検討する。 目標栄養素等量（/日）：エネルギー70kg×30kcal＝約2,100kcal，たんぱく質：70kg×1.2g＝約84g，脂質（エネルギー比率25%）＝約58g また，アルコール摂取量の低減については，本人の希望を聞きながら進める。 〈栄養診断の根拠〉 BMI 26.5kg/m^2，腹囲92cm，目標エネルギー量に対して190%で，血圧147/96mmHg，FBS 141mg/dLでメタボリックシンドロームの診断基準に該当することから，仕事のストレスが原因となった経口摂取量過剰の状態と考える。 AST 97IU/L，ALT 105IU/L，γGT 147IU/L，ALP 223IU/Lで，日本酒5合を毎日摂取していることから，アルコール摂取と健康障害に関する知識不足が原因となったアルコール摂取量過剰と考える。

229

第3章 栄養管理プロセス演習

P：Mx)	体重，腹囲，栄養素等摂取量，アルコール摂取量，FBS，AST，ALT，γGT，ALP，血圧
Rx)	エネルギー量 2,100 kcal/日，たんぱく質 84 g，脂質 58 g 当面の目標体重 70 kg（BMI 23.7 kg/m²），減量目標：−1〜2 kg/月，体重測定 ストレス対策：産業カウンセラーのカウンセリングを1回/月受ける。
Ex)	・妻が協力的であり，妻と本人への栄養に関連した知識の習得を促す。 ・食事内容の改善：朝食に具沢山の汁物，昼食にはたんぱく質の摂れる月見うどんなどを提案，夕食の揚げ物は半量にして，豆腐や枝豆などをつまみにする。 ・本人が希望する「お酒を飲み続けることができる体でいたい」を実現するために，アルコール摂取と栄養について理解を促す。 ・アルコールを摂取しない日を作る（金曜日と土曜日のみの飲酒）。

【長期目標】適正体重を維持し，生活習慣病を予防する。
【短期目標】夕食の食事摂取量を適正量まで減量し，週末のみの飲酒にする。

栄養介入とモニタリング（2か月後の栄養食事指導）

栄養診断	NI-2.2　経口摂取量過剰 → 毎日食べたものを手帳にメモした NI-4.3　アルコール摂取量過剰 → 飲酒回数の減少（週末のみ飲酒）
S	夜の酒を週末だけにした。会社を出るときに 500 mL のペットボトルのお茶を買って飲んでから帰宅するようにしたら，酒を飲まなくてもいられた。すると，朝の目覚めがよく，家で朝食を食べるようになった。ストレスも減った感じがしている？ 週末は自分へのご褒美で好きななおつまみを食べるが，必ず野菜を食べてから飲み始めるようにしている。 昼食も，妻が弁当を作ってくれている。おかずも食べるようになったら，夕方まで腹持ちがよい。 体重は 3 kg 減って 77 kg，ベルトの穴一つ分ウエストサイズも小さくなって，体が軽くなった。この3か月腰痛が出ていない。 毎日食べたものを手帳にメモしている。風呂上りに体重も測っている。 **食生活状況** 　朝食；野菜の汁物，ご飯（200 g），卵が加わった 　昼食；弁当持参（ご飯，牛肉と小松菜炒め，にんじんとピーマンのジャコ炒め） 　夕食；ご飯，ぶりとごぼう煮，小松菜とえのきの和え物，キャベツの甘酢
O	体重 77 kg（−3 kg），BMI 26.0 kg/m²，腹囲 89 cm 飲酒は，週末の金曜日と土曜日のみ（日本酒　4〜5 合/日） 摂取栄養素等量：エネルギー 2,200 kcal，たんぱく質 80 g，脂質 55 g，アルコール 120 g 　（週末の飲酒量），食塩 9.8 g
A	体重は 3 kg/2 か月減少し，BMI 26.0 kg/m² へと改善した。食事内容も野菜摂取量が増え，夕食の摂取量も減少した。自ら食事メモも始め，妻の協力もあり，食事管理も継続できている。 本人が工夫し，週末のみの飲酒となった。平日の飲酒をやめたことで，朝までぐっすり眠ることができるようになり，ストレスからとの思いも減少したようである。 次回の介入も2か月後とする。
P：Mx)	体重，BMI，腹囲，摂取栄養素等量，アルコール摂取量，血圧，AST，ALT
Rx)	目標：エネルギー 2,100 kcal，たんぱく質 84 g，脂質 58 g 当面の目標体重：70 kg（BMI 23.7 kg/m²），目標　−1〜2 kg/月の減量
Ex)	・食事メモ，体重測定を継続する。 ・飲酒量（方法），食事量は現状を維持する。

栄養ケアの総合評価（アウトカム評価）

　今回の最終目標は，本人が希望しているメタボリックシンドロームからの脱却で「アルコールを飲み続けられる体でいたい」と考えた。それを実現するために，まずは，自分自身で確認できる体重測定を依頼し，腹囲をモニタリングした。また，朝・昼・夕の食事は，自身で手帳にメモを残し，主菜と副菜を食べているかを確認していた。

　これらを基に栄養評価を行った。いも類も野菜と同じと捉えていたが，今まで摂取していなかった葉物野菜などの野菜類も毎食，食べるようになり，食事の内容も改善した。野菜摂取により満腹感を得られるようになり，高エネルギーの揚げ物は減少し食塩は 9.8 g となった。飲酒量も減少し，2 か月で 3 kg の減量につながった。「アルコールを飲み続けられる体でいたい」との本人の思いを尊重することができた。

特定保健指導における栄養アセスメント，栄養診断，栄養介入のポイント

　特定保健指導では，対象者の生活習慣病予防のための行動変容に確実につながる保健指導を展開することが必要である。

　そのために，以下のような食生活に関する指導技術が保健指導実施者には求められている。
①栄養学および食事摂取基準，関連学会ガイドラインの食事療法について理解している
②食事と生活習慣病の関連が説明できる
③代謝の調整とエネルギー，栄養素，食品との関連が説明できる
④食物摂取状況や食行動等に関するアセスメントができ，個々の患者・クライエントに合った食生活の改善が提示できる

　また，特定保健指導では，決められた時間の中で，最も効果につながる食事の改善ポイントを見極めることが大切である。これには，「何を改善すると最も効果につながるか」，「どうすれば対象者の健康観を尊重しつつ，前向きな自己決定につながる支援ができるか」，「対象者のモチベーションを高め，継続できるか」を考慮することが必要である。

　本事例では，メタボリックシンドロームの原因が，夕食の摂取量過剰とアルコール摂取量の過剰であり，その背景には仕事のストレスがあった。食事量が多く，これが食塩摂取量過剰も引き起こしていたが，本人と相談して飲酒による食事量の増加に注目した栄養指導とした。

参考文献

栄養管理プロセス研究会監修：栄養管理プロセス第 2 版（2021）第一出版

第3章 栄養管理プロセス演習

			本事例
必須項目	（内臓脂肪蓄積） ウエスト周囲長	男性≧85 cm 女性≧90 cm	92 cm
選択項目 3項目のうち 2項目以上	1．高トリグリセリド血症 　　かつ/または 　　低HDLコレステロール血症	≧150 mg/dL <40 mg/dL	
	2．収縮期（最大）血圧 　　かつ/または 　　拡張期（最小）血圧	≧130 mmHg ≧85 mmHg	147/96 mmHg
	3．空腹時高血糖	≧110 mg/dL	141 mg/dL

図3-2 メタボリックシンドロームの診断基準
資料）厚生労働省：メタボリックシンドロームの診断基準—8学会策定新基準，2005

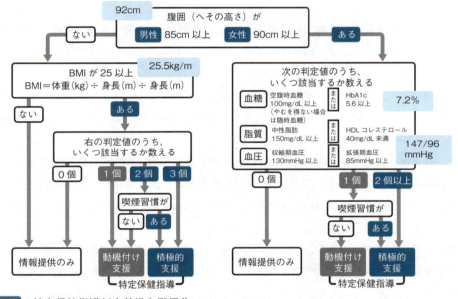

図3-3 特定保健指導判定基準と階層化
※高血圧などで服薬治療中は除き，65歳以上の者は，「積極的支援レベル」と判定されても，動機づけ支援と同様の保健指導を行う。

3-4 学校教育分野

学校における NCP の活用の意義

　近年の児童生徒の実態は，食に関する保護者の価値観，ライフスタイルなどの多様化が進み，健全な食生活を実践することが難しい現状が増えてきている。特に，偏った栄養摂取や朝食の欠食のような食生活の乱れ，肥満や過度の痩せ，アレルギー疾患などが見受けられ，増加しつつある生活習慣病と食生活の関係も指摘されている。また，児童生徒の健康の保持・増進，疾病予防の指導も大切である。

　こんな中，学校では食に関する個別的な指導は「児童生徒の栄養の指導及び管理をつかさどる」栄養教諭が中心になって，専門知識に基づき取り組むことになっている。その際，食物アレルギーや摂食障害など医学的な対応を要するものについては，学校医や主治医，専門医とともに密接に連携を図りながら対応することが重要である。栄養教諭と各職域の管理栄養士・栄養士はもちろん，校内の学級担任，養護教諭，スクールカウンセラー，校外の医療関係者等，職域や職種を越え連携して，児童生徒の望ましい食習慣の形成に努める必要がある。

　栄養教諭は，学校の中で唯一，管理栄養士・栄養士の資格を有した教師であり，食に関する知識やスキルを使って個別的な相談指導を主体的かつ効果的に進める役割を果たさなければならない。未熟な栄養教諭により児童生徒が不利益を受けることがあってはならない。特に，学校では指導者のスキル，態度，言動に影響され差別感が生じやすい問題点もある。NCP は，手順に従って実施すればある程度質の高い栄養管理ができるシステムであり，学校においても栄養教諭が習得する意義は大きい。

　NCP の利点は，管理栄養士同士や他職種とのコミュニケーションが容易になるところである[1]。栄養教諭と各職域の管理栄養士・栄養士はもちろん，医療関係者等職域や職種を越え，その児童生徒に対する連携がとりやすくなる。そしてもう一つ，統一した記録でデータの蓄積が可能となるので，エビデンスを整理し，さらに積み重ねて良い個別相談指導ができるという未来が期待できる。今回は，学校で特に個別的な相談指導の場面が多いと思われる「肥満」，「アレルギー」，「やせ」，「偏食」について執筆をお願いした。現役，または現役時代に実施した個別的な相談指導を，この NCP に整理していただいた。これを読み，自身の学校に近い事例があればそれを参考に，まずは一つでもよいので，内容や様式を活用し，真似ることから実施してもらいたい。ただ，学校においては，食に関する指導と学校給食の管理を一体として NCP を考える必要がある。文部科学省の「食に関する指導の手引―第二次改訂版―」[2] の「第6章　個別的な相談指導の進め方」と併せて進めてほしい。栄養教諭全員が NCP の考え方を習得し，栄養管理の技術を向上させ，次代を担う児童生徒の健康を保持・増進できることを願っている。すべての児童生徒の健康の保持・増進のため，健康な未来のため頑張りたい。

第 3 章　栄養管理プロセス演習

学校教育事例 1：肥満（10 歳　小学 5 年男子）

生活背景

家族構成／食事担当者：父，母，兄，本人の 4 人家族／食事は母親が作っている
居住環境：一戸建て住宅。下校後，夕食の時間まで近所の祖父母宅で過ごすことが多い
経済状況：父は会社員，母はパートタイム
生活習慣：就寝時刻は 23 時半ごろ
母より：父親は BMI 27 kg/m^2，兄（中学 1 年）は軽度肥満。祖母が「身長が伸びるから子ども時代はぽっちゃりしていてもよい。父が太っているので遺伝もある」と言い，本人もそう思っている。最近は，「太っている」と友達に言われることを気にするようになった。21 時から 23 時過ぎまで兄とゲームをし，起床時刻が遅く，登下校は車で送ってとせがむ。月曜日は登校を渋ることがあり，休むこともある。
学級担任より：授業中の集中力の低下がみられ，休み時間は教室にいることが多い。体を動かすことは嫌いではないと言い，体育の時間はよく動いている。
その他：
本人：身長を伸ばしたい。
家族の意向：肥満度を減らしたい。
学校医：肥満傾向で特に注意を要する（定期健康診断）

身体計測

6 歳 9 か月：身長 119.0 cm，体重 26.0 kg，肥満度 15.7%
7 歳 9 か月：身長 125.0 cm，体重 29.0 kg，肥満度 14.9%
8 歳 9 か月：身長 130.0 cm，体重 33.0 kg，肥満度 17.2%
9 歳 9 か月：身長 137.0 cm，体重 39.0 kg，肥満度 19.2%
10 歳 9 か月：身長 142.0 cm，体重 48.0 kg，肥満度 32.1%
10 歳 11 か月：身長 143.0 cm，体重 50.0 kg，肥満度 34.9%
（図 3-4）

栄養に焦点を当てた身体所見

食物アレルギー（−）

食生活状況

母より：何でもよく食べる。濃い味付けを好む。甘いものは苦手で，ポテトチップスやチーズが好き。下校後は，ほぼ毎日近所の祖父母宅に行き，おやつを食べて宿題をしている。夕食，入浴後は自分の部屋に行くが，何か食べていることがよくある。夜，兄とゲームをして，寝るのが遅く朝起きられず，朝食は用意したものを全部は食べない。
学級担任より：給食は配られたものを残さず食べる。食べるのが早い。

食事内容

朝食（7 時）：クロワッサン 1 個，チーズパン 1 個，卵焼き，牛乳
昼食（12 時半）：学校給食※
間食（17 時ごろ）：スナック菓子（小袋）1 袋
夕食（19 時ごろ）：（給食の写真との比較で）ご飯は同じくらい，おかずの量は肉や魚は給食よりは多く，野菜は少ない。
夜食（22 時ごろ）：ポテトチップス 1/2 袋
※学校給食は「学校給食において摂取すべき各栄養素の基準値」に準拠し提供

3-4. 学校教育分野

栄養食事指導（栄養介入）に至った経緯

学校医より定期健康診断で「肥満傾向で特に注意を要する」と告げられ，学校の個別相談指導委員会で栄養教諭と養護教諭による個別的な相談指導を，保護者と本人に以下の方針で実施することになった。

本人：個別的な相談指導の実施と生活チェックの取り組み
　①給食は残さない。一口 20 回以上咀嚼して食べることを目標にする。
　②ゲームの時間を 10 分ずつ段階的に減らし，就寝時刻と起床時刻を早める。
　③間食は帰宅後の量を今までよりも段階的に減らし，夕食後は食べない。
以上の取り組みを「生活リズムチェック表」にできたら〇をつけ，2 週間ごとに達成しているか，栄養教諭・養護教諭が点検し，1 か月に 1 回身長・体重の測定。
保護者：学期に 1 回の面談指導の実施（養護教諭・栄養教諭）
学級担任の教科，特別活動の生活習慣と健康に関する学習の場面で，本人の反応や影響を推察した上で計画，実施していく。

栄養ケアの記録

初回の栄養指導

栄養診断	NI-2.2　　経口摂取量過剰 NB-2.1　　身体活動不足
S	本人：太っていても大丈夫だと思っているが，最近は友達に太っていることを言われることが気になる。おやつは食べる。ご飯もちゃんと食べている。朝はパンとおかずと牛乳。学校給食・夕食は残さず食べている。体育の時間は体を動かしている。就寝時刻が 23 時以降になることが多く，起床時刻が遅れがちで，母に登校を車に頼むことが増えてきている。下校も早く家に帰ってゲームをしたい，という理由で祖父母に車での迎えを頼むことが増えてきている。 母：食欲旺盛，濃い味付けを好む。夕食の前後に間食をする習慣がある。就寝時刻が遅く，朝食をしっかり摂らない。登校を渋ることがある。登下校（片道 1.5 km）は車の送迎で運動量（歩くこと）が減ったと思う。肥満を解消させたい。 **食生活状況** 朝食（7 時）：クロワッサン 1 個，チーズパン 1 個，卵焼き，牛乳 昼食（12 時半）：学校給食 間食（17 時頃）：スナック菓子（小袋）1 袋 夕食（19 時頃）：（給食の写真との比較で）ご飯は同じくらい，おかずの量は肉や魚は給食よりは多く，野菜は少ない。 夜食（22 時頃）：ポテトチップス 1/2 袋
O	身体状況：介入開始小学 5 年 6 月 10 歳 11 か月，身長 143.0 cm，体重 50.0 kg，肥満度 34.9% で中等度肥満。出生時体重 2,900 g。小学 1 年時の肥満度は 15.7%。 栄養素等摂取量（/日）：食事調査からの概算 　エネルギー 2,600 kcal，たんぱく質 102 g，脂質 115 g（39.8% エネルギー），ビタミン A 670 μg RAE，ビタミン B_1 1.60 mg，ビタミン B_2 2.00 mg，ビタミン C 60 mg，Ca 800 mg，Mg 310 mg，鉄 9.5 mg，食塩相当量 8.7 g 学級担任：授業で集中力の低下がみられる。休み時間は体育館などで遊ぶより図書室で本を読んでいることが多く，クラスの子と比較して活動量が少ない。食べるのが早い。 生活環境：父母（共働き），中学 1 年の兄，本人の 4 人家族。食事作りは母。下校後は近所の祖父母宅で間食を食べる。登下校は車の利用が多い。特別な運動はしていない。座位のゲームは 2 時間，夕食前後の習慣的な間食。 起床 6 時 50 分，就寝 23 時 30 分。 **【個別相談指導委員会の方針】** 本人：個別的な相談指導の実施と生活チェックの取り組み 　①給食は残さない。一口 20 回以上咀嚼して食べることを目標にする 　②ゲームの時間を 10 分ずつ段階的に減らし，就寝時刻と起床時刻を早める 　③間食は帰宅後の量を今までよりも段階的に減らし，夕食後は食べない 　の取り組みを「生活リズムチェック表」にできたら〇を付け，2 週間ごとに達成しているか，栄養教諭・養護教諭が点検し，1 か月に 1 回身長・体重の測定。 保護者：学期に 1 回の面談指導の実施（養護教諭・栄養教諭）

第 3 章　栄養管理プロセス演習

A	学校医より定期健康診断で「肥満傾向で特に注意を要する」と告げられ，「太っている」と友達に言われることを気にするようになったことから，行動変容ステージは無関心期から関心期へ移行しつつある。 肥満度は入学時 15.7% から 4 年間で 20% 以上増加。個別相談指導委員会の方針に沿って指導する。 成長期のため摂取エネルギー量を極端に制限せず，栄養バランスを整える。目標栄養素等量の設定は性・年齢別に身体活動レベルを目安とする。 日本人の食事摂取基準 2020 年版より（11 歳，男，身体活動レベル II として）目標エネルギー 2,250 kcal/日，たんぱく質 45 g，脂質（20～30%E）50～75 g，食塩相当量 6 g 未満と考える。
	〈栄養診断の根拠〉 ・肥満度 34.9%，栄養素等摂取量は推定必要量と比較して，エネルギー 115%，たんぱく質 200%，脂質 150～230% と多いことから，食物・栄養関連の知識不足が原因となった経口摂取量過剰である。 ・肥満度 34.9%，登下校は車の利用が増えて歩かなくなったこと，家庭でのゲームが習慣化していることから（根拠として），運動による健康維持が理解できていないことが原因なった身体活動不足である。
P：Mx)	食事・間食の摂取状況 「生活リズムチェック表」，歩数（学内）
Rx)	目標栄養素等量（/日）：エネルギー 2,250 kcal，たんぱく質 45 g，脂質 50～75 g，食塩相当量 6 g 未満 年 3 回の定期身体計測の他に，1 か月ごとに保健室で臨時的な測定と成長曲線・肥満度曲線での確認 「生活リズムチェック表」による点検（自分で設定した寝る時刻，ゲームの時間制限，おやつのルール） 歩数計を利用し，学校生活時間内に歩数測定し記録をする。1 日 5,000 歩以上を目標
Ex)	【集団指導】教科，特別活動で生活習慣や食事の重要性，心身の健康を題材にした学習の場面で，本人の反応や影響を推察した上で計画，実施していく。 【個別指導】課題解決に向けて栄養教諭と養護教諭から本人と保護者に計画的に実施する。 ①目標エネルギー量の範囲で栄養バランスを整える（朝夕は野菜料理や果物を 1 品増やす。間食は家族，祖父母と相談し本人がルールを決めて今よりも量を減らす）。 ②よりよい生活慣が身に付くよう支援する（保護者への指導：間食の摂取状況，ゲームの時間，就寝時刻を把握し，本人とルールを決めて実践する）。 ③無理のない運動から始め，励ましや賞賛によって継続率を高める（登下校は今よりも車の利用を減らし，歩くことを増やす。家で掃除などの手伝いをさせる。学校で 1 日 5,000 歩以上を目標にする）。

【長期目標】食事内容・食品の配分や適量を理解し，よりよい生活習慣を身に付け適正体重を維持し生活習慣病を予防する。
【短期目標】肥満度は，年度末までに今より減少させる。

3-4. 学校教育分野

栄養介入とモニタリング（3 か月後）

栄養診断	NI-2.2　経口摂取量過剰　→　やや改善 NB-2.1　身体活動不足
S	本人：夏休み中は夕食後のおやつは食べないようにした。兄との約束で夜はゲームの時間が短くなった。生活リズムチェック表に書いてあることをがんばった（8 割達成）。 母：夏休み中はゲームなどで，家で過ごすことが多く，歩数計は 5,000 歩に達しない日が多かった。生活チェック表の取り組みは意欲的な時期，怠惰な時期とむらがあった。日中は暑いので祖父母が勧める冷たいデザートなどを食べることがあったが，夕食後はがまんしていた様子だった。
O	4 月（10 歳 9 か月）：身長 142 cm，体重 48.0 kg，肥満度 32.1% 6 月（10 歳 11 か月）：身長 143 cm，体重 50.0 kg，肥満度 34.9% 9 月（11 歳 2 か月）：身長 144 cm，体重 51.0 kg，肥満度 36.0% ※4～6 月は肥満度＋2.8% の増加，6～9 月は肥満度＋1.1% の増加
A	夕食後のおやつを食べないようになったことから，行動変容ステージは関心期へ移行しつつある。 肥満度は，4 月 32.1%，6 月 34.9%，9 月 36.0% と増加率は減ってきているが目標の肥満度まで下げることはできていない。 家ではほとんど運動をせずゲームをする時間が長く，歩数計は 5,000 歩の目標数に到達していないなどから，身体活動不足は改善していない。
P：Mx)	身長，体重，身長体重成長曲線，肥満度曲線，食事摂取量，「生活リズムチェック表」，学内歩数
Rx)	目標栄養素等量：エネルギー 2,250 kcal，たんぱく質 45 g，脂質 50～75 g，運動量（学内：5,000 歩/日） 担任，養護教諭と協働して個別相談指導を継続する。
Ex)	本人：エネルギー量過剰，運動不足，不規則な生活習慣の体への影響について理解を促す。 保護者：家庭での適切な食事量（エネルギー，たんぱく質を減らし，野菜を増やすなど）について理解を促す。

栄養ケア（アウトカム）の総合評価

小学 5 年の 1 月（11 歳 6 か月）での評価
　生活チェック表の目標項目は 8 割程度達成できている。母親には栄養問題について理解が得られ，取り組みに協力的である。本人も母親からの称賛がうれしいらしく，成果を褒められたことを養護教諭に報告に来る。父，祖父母には，まだ理解が得られにくい状況があるが，本人の取り組みに肥満傾向の兄も影響を受けた様子で，ゲームの時間が短くなり，夜食を摂らなくなり，兄弟ともに肥満解消の意識改善がみられた。学級担任より，休み時間は体育館で体を動かしていることが多くなり，以前より集中して授業に参加している様子がみられ，生活習慣の改善の成果ではないかと評価している。
　本人は生活習慣の改善の必要性について，十分理解できているが，取り組みは意欲的な時期，怠惰な時期とむらがあり，意欲が持続できるような取り組みの見直しや指導方法の検討が必要である。
　個別指導を開始してから 1 か月おきに身長，体重の測定を行い，肥満度の上昇は抑えられている。年度末を一区切りとして引き続き経過観察する。

栄養アセスメント，栄養診断，栄養介入のポイント

【疾病や対象者の問題点を評価・診断するときのポイント】

栄養ケアする上で臨床検査データや身体所見，肥満の起因などを観察する（小児肥満症診療ガイドライン 2017 より）。

＊肥満の判定：肥満度，体脂肪率，成長曲線，肥満度曲線の経過

【栄養介入する時のポイント】

・肥満度，身長・体重成長曲線や肥満度曲線を描き，身体発育を継続的にモニタリングしながら個別管理，指導を行う。

・発育や精神的に影響するようなエネルギー不足の状態にしないよう計画を立てる。発達を考慮した個人目標を作成し，無理なく改善を進める。肥満の解消だけでなく，一生につながる生活習慣の獲得も視野に入れることが重要である。エネルギーおよび栄養素の目標量は「日本人の食事摂取基準」および「学校給食摂取基準」を用いて設定する。

・栄養素等摂取量のアセスメントには，学校給食の量（1日の1/3）と家庭での食事を比較しながら行うと対象者の課題が発見しやすい。また，学校給食献立は主食・主菜・副菜が揃った栄養バランスを整えるための一食の目安となる栄養指導ツールとして活用する。

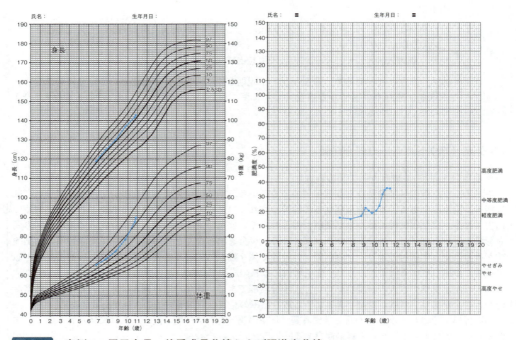

図 3-4　事例 1　男子身長・体重成長曲線および肥満度曲線

3-4. 学校教育分野

学校分野事例2：食物アレルギー（特別支援学校）（14歳 女子）
精神運動発達遅滞のある食物アレルギー児の食物除去解除に向けた支援

病歴

食物アレルギーの原因食品：小麦，鶏卵，アボカド。アナフィラキシーは，なし。
　除去根拠（丸数字は，学校生活管理指導表における診断根拠）は，次のとおり。
　・小麦（③IgE抗体等検査結果 陽性。④未摂取）
　・鶏卵（①明らかな症状の既往。③IgE抗体等検査結果 陽性）
　・アボカド（③IgE抗体等検査結果 陽性。④未摂取）
　誤食により，全身の蕁麻疹，呼吸が苦しくなる場合がある。主治医の病院へ救急対応。
既往歴：精神運動発達遅滞，肥大型心筋症，声帯麻痺，胃食道逆流症，アトピー性皮膚炎
服薬状況：酸化マグネシウム（便秘治療薬），ユーロジン®（睡眠薬），マイザー®軟膏（抗アレルギー
　薬），ヒルドイド®ソフト軟膏（保湿薬），プロトピック®軟膏（皮疹薬），リンデロン®V軟膏（かゆ
　み治療薬），アレジオン®（鼻炎薬），ビオフェルミン®（整腸薬）
　エネーボ®配合経腸栄養剤5～6缶/日，1～2缶/回

生活背景

家族構成／食事担当者：両親，姉と4人暮らし／母
居住環境：共同住宅（マンション）。通学・通所（院）：車利用。
経済状況：父は会社員。母はパートタイマー。
生活自立度：手動車いす使用。本人が操作し自走。トイレの自立は，一部おむつを使用。便が溜まった
　ときなどは，不定期に緩下剤または浣腸を使用。手つなぎ介助で歩行。独歩は歩行不安定
利用している社会資源：身体障害者手帳あり，愛の手帳なし，通所施設（放課後デイサービス），訪問
　介護ステーション
家族の意向：高等部卒業後の自立と社会参加に向けた食生活への支援
その他：平均体温35.8℃，平均睡眠時間（一日平均）昼間なし・夜間9時間，医療的ケアあり→経管
　栄養（胃瘻）および気管切開部の衛生管理

臨床検査

血液検査：WBC 4,700/μL，Hb 15 g/dL，PLT 24万/μL，Cr 0.5 mg/dL
IgE抗体：小麦（クラス1），卵白（クラス1），卵黄（クラス1），アボカド（クラス2）⇒学校給食の
　除去指示は，小麦，鶏卵，アボカドを完全除去。

身体計測

身長141.0cm，体重34kg，肥満度－10%（図3-5）

栄養に焦点を当てた身体所見

摂食・嚥下障害は，気管切開，誤嚥がある。食欲はなく，食物への関心がない。味覚の変化としては，
甘味や香りに強い興味がある。

第3章　栄養管理プロセス演習

食生活状況

学校給食の状況：経管栄養と経口摂取の併用。経口摂取時は一部介助

食物形態：発達期嚥下調整食分類2018（日本摂食嚥下リハビリテーション学会策定）ペースト粥，まとまりペーストに相当する給食を提供していた。経口摂取約10分後，栄養剤の注入を実施。食物アレルギー除去代替食（小麦，鶏卵，アボカドを完全除去）提供。

食事前には口腔内や咽頭の状況などを確認する。喫食前に痰が多い場合は，誤嚥の可能性が高まるため，摂食指導時に留意する。常時，気管切開部の状態を確認し，ゆっくり摂食させた。その際，誤嚥がないか観察し，誤嚥が疑われる場合は，摂食を直ちに中止し，養護教諭・看護師がバイタル測定などの確認による健康観察を行う。摂食の経過については，管理職に報告するとともに保護者へ速やかに連絡する。

幼少期から長期間経管栄養を主たる栄養補給とした影響から，口腔内が過敏であるため食物への関心がない。そのため，給食時間は，食物への興味や食事への気持ちを高めるよう，教諭からの言葉かけや楽しい雰囲気をつくり支援する。

味覚の変化は，口当たりのよい食物形態の食物を好み，甘味や香りに強い興味がある。食材では米や牛乳を好み，苦味の強い野菜類・豆類は苦手である。

食事状況

　朝食：エネーボ®（1缶）

　昼食（学校）：エネーボ®（2缶）＋学校給食（※嚥下調整食）

　　※嚥下調整食の食物アレルギー除去代替食を提供。エネーボ®併用のため

　　学校給食としてエネルギー200 kcal，たんぱく質9.5 g，脂質5.0 g目安

　昼食（自宅）：エネーボ®（2缶）＋嚥下調整食

　夕食：エネーボ®（2缶）

　間食：果汁（とろみ調整）またはエネーボ®（1缶）

摂取栄養素等量：エネルギー1,700 kcal，たんぱく質20% E，脂質25% E

栄養食事指導（栄養介入）に至った経緯

中学部2年春，「気管切開を閉じるため，今後は経口摂取のみに切り替える。未摂取食品を解消させ，併せて食物アレルギーの改善を図っていく」との主治医の方針について，保護者から担任に相談があった。担任から校内ケース会議へ提案され，多職種連携（管理職，担任等教員，コーディネーター，養護教諭，看護師，管理栄養士と必要に応じで関係機関の専門職員）において中期的な取り組み方針を協議した。

栄養ケアの記録

初回介入時

栄養診断	1）NB-1.3 食事ライフスタイル改善への心理的準備不足 2）NB-2.6 自発的摂食困難
S	家庭では，長期にわたり主たる栄養供給が経管栄養だった影響があり，ほぼ栄養剤の栄養補給から徐々に経口摂取の食事に切替えるタイミングを計っていた。 母：「給食や家の食事が食べられなくても，今は好きなエネーボ®をしっかり食べられているから大丈夫です」と，経口摂取全面移行へ否定的な態度を表し，急にエネーボ®ではなくなる不安を主治医に話している。今すぐは，すべて経口摂取になってエネーボ®ではなく食事や市販の栄養剤に切り替わることがかなり難しい状況。 **食生活状況** 母および訪問介護ステーション看護師より 　朝食：エネーボ®（1缶） 　昼食（学校）：エネーボ®（2缶）＋学校給食（※嚥下調整食） 　　※嚥下調整食の食物アレルギー対応のため，小麦，鶏卵，アボカドを完全除去食および代替食を提供。学校給食としてのエネルギー200 kcal，たんぱく質9.5 g，脂質5.0 g目安

	昼食（自宅）：エネーボ®（2缶）＋嚥下調整食 夕食：エネーボ®（2缶） 間食：果汁（とろみ調整）またはエネーボ®（1缶）
O	精神運動発達遅滞，肥大型心筋症，声帯麻痺，胃食道逆流症，アトピー性皮膚炎，気管切開，誤嚥がある。 学校の給食時間は経管栄養剤で過ごすことが多く，少量の給食を経口摂取することで食事の経験を積み重ねる指導を一部取り入れるようにしている。 給食時間は，経口摂取をする際に食物への興味や食事への気持ちを高められるよう，教諭からの言葉かけや楽しい雰囲気を作り支援している。給食時間中は，前半は自食，後半は一部前方介助とする。嚥下調整食を経口摂取の時間は最大で15分間とし，その後は経管栄養剤の注入時間に充てられている。 口当たりのよい食物形態の食物を好み，甘味や香りに強い興味がある。食材として，米や牛乳を好み，苦味の強い野菜類・豆類は苦手である。 摂取栄養素等量（主治医の指示栄養素等量）（/日）：エネルギー1,700 kcal，たんぱく質70〜75g，脂質20〜25% E 食形態：発達期嚥下調整食分類2018（日本摂食嚥下リハビリテーション学会策定）のペースト粥，まとまりペーストとする。 昼食（学校給食）：主治医の指示によりエネルギー800 kcalを摂取。内訳は，学校給食で200 kcal程度（嚥下調整食の食物アレルギー対応のため，小麦，鶏卵，アボカドを完全除去食および代替食を提供）＋エネーボ®2缶＋水分摂取100 mLの併用。
A	引き続き摂取栄養素等量が1日エネルギー1,700 kcalと示されている中，経管栄養剤から1,500 kcalを担保しながら，大きな問題なしの状態で，成長している。 家庭での食事担当者である母は，小麦，鶏卵，アボカドの食物アレルギー除去に配慮した食事作りへの不安や，経口摂取となると安定的に摂取できる経管栄養剤ではなくなることに否定的な態度である。 また，本生徒も長期にわたり経管栄養剤に慣れ親しんでおり，口腔内の過敏もあるため，食物に無関心で，心理的な不安がある。 〈栄養診断の根拠〉 ・食物アレルギー対応のため，長期にわたり小麦，鶏卵を除去していたことから（根拠に基づき），改善の必要性に対する否定的な態度が原因となった，食事ライフスタイル改善への心理的準備不足である。 ・幼少期からの長期にわたり，主たる栄養供給が経管栄養だった影響や口腔内の過敏がある訴え（の根拠）に基づき，食物への無関心が続いていたことが原因となった，自発的摂食困難であると考える。
P：Mx)	食物アレルギー改善に向けた経口摂取への取り組み 口腔過敏解消へのアプローチ（給食指導及び食前の口唇訓練など）
Rx)	指示栄養素等量（/日）：エネルギー1,700 kcal，たんぱく質13〜20% E，脂質20〜30% E 発達期嚥下調整食分類2018（日本摂食嚥下リハビリテーション学会策定）ペースト粥，まとまりペースト アレルギー解除に向けた対応：鶏卵，小麦 母および訪問介護ステーション看護師と連携し，経口摂取への移行を模索する。
Ex)	・食事内容の改善：まずは1日のうち1食を経口摂取の食事に切り替える。 ・食事担当の母に負担をかけない，まとまりペースト食の準備方法（市販品の活用など）を提案し，食事内容の改善に向けて理解を促す。 ・本生徒の口腔内の過敏へのアプローチは，学校給食の場面を活用し継続的に指導する。

【長期目標】日常および学校給食における小麦，鶏卵の除去解除によるQOLの向上。

【短期目標】気管切開を閉じた後，中学部2年夏以降に全面経口摂取に移行。その後，小麦，鶏卵の食物経口負荷試験実施。少量→中等量→日常摂取量へ，6か月〜1年かけ移行。鶏卵，小麦の順で家庭での実食を積み重ね，主治医へ相談。

栄養介入とモニタリング

（約 1 年後）

栄養診断	NB-1.3　食事ライフスタイル改善への心理的準備不足　→ 改善（20××年 11 月） NB-2.6　自発的摂食困難　　　　　　　　　　　　　　→ 改善（20△△年 2 月）
S	秋頃になり食欲が出てきた。スプーンですくった食べ物を舐めるだけの食べ方から、スプーンを口の中に入れて取り込んで食べるようになり、経口での食事量が増えてきた。身長と体重の経過も順調である。教えてもらった学校給食嚥下食レシピや、アレルギー食品の 1 食で食べる量（パンで小麦粉量 50 g や鶏卵 1 個分など）の取り組みを家庭での食事でも少しずつ実践し、分量を増やして食べることに取り組めている。
O	身体測定：中学部 2 年 4 月時　身長 141.4 cm、体重 34.3 kg、肥満度－10.4% 　　　　　中学部 2 年 9 月時　身長 144.4 cm、体重 37.6 kg、肥満度－11.7%。 主治医の指示栄養素等量（／日）：エネルギー 1,700 kcal、たんぱく質 70～75 g、脂質 20～25% E
A	全量経口摂取となった中学部 3 年 4 月時には、身長 145.8 cm、体重 39.6 kg、肥満度－11.8%、中学部 3 年 9 月時には、身長 146.2 cm、体重 40.9 kg、肥満度－10.5% となり、体重や肥満度の推移は、経口栄養になった現在も経管栄養時の状態を維持している。 　学校栄養職員と担任などが連携することにより、個別面談やケース会を通して、学校給食の嚥下調整食レシピの提供や、アレルギー解除に向けた小麦および鶏卵の使用量の情報提供を行い、保護者や関係機関が成長期に必要な栄養や食事量の目安について知識・理解が深められていった。 　学校給食を活用した給食の時間の摂食指導では、本児に対して食事量を少しずつ増やす指導を継続的に行った。その際、摂食指導医とも連携し、食形態や摂食の進め方などを相談した。 　家庭に向けては、嚥下調整食を準備し徐々に移行させた時と同様にして、アレルギー食品除去解消に向けた食体験を増やすよう、相談指導を実施した。経管栄養時の量と同等に経口摂取ができているか、日常的に記録し、保護者とやり取りを行った。 　個別相談指導は、担任、養護教諭、コーディネーター、学校栄養職員と保護者が行い、身長、体重の経過を見ながら、継続的な支援をした。
P：Mx)	食物アレルギー改善に向けた経口摂取への取り組み 口腔過敏解消へのアプローチ（給食指導および食前の口唇訓練等）
Rx)	指示栄養素等量：エネルギー 1,700 kcal、たんぱく質 13～20% E、脂質 20～30% E 発達期嚥下調整食分類 2018（日本摂食嚥下リハビリテーション学会策定）ペースト粥、まとまりペースト。この状態を、経口摂取で維持する。
EX)	経口摂取（まとまりペースト食）の食事を家庭で継続させる。 本生徒の口唇過敏へのアプローチは、学校給食の場面を活用し指導を続ける。

栄養ケア（アウトカム）の総合評価

　今回の取り組みは，主治医からの「経口摂取のみに切り替える。未摂取食品を解消させ，併せて食物アレルギーの改善を図っていく」に該当し，本児のQOL改善の過程をサポートしていくことである。本生徒には障害特性があるため，食物アレルギーの改善を実現するためには，自発的摂食困難や口腔内過敏を改善させる面からのアプローチが重要であった。改善の度合いを確認するために，日々の給食指導での摂食状況や，家庭での経口摂取への進捗状況などを踏まえ，体重，成長曲線，食事内容の改善をモニタリングし評価した。

　これらを基に栄養ケア計画を作成した。食生活様式改善への心理的準備不足には，毎日の学校給食提供の中で担任などによる摂食指導の繰り返しを通じて取り組み，自発的摂食困難には本児が成長期における食欲の増進の時期に当たったことが功を奏して，中学2～3年生の時期を通じて劇的な改善がみられた。食事担当の母は，食事を作ることへの心理的な負担から解放され，食事準備への意欲的が沸き，本生徒も積極的に経口摂取で食べることができ，よりよい循環へ切り替わっていった。

　家庭からは，「家族と同じ食材から作った嚥下調整食をうれしそうに食べている」，「同じ料理で，家族が食卓を囲むことができるようになった」と，QOLが向上した旨を，個人面談時に報告している。

　この先の高等部進学では，修学旅行時の外食学習，高等部卒業後に向けた実習先における，鶏卵，小麦の食物アレルギー対応なしの嚥下調整食の食事提供が可能となった。今後も校内体制を活用して，高等部卒業後の自立と社会参加に向けた支援を続けることが必要である。

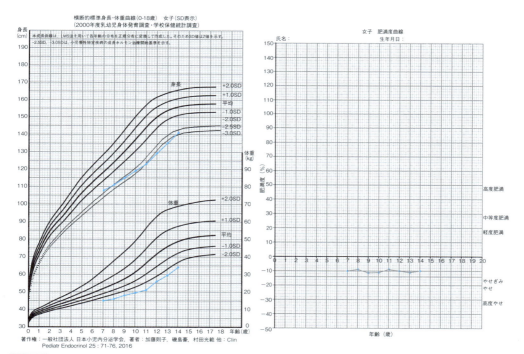

図3-5　事例2　女子身長・体重曲線および肥満度曲線

第3章　栄養管理プロセス演習

学校における食物アレルギー対応（補足）

　学校給食における食物アレルギーの管理は，「学校のアレルギー疾患に対する取り組みガイドライン」に基づき，医師の診断による「学校生活管理指導表」の提出を必須とし，学校全体で組織的に取り組んでいる。

　特別支援学校に在籍する児童生徒が食物アレルギー対応や除去申請の解除をする場合には，義務制小・中学校での関わり以上に，学校，保護者，医療機関等との連携を密にして取り組む必要がある。なぜならば，対象の児童生徒は，肢体および心身の基礎疾患と障害，摂食嚥下や口腔機能の課題があるからである。それに加えて，学校生活管理指導表におけるアレルギー疾患の指示内容を併せた上で，個別の取り組みプランの決定や情報を共有し，食べることに関わる学校生活を安全に過ごすための支援体制を構築させる。食物アレルギー対応が必要な児童生徒の中には，学校給食を喫食しておらず，経管栄養を主としている者も少なくない。

　学童期から青年前期は，児童生徒の発達段階に合わせて対応に変更が生じる。また，自分の体調の変化や体調が悪くなったときへの対応を理解させ，自己管理を促すことへのサポートも必要になる。

　長年，除去していた食物を解除する際，診断後には，未摂取食物や除去食物を食べることによる心理的不安が児童生徒も保護者も大きいため，短期から長期の目標へと無理なくつなげるための支援が必要となる。

3-4. 学校教育分野

学校教育分野事例3：痩せ（13歳 中学2年女子）

生活背景

家族構成／食事担当者：両親，本人，妹の4人家族／食事は母親が作っているが，中学校入学後は，自分の食事は本人が作り，一人で食べている。

居住環境：学区のマンション4階に居住，中学校までは，約700mの距離を歩いて通っている。

その他：

本人：学校外の体操クラブに週に2日，通っており，演技に影響するからと体重が増加することを気にしている。低栄養や貧血の自覚症状はなく，睡眠も十分に取れていて，元気だと主張していた。平熱が低いことは自覚していた。減食，体重への頑固なこだわりから身体疾患（消化器や脳腫瘍）による体重減少ではないと考えられる。活動性の亢進（痩せているのに異常に運動する）がみられ，自分は健康であると思い込み，食生活や健康に対して誤った自己判断がみられる。

家族の意向：母親は痩せ願望の原因となっている体操クラブを退会した方がよいと思っている。本人もいつまで続けるかを悩んでいる。

臨床検査

血液検査：Alb 3.7 g/dL，Hb 10.9 g/dL

身体計測

中学1年生4月：身長150.6 cm，体重36.8 kg，肥満度 −14.3%，
中学1年生9月：身長151.8 cm，体重36.0 kg，肥満度 −18.0%，
中学2年生4月：身長153.0 cm，体重35.2 kg，肥満度 −23.5%

栄養に焦点を当てた身体所見

活動性の亢進（痩せているのに異常に運動する）がみられ，自分は健康であると思い込み，食生活や健康に対して誤った自己判断がみられる。

食生活状況

学校外の体操クラブに週に2日，通っており，体重が増加することを気にし，学校給食では，中学校1年生3学期から主食，牛乳・乳製品，肉類などを残すようになった。揚げ物やドレッシングのかかったサラダなど，脂質をとることを太ると考えており，食べないようにしている。

自宅での食事：自分で用意した食事を食べている。

朝食：生野菜（ノンオイルドレッシング）と果物。

夕食：玄米ご飯を茶碗に半分くらい，主菜は焼き魚や練り製品，豆・豆製品，副菜は生野菜やゆで野菜

間食，夜食：なし

摂取栄養素等量（/日）：エネルギー700 kcal，たんぱく質40.4 g，鉄5.2 mg，Ca 290 mg

栄養食事指導（栄養介入）に至った経緯

「公益財団法人 学校保健会：児童生徒等の健康診断マニュアル 平成27年度改訂版」を基に，1年生4月の身体計測の結果は，肥満度が−14.3%であったが，2年生4月には−23.5%とやせが進行していた。中学校に入学してからの身長の伸び2.4 cmに対し，体重は1.6 kg減少した。成長曲線に異常あり（成長曲線にて体重が1チャンネル以上下方へ逸脱している）。

学級担任から太ることを気にして給食をほとんど食べずに残しているとの報告もあり，校内の個別指導相談委員会で思春期痩せ症の疑いありとして個別的な相談指導が必要な生徒として抽出。減食，体重への頑固なこだわりから身体疾患（消化器や脳腫瘍）による体重減少ではないと考えられ，保護者に連絡した。保護者から家庭でも減食にこだわり，健康状態が心配であるのでと同意が得られた。

245

第3章　栄養管理プロセス演習

内科検診では，除脈（58/分），貧血の疑いありとされた。血液生化学的検査（血清鉄，フェリチン，アルブミンなど）による評価の必要があるかどうかについて校医に相談した。校医は生徒のかかりつけの小児科医であり，母親が付き添って受診をすることになり，校医の指導助言を受けながら，個別的な相談指導を行うことになった。

栄養ケアの記録

初回介入時

栄養診断	N1-2.1　経口摂取量不足
S	学校外の体操クラブに週に2日通っていて，体重が増えると演技がうまくできないので，痩せたい。 1年生3学期頃から，痩せるために学校給食は主食，牛乳・乳製品，肉類等を残し，揚げ物やドレッシングのかかったサラダは，食べないようにしている。 母親が作った食事は，量が多いから自分で用意した食事を食べている。もっと食べた方がよいと言われるのが嫌で，一人で食べている。 朝食は，生野菜（ノンオイルドレッシング）と果物を食べている。夕食は，玄米ご飯を茶碗に半分位，おかずは焼いた魚や練り製品，豆・豆製品，生野菜，ゆで野菜を食べることが多い。間食，夜食はしない。
O	身体計測：身長153.0 cm，体重35.2 kg，肥満度；−23.5%（1年前は−14.3%） Alb 3.7/dL，Hb 10.9 g/dL **食生活状況** 　朝食（7時）：野菜サラダ（ノンオイルドレッシング），いちご5個，豆乳 　給食（12時40分）：ひじきの煮物，なめこのみそ汁，オレンジ1/4個 　夕食（19時）玄米ご飯120 g，笹かまぼこ2枚，ミニトマト3個，わかめのみそ汁 栄養素等摂取量（/日）：エネルギー700 kcal，たんぱく質40.4 g，鉄5.2 mg，Ca 290 mg
A	目標栄養素等量（/日）：現在の身体活動はレベルⅡだが，活動量を控えさせ，身体活動レベルⅠで推定エネルギー必要量を算出。食事摂取基準により求めた推定エネルギー必要量；2,070 kcal（やせを進行させないために実測体重ではなく，標準体重から算出），たんぱく質推奨量；（12〜14歳女子）55 g，鉄推奨量（12〜14歳女子月経あり）；14.0 mg，カルシウム推奨量；（12〜14歳女子）；800 mgと考えた。これと比較してエネルギーおよび栄養素量は半分も満たしていない。 〈栄養診断の根拠〉 肥満度が−14.3%（中1）から−23.5%（中2）へと痩せが進行し，炭水化物や脂質，牛乳・乳製品，肉類の摂取量を制限していることから，体重増加を気にし，中学生の時期に必要な栄養に関する知識の不足と誤った痩せ願望を原因とする経口摂取量不足にあると考える。
P：Mx）	身長，体重，身長体重成長曲線，肥満度曲線，食事摂取量
Rx）	目標栄養素等量（/日）：エネルギー2,070 kcal，たんぱく質55 g，鉄14.0 mg，Ca 800 mg 学校給食においては，調理法の変更など個別対応をする。 本人が食べられなさそうと主張する料理は，家から代替食持参可とする。給食時には，学級担任，養護教諭，栄養教諭のいずれかが，食べた量の把握や支援に努める。 体重増加に対する不安を取り除くために，学級担任，教科担任，養護教諭，スクールカウンセラーと連携して，中学生の時期に必要な栄養についての情報を提供する。必要に応じて学校医から指導助言を受ける。
Ex）	個別相談指導を実施する（月1回，本人，保護者，養護教諭，栄養教諭と行う）。 1日3食を決まった時刻に摂取する。 食事の量は，少しずつ増やす。
【長期目標】	生徒の本来の成長曲線の区分帯（チャンネル）に体重が戻る。
【短期目標】	技術・家庭科，保健体育の学習や個別相談指導を通して，成長期に必要な栄養について理解し，自分の食生活を見直して，食事摂取量を増やすことができる。

3-4. 学校教育分野

栄養介入とモニタリング（4か月後）

栄養診断	N1-2.1　経口摂取量不足　→　改善（20XX年9月5日）
S	夏休み中も一日3回，食事をするようにがんばった。果物が好きなので，おやつで食べることもあった。 技術・家庭科の宿題「家族のための朝食づくり」は，和食の献立を考えて作って，おいしいと喜んでもらえてうれしかった。 できるだけ，毎日体重を計るようにして，減らないように気をつけた。 体重37.5kg（＋1.7kg），肥満度−19.0%（−23.5%から改善）
O	Alb 3.8/dL，Hb 11.2g/dL（検査日：8月22日） 避けていた肉類は，鶏ささみや鶏ムネ肉を食べるようになった。 以前よりも主食を食べる量が増えた。 **食生活状況** 　朝食：玄米ご飯（茶碗1杯），納豆，野菜サラダ，豆乳 　給食：麦入りご飯（160g），代替持参した焼きししゃも，五目きんぴら，具だくさんみそ汁，梨（1/8切） 　間食：キウイフルーツ1個 　夕食：玄米ご飯（茶碗1杯），焼き鯖，野菜サラダ，なすの味噌汁 摂取栄養素等量：エネルギー1630kcal，たんぱく質62.5g，鉄11.2mg，Ca 490mg
A	身長・体重成長曲線，肥満度曲線が上向きになり（図3-5），エネルギーや栄養素量不足は改善しつつある。目標エネルギー量は，9月の身長計測の結果から計算した標準体重と身体活動レベルをⅠとして再度調整して2,080kcalとした。 食事量を増やすために，引き続き，学校給食の個別対応を行っていく。調理法の変更（揚げる→焼く），本人が避けたいと主張する食材はでき上がった料理から取り除く，もしくは引き続き家から代替食持参とする。 家では，低脂肪牛乳を飲むことを勧め，給食には豆乳を持参することになった。
P：Mx)	身長，体重，身長体重成長曲線，肥満度曲線，食事摂取量
Rx)	目標栄養素等量：エネルギー2080kcal，たんぱく質55g，鉄14.0mg，Ca 800mg 学校給食においては個別対応をする。 担任などと連携して個別相談指導を継続する。
Ex)	1日3食を決まった時刻に摂取する。 食事の量を少しずつ増やす。

栄養ケア（アウトカム）の総合評価

推定エネルギー必要量は，やせを進行させないために実測体重ではなく，標準体重を用いて算出した。介入時，食事摂取基準をもとに身体計測と活動量（身体活動レベルⅡ）から求め2,350kcalとしたが，体操クラブの休会や保健体育の実技を見学することにしたので，身体活動レベルをⅡからⅠとし，2,070kcal/日とした。また，9月の身体計測で成長に伴い，推定エネルギー必要量を再計算し2,080kcal/日とした。

食事に関する個別相談を月1回，本人，保護者，養護教諭，栄養教諭と行い，食事量を増やすために，料理によっては調理法の変更，もしくは家から代替食持参とした。給食時は栄養教諭もしくは養護教諭，学級担任が摂取量を把握した。食事の摂取量では，主食量も徐々に増え，避けていた肉類や牛乳・乳製品も脂質量が少ないものなら，食べるようになった。

身体計測は，2年生9月時には，身長153.5，体重37.5kg，肥満度−19.0%と改善し，その後，3年生4月時には，身長154.8cm，体重41.2kg，肥満度−15.4%，3年生9月時155.2cm，体重43.8kg，肥満度−10.5%となり，成長曲線の体重も上向きになった図3-6）。

3年生8月時の血液生化学検査では，Alb 3.7/dLから3.9/dL，Hb 10.9g/dLから12.0g/dLに改善した。

第3章　栄養管理プロセス演習

　　学内の文化部に入部し，人間関係も良好で楽しく活動をしており，それに伴い，やせ願望の要因の一つであった体操クラブを退会した。本人は「体の冷えを前ほど感じなくなった。」と話していた。当初は，保健体育の水泳や持久走などの体育実技を見学していたが，改善傾向がみられた3年生に進級してからは，保健体育の体育実技も受けるようになった。母親からは，「家族そろって食事をとる機会が増え，避けていた食べ物について話題にすることができるようになった」など，QOLも向上した。
　　3月に卒業を迎え，個別的な相談指導を終了した。

本事例における栄養アセスメント，栄養診断，栄養介入のポイント

　栄養アセスメントで本人，家族（母親），養護教諭，学級担任などから情報収集し，問題点を整理した。そして，痩せ願望から食事を制限し，摂取栄養素量などが不足していることを栄養の問題と考え，栄養診断した。対象生徒は，痩せていないと体操クラブでよい演技ができないとの思い込みから食事量を極端に減らして，痩せようとしていた。本事例のように心理的な不安を取り除くことも課題であり，これができるように関係者と連携を取りながら，行動変容を促すことができるよう栄養介入することも重要である。対象とする児童生徒は成長期であるため，身長，体重，肥満度だけではなく，身長・体重成長曲線と肥満度曲線でモニタリングを行いながら，食事量を徐々に増やすことができるように支援する。

　学校給食では，食べずに残してしまう料理があると摂取できるエネルギー量や栄養素量が減ってしまうので，本人の意思を尊重しつつ，調理方法の変更や代替食持参の提案を行う工夫が求められる。そのための環境づくりも重要で，学校給食においての個別対応は給食調理員の協力も不可欠である。栄養介入では，定期的に対象生徒の健康状態が改善しているか，目標設定や相談指導の計画が適切であるかどうかについて評価をして，実践の見直しを行う。

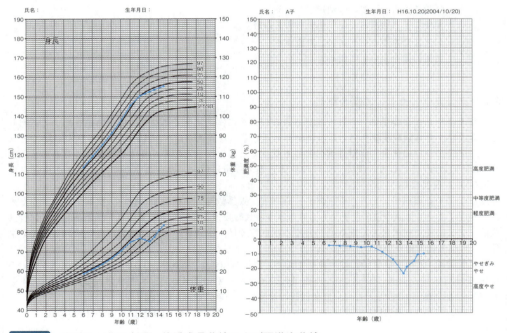

図3-6　事例3　女子身長・体重成長曲線および肥満度曲線

3-4. 学校教育分野

学校教育分野事例4：偏食（11歳 小学5年女子）

生活背景

家族構成／食事担当者：父母，妹／母親
居住環境：静かな住宅街の一戸建て
その他：母親は，給食試食会など学校行事にも参加し，子どもの健康を願う様子がみられる反面，給食試食会の講話（児童の体型や給食の様子などの実態と成長期の食事について）を聴いた後の座談会で，「（体重が）標準体重もあったら（太りすぎだよ）ねえ」と近くの母親と話していたことから，誤った女性らしさの体型願望を家庭でも口にしているのではないかと考えられた。家庭での食事について詳細な調査はしていないが，母親への聞き取りでは主食や油脂類，肉類などを摂取しなくても容認する傾向がみられた。

身体計測

身長 142.5 cm，体重 31.3 kg，身長別標準体重 35.6 kg，肥満度－12%（普通）

栄養に焦点を当てた身体所見

目立った身体的所見はなく，本人に低栄養や貧血の自覚症状なし。

食生活状況

朝食は毎日食べているが，朝は食欲がないのでパンとお茶，ヨーグルトと果物などの簡単な食事をしている。昼食の学校給食は，主食を中心に油脂類，肉類のおかずを減らしたり牛乳を1本残したりすることもあった。夕食は食事の支度がしてあり，主食，主菜，副菜の揃った食事をしている。肉類も食べるが，好きなものをお代わりしようとすると母親から「太るよ」と言われることがある。
間食はあまりしない。

食事内容

朝食：パン1枚（60 g），ヨーグルト，果物（巨峰30 g）（エネルギー416 kcal，たんぱく質8.9 g）
昼食：学校給食（エネルギー510 kcal，たんぱく質21.9 g）
夕食：ご飯（1杯150 g），豚肉野菜炒め，キャベツのサラダ，煮物，みそ汁（エネルギー616 kcal，たんぱく質28.6 g）
栄養素等摂取量（/日）：エネルギー1,540 kcal，たんぱく質60 g

栄養食事指導（栄養介入）に至った経緯

肥満度に基づく判定は普通であるが，成長曲線にて検討した結果，身長や体重の成長が以前と比較してわずかで，特に体重は1年間，全く増えていない。また，身体疾患（消化器疾患や脳腫瘍など）はみられず，スリムな体型を保つためのダイエットの話題に敏感であったことから自己流のダイエットが疑われた。
また，総合的な学習の時間「私たちのお米を守ろう」で，給食の主食ご飯の摂取量を計量したところ98 g（適量は150 g）であり，学校保健委員会で検討し栄養介入することになった。

249

第3章　栄養管理プロセス演習

栄養ケアの記録

初回介入時

栄養診断	NB-2.1 経口摂取量不足
S	朝食は毎日食べている。内容はパンとお茶，ヨーグルトと果物など。 学校の給食は好きではないので残す。 夕食（自宅）はご飯やおかずが作ってあり，肉類も食べる。好きなものをお代わりしようとすると母親から「太るよ」と言われることもある。
O	身体計測：5年生9月　身長142.5 cm，体重31.3 kg　肥満度−12%（普通） 　　身長別標準体重＝0.803×142.5−78.846＝35.6 kg 　　肥満度＝(31.3−35.6)/35.6×100＝−12%（普通） **食生活状況・栄養素等摂取量** 　朝食：パン1枚（60 g），ヨーグルト，果物（巨峰30 g）（エネルギー416 kcal，たんぱく質8.9 g程度） 　　エネルギー193 kcal程度不足，たんぱく質16.2 g程度不足 　昼食：学校給食（ご飯の適量150 gのところ，98 gしか食べていない，牛乳を1本残すこともあった）（エネルギー510 kcal，たんぱく質21.9 g程度） 　　エネルギー99 kcal程度不足，たんぱく質3.2 g程度不足 　　（学校給食の平均給与量：エネルギー732 kcal，たんぱく質30.0 g） 　夕食：ご飯（1杯150 g），豚肉炒め，キャベツのサラダ，煮物，みそ汁 　　（エネルギー616 kcal，たんぱく質28.6 g程度）
A	行動変容ステージ（無関心期） 給食時に栄養教諭の指導に耳を貸さず給食を減らしていることから無関心期とした。 肥満度は−12%で判定は普通であるが，成長曲線を描くと10歳時から身長と体重の伸びがチャンネルをまたいで減少している。身長や体重の成長は1年前と比較してわずかで，特に体重は1年間，全く増えていない（図3-7）。身体疾患（消化器疾患や脳腫瘍など）はみられないことから，自己流のダイエットが疑われた。 目標栄養素等量（／日） エネルギー量：食事量が少なかったため児童の身長別標準体重ではなく実測体重を使用し，身体活動レベルIIとして算出した。 　目標エネルギー量＝31.3×34.8×1.65＋30＝1,827 kcal（内学校給食609 kcal） 　たんぱく質量＝1,827 kcal×16.5%÷4＝75.4 g（内学校給食25.1 g） 　現在の摂取量では，1日当たりエネルギーは目標摂取量の84%，たんぱく質は目標摂取量の79%であり，不足である。ただし，夕食は1食の目標量が摂取できており，当面学校給食の食べ方の指導が重要と考える。 ①ご飯の量：ご飯の適量を穀物エネルギー比42%で計算し，ご飯の適量の範囲を決定（給食当番がどのくらいの精度で均等に盛り付けできるか計測し，±30 g以内を適量と判断） 　609 kcal×42%÷168 kcal×100＝152.25 g≒150 g 　適量の範囲は120 g以上180 g以下 ②おかずと牛乳：食事処方[2]を作成し，配布する。栄養教諭や担任は，食事処方を基に給食を適量食べるよう指導する。 〈栄養状態判定の根拠〉 学校給食は食べ残しがあり，摂取エネルギー量は約100 kcal少なく，成長曲線によると10歳からの身長や体重の伸びがわずかであり，チャンネルをまたいで成長が鈍化していることを根拠に，母親の発言や本人の自己流ダイエットによる偏食が原因となった経口摂取量不足と考える。
P：Mx)	給食の主食やおかず・牛乳の摂取，身長・体重

3-4. 学校教育分野

Rx)	目標とする栄養素等量（/日） 　エネルギー 1,827 kcal（給食：609 kcal），たんぱく質 75.4 g（給食：25.1 g） 　給食の主食（ご飯）を 150 g（適量の範囲は 120 g 以上 180 g 以下）食べる 養護教諭，担任との TT による授業の展開
Ex)	児童に対する栄養教育 授業：総合的な学習の時間「私たちのお米を守ろう」で栄養教諭が養護教諭，担任と TT で授業。適量のご飯を食べる意味が分かることを目的に栄養面，社会科と関連づけ，日本の米作りの面から指導 給食時間の個別指導：指導方針に沿って学級担任と栄養教諭が連携して給食の時間の指導に当たる。クラス全員を対象に「自分の適量を残さず食べよう」と言葉かけを行う。 保護者に対する栄養教育 PTA 行事として講演会「おうちごはんで子どもにエールを送る」を開催し，参加者の子どもの成長曲線や食事処方を手渡しし，個々の身長や体重を基に作成したこと，親子で食事処方を見て食生活の振り返りをしてほしいこと，楽しく食事をすることを基本として無理せず 3 つのステップで取り組むことを説明。 　3 つのステップ 1：　必要とされる食事量を示しているため，朝食は必ず食べる，好き嫌いしない，給食は残さず減らさずお代わりする。 　3 つのステップ 2：　一度，食事量を計量して，食事処方との違いをみる。 　3 つのステップ 3：　この食事処方を参考に食事を作る

【長期目標】食育の授業を通して栄養に関心をもち，心身の健康を考えて食生活を管理できるようにする。

【短期目標】関心期へ移行させる。

栄養介入とモニタリング（12 歳 4 月 6 年次）

栄養診断	NB-2.1　経口摂取量不足　→　やや改善
S	ちゃんと食べてるよ（教室を巡回する栄養教諭に対して，このように児童から声がかかることもあった）
O	6 年生 4 月　身長 145.5 cm，体重 33.0 kg，肥満度 −13.1%（普通） 担任の指導：担任は，5 年生からの持ち上がりであったこともあって，食事の見守りを継続して行った。懇談会でも保護者に家庭での食事の様子を聞いたり，成長の様子を確認していた。 学校給食：摂取量　エネルギー 732 kcal，たんぱく質 30.0 g 程度
A	進級して 6 年生になったが，給食をしっかりと食べる状態が続いていたことから学校給食の平均摂取量を摂取できたと考えられる。身長も伸びたことで肥満度の改善には結びつかなかったが，身長，体重ともにチャンネルに沿った増加がみられた。順調に給食を食べる状態が続いているので，身長別標準体重を基に目標エネルギー量を再計算した。 　エネルギー：0.796×147.9−76.934＝40.8 kg，40.8×29.6×1.7＋25＝2,078 kcal（給食のエネルギー量 693kcal） 　たんぱく質：2,078 kcal×16.5%÷4＝85.7 g（給食のたんぱく質量 28.6 g） 　給食の主食（ご飯）：693 kcal×42%÷168 kcal×100＝173.25 g≒170 g 主食のご飯は 170 g（適量の範囲は 140 g 以上 200 g 以下とする）
P：Mx)	身長，体重，給食摂取状況
Rx)	エネルギー量 2,078 kcal（給食 693kcal），たんぱく質 85.7 g（給食 28.6 g） 給食の主食（ご飯）を 170 g（適量の範囲は 140 g 以上 200 g 以下） 引き続き，養護教諭，担任と協力して給食摂取状況を確認する
Ex)	食育で，「いい肉ってどんな肉？」に取り組みを勧める。

第3章　栄養管理プロセス演習

栄養ケアの総合評価

　給食の時間にご飯の量（規定量150g）を計量したところ，以前は98gであったが，130gに盛り付けて食べきることができた。主食の分量について感想を聞くと「このくらいなら食べられる」と答えていた。また，牛乳を残さず，おかずも減らさずに食べようとする態度がみられるようになってきた。食育で肉の栄養について調べたことで植物性の食品には含まれていない栄養素が肉にはあることに気づき，ご飯だけでなくさまざまな食品を適量食べることの大切さに改めて気づくことができた。

　2学期に入っても順調に給食を食べる状態が続き，肥満度の改善はみられないが，成長曲線のチャンネルに沿って身長も体重も伸びた。

　6年生9月：身長147.9cm，体重34.6kg，肥満度−15%（普通）
　　　　1月：身長150.2cm，体重36.5kg，肥満度−14%（普通）

　保護者にPTA行事「おうちごはんで子どもにエールを送る」への参加を促した。子どもの成長曲線や食事処方を見ながら保護者同士で話し合い，「忙しいと食事作りがおろそかになるが，子どもの体格を意識し栄養バランスを考えた食事を作りたい」などの意見が出された。児童の保護者からは「子どもの成長が止まっていたことに驚いた。子どもの成長に気を配って，適量を食べさせたい」との発言があった。

栄養アセスメント，栄養診断，栄養介入のポイント

　児童生徒の栄養状態を判断する場合，身長別標準体重から肥満度を算出するだけでなく，成長曲線を作成して評価することが一番のポイントと考える。今回，肥満度は普通であったが，成長曲線で評価することで身長と体重が増えていないことが分かり，栄養介入となった。

　またこれらは，さまざまな立場のスタッフと連携して取り組むことが重要である。特に養護教諭，担任と情報共有して連携することは，普段の指導，見守りといった点で欠くことのできない力となる。今回は学校医と連携した指導をすることはなかったが，疾患が原因で体重の伸びが少ない場合もあり，必要に応じて学校医との連携も考慮する。

　対象児は今まで少ないエネルギー量で身体を維持する状態にあり，必要と考えられるエネルギー量を急激に摂取させると身体は過剰摂取と認識し，急激な体重（体脂肪）増加を導く可能性がある[1]ことから，目標エネルギー量は食事の摂取量等を観察し無理のない計画とした。今回は，実体重を用いて目標エネルギー量を算出し，ご飯の適量範囲も±30gと幅をもたせた。そして，食事の摂取量が増えたことを確認し，身長別標準体重を用いて目標エネルギー量を再度算出し示した。

　授業でクラス全体に指導し，ご飯摂取に対するクラスの意識を変えたことも個別指導対象者の気づきを促すことにつながった。保護者に対しても講演の参加を促すことで児童の体格と食事量に対する関心を高めることができた。

3-4. 学校教育分野

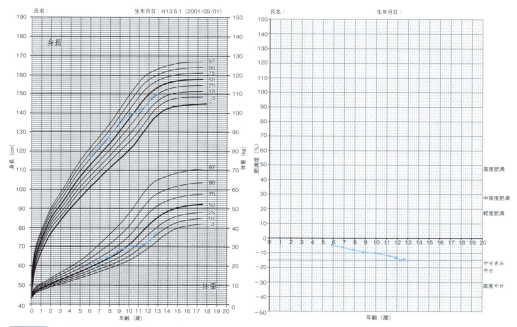

図 3-7　事例 4　女子身長・体重成長曲線および肥満度曲線

参考文献

1) 文部科学省：食に関する指導の手引－第二次改訂版－（2019）
2) 公益社団法人日本栄養士会監修：栄養管理プロセス（2018）第一出版
3) 公益財団法人日本学校保健会：学校のアレルギー疾患に関する取り組みガイドライン（令和元年度改訂）（2020）
4) 文部科学省：学校給食における食物アレルギー対応指針（2015）
5) 食物アレルギー研究会：食物アレルギーの診療の手引き 2017（2017）
6) 食物アレルギー研究会：食物アレルギーの栄養食事指導の手引き 2017（2017）
7) 海老澤元宏，今井孝成：高松伸枝，林典子：新版 食物アレルギーの栄養指導（2018）
8) 日本肥満学会：小児肥満症診療ガイドライン 2017（2017）ライフサイエンス出版
9) 木戸康博他編：栄養科学シリーズ NEXT 応用栄養学第 6 版　講談社 2020
10) 文部科学省スポーツ・青少年局学校健康教育課監修：児童生徒等の健康診断マニュアル 平成 27 年度改定（2015）日本学校保健会
11) 村田光範編著：基礎から学ぶ成長曲線と肥満度曲線を用いた栄養食事指導（2018）第一出版
12) 田中延子：学校給食摂取基準の活用，公益社団法人日本栄養士会　https://www.dietitian.or.jp/news/upload/data/205_2.pdf（2021 年 5 月参照）
13) 杉浦令子，村田光範：児童・生徒の推定エネルギー必要量に基づく子どもの栄養食事指導・支援プログラム（2019）
14) 木戸康博，小倉嘉夫，眞鍋祐之編：応用栄養学第 5 版（2016）講談社サイエンティフィク

3-5 地域活動分野

地域・在宅分野における NCP の活用の意義（地域・在宅分野での連携）

　地域・在宅分野では，多職種がチームを組んで効果的な支援を実現するには，関連スタッフが同じ目標像に向かって協力し合うことが重要である。同じ施設から在宅医療チームが訪問している場合は別であるが，介護サービスによる地域・在宅支援では，関わるスタッフ（職種や担当者）が事例ごとに異なる。地域・在宅分野での地域連携を図るためには，常に地域全体を見渡す視点をもつことを忘れてはならない。

　地域・在宅での NCP は，①栄養アセスメント，②栄養診断，③栄養介入，④栄養モニタリングと評価の4段階の手法を用いて在宅の要支援・介護状態にある人の食生活を支援するための具体的な手法である。管理栄養士は，多職種と連携するための共通の認識や理解のために，NCP の手法に沿って実践し，スキルを養う必要がある。

①栄養アセスメント：療養者・家族（介護者）の基本事項，身体機能・健康状態評価，身体計測，精神機能評価，生活環境評価，食事内容評価，調理に関する能力・知識評価，現在の支援状況などを客観的に捉え，課題を抽出する。

②栄養診断：課題の整理と優先順位の決定は（図3-8）のような視点で整理・抽出する。

③栄養介入：栄養ケアの内容は，短期目標を達成するための具体的な援助内容と役割分担を明確にする。短期目標は，療養者・家族（介護者）が長期目標に到達するために達成すべき目標にする。長期目標は，課題が解決されたときの療養者・家族（介護者）の状態像とし，解決すべき課題は，患者・クライエントおよび家族（介護者）の意向の実現の障害や障害になりそうな事項，意向の実現に必要な事項とする。栄養介入の際に忘れてはならないことは，療養者および家族（介護者）の意向である。

④栄養モニタリングと評価：地域・在宅分野では，訪問中の情報を整理する過程で，日々のモニタリングや評価も同時に行う。提供されている栄養ケアの質や量に問題がないか，現在の栄養ケアプランを継続してもよいか，患者・クライエントの状況に変化が生じた場合，プランの修正や新たなプランが必要な状態にないかなどを見直す機能である。評価は栄養モニタリングに基づいて栄養ケアを続けた結果，成果（効果，自立解決）があったか否かをチェックする。

| あるべき生活像 | ←　ギャップ　→ | 現在の生活像 |

- ・このギャップが生活支障となっている
- ・このギャップが食・栄養に起因している
- ・このギャップが食・栄養に悪い影響を与えている
- ・このギャップが将来的にあるべき生活像を崩す
- ・現在の臨床的問題が将来的にあるべき生活像を崩す
  - ⇒あるべき生活像は到達可能なゴールか
  - ⇒現在の生活像は改善するのか，維持か，悪化抑止か

複数の問題が抽出された場合，優先順位の高い課題から取り上げる。患者・クライエント，家族（介護者）が直面している課題，早急に改善が必要な課題から取り組み，その他は段階を踏みながら少しずつ整理していく。

図3-8　在宅訪問栄養食事指導時における栄養管理プロセス―課題の整理と優先順位の決定―

資料）全国在宅訪問栄養食事指導研究会：在宅での栄養ケアのすすめかた，訪問栄養食事指導実践の手引き（2008）日本医療企画

3-5. 地域活動分野

地域活動分野事例1：パーキンソン病，多系統萎縮症（57歳 在宅男性）

病歴

55歳　パーキンソン病（HR4機能分類2）と診断され，歩行障害，起立性低血圧にて入院し，多系統萎縮症の診断を受ける。退院後，神経内科に通院していたが，月1回の通院が困難になり，在宅診療導入となり併診となった。半年後，痰がらみ増加があるとき水分ゼリーが飲めない，発熱，SpO$_2$90%前後となり，救急搬送，誤嚥性肺炎にて入院となった。胃瘻造設の話も出たが，経口摂取の希望が強く，退院時栄養指導を受けた。食形態は，普通食，水分は薄いとろみであった。パーキンソン病診断後の入院もあり，1年で60kgから48kgに体重が減少した。

既往歴：56歳　誤嚥性肺炎，睡眠時無呼吸症候群

服薬状況：マドパー配合錠（パーキンソニズム治療薬），スタレボ配合錠（抗パーキンソン剤），アメジニウムメチル硫酸塩錠（低血圧治療薬），ツムラ大黄甘草湯エキス顆粒（漢方製剤），センノシド錠（緩下剤），新レシカルボン座薬（便秘治療薬）
　　エンシュア®・H（経腸栄養剤）

生活背景

家族構成／食事担当者：妻，大学生の子ども2人との4人暮らし／食事の準備は妻，日中は食事の温めなど，在宅の娘やヘルパーが行うことあり

居住環境：自宅（戸建て）

経済状況：妻は就労，本人は休職中

その他：日中，妻は就労しており，大学生の子どもたちがオンライン授業で自宅の2階にいることがある。日中は1階で独居。

生活自立度
　介護認定（要介護3）
　障害高齢者の日常生活自立度A1，認知症高齢者の日常生活自立度I，
　起居・移動は一部介助，日中のほとんどは車いすで過ごす。

ADL：排泄，入浴，更衣は一部介助，食事は自立

IADL：買い物，食事の準備，家事，洗濯，移送，服薬，金銭管理はほぼ全介助。電話，読書はできる

その他

利用している社会資源：訪問診療（月2回），訪問看護（週1回），訪問リハビリ（週2回），訪問介護（週3回），訪問栄養（月2回），福祉用具貸与（ベッド，車いす），住宅の改修（玄関，トイレ入り口の手すり）

本人の意向：ずいぶん体重が減ってしまった。体重を増やして，体力をつけたい。食事がスムーズにとれるようになりたい。

臨床検査

TP 6.6 g/dL，Alb 4.0 g/dL，BUN 20.5 mg/dL，Cr 0.63 mg/dL，Hb 12.9 g/dL，Zn 73 mcg/dl，HbA1c 4.9%

身体計測

身長170 cm，体重48 kg，BMI 16.6 kg/m^2（1年前の体重は60 kg）

栄養に焦点を当てた身体所見

摂食嚥下機能の低下があり，誤嚥性肺炎の既往がある。歯牙は自歯。痰がらみでうまく食べられないことがある。食欲はある。浮腫や腹水（−）。低血圧による覚醒不良あり。

255

第3章　栄養管理プロセス演習

食生活状況

起床時：冷水

朝食：あんパンやクリームパン，ミルクコーヒー，コーンスープ，キウイなどのカットフルーツ

昼食：煮込みうどん

夕食：軟飯，みそ汁，カレイの煮つけ，ブロッコリーサラダ

間食：バナナ1本，ゼリー飲料（服薬用）

水分：毎食100〜150 mL，間食で100 mL×3〜4＝400 mL 程度

摂取栄養素等量（/日）：エネルギー 1,350 kcal，たんぱく質 65.0 g，脂質約 27.0 g，飲水量約 800 mL

訪問栄養食事指導（栄養介入）に至った経緯

パーキンソン病の診断後，体重減少がみられた。誤嚥性肺炎で入院し，食形態は普通食に薄いとろみと指導された。しかし，痰がらみがあり，うまく服薬できないときもあり，身体状況が安定しない。服薬や食事がスムーズにできるように，嚥下リハビリや料理や食べ方の工夫と体重増加を目的に訪問栄養食事指導の依頼があった。

栄養ケアの記録

初回介入時

栄養診断	NI-5.3　たんぱく質・エネルギー摂取量不足
S	妻への指導：パーキンソン病と診断され，痰がらみが多くなり，誤嚥性肺炎でも入院した。食べることに時間がかかり，食べる量も減ってきて，体重が減ってしまった。退院時，食形態は普通食で水分は薄いとろみをつける，であったが，朝は唾液が飲めないような状況になる。服薬できないと身体状況が安定せず，食事も思うように食べられないため，軟らかいものにしている。また，気圧の変化や雨天などによって別人のように動きが悪くなる。 **食生活状況** 　起床時：冷水 　朝食：あんパンやクリームパン，ミルクコーヒー，コーンスープ，キウイなどのカットフルーツ 　昼食：煮込みうどん，エンシュア®・H 30 mL 　夕食：軟飯，みそ汁，カレイの煮つけ，ブロッコリーサラダ 　間食：バナナ1本，ゼリー飲料（服薬用） 水分：毎食100〜150 mL，間食で100 mL×3〜4＝400 mL 程度 食事時間：30〜60分
O	パーキンソン病の進行により摂食嚥下障害，在宅療養中。 妻，大学生の子ども2人との4人暮らし，要介護3 訪問診療（月2），訪問看護（週1），訪問リハビリ（週2），訪問介護（週3），訪問栄養食事指導（月2），福祉用具貸与（ベッド，車いす），住宅の改修（玄関，トイレ入口の手すり） 身長 170 cm，体重 48 kg，BMI 16.6 kg/m² （1年前の体重は 60 kg） TP 6.6 g/dL，Alb 4.0 g/dL，BUN 20.5 mg/dL，Cr 0.63 mg/dL，Hb 12.9 g/dL，Zn 73 mcg/dL，HbA1c 4.9% 服薬状況：マドパー®配合錠，スタレボ®配合錠，アメジニウムメチル硫酸塩錠，ツムラ大黄甘草湯エキス顆粒，センノシド錠，新レシカルボン®座薬，エンシュア®・H 食材調達状況：食材の買い出しは，主に妻 摂取栄養素等量（/日）：エネルギー 1,350 kcal，たんぱく質 55.0 g，脂質約 27.0 g，飲水量約 800 mL

256

A	BMI 16.6 kg/m² で低体重である。1年で12 kg 減少し，20%/12か月の有意な体重減少がある。また，パーキンソン病による摂食嚥下機能の低下から食事に時間がかかるようになっている。食事時間の延長は，疲労などによる食事摂取量の減量にもつながる。さらに，誤嚥性肺炎のリスクがあり，食形態や食べる環境の調整が必要である（むせのモニタリングも必要）。 朝の冷水は咽頭残留の原因にもなっており，まずはうがいなどで咽頭のクリアランスを上げることが必要である。 目標栄養素等量は，現在の体重を基本に，体重増加を目指してエネルギーは現体重当たり30 kcal，たんぱく質は 1.2 g とした。 目標栄養素等量（／日）：エネルギー 48 kg×30 kcal＝1,440≒1,500 kcal／日 たんぱく質：48 kg×1.2g＝57.6 g，脂質（エネルギー比率25%）＝41.6 g
	〈栄養状態判定の根拠〉 BMI 16.6 kg/m²，体重減少率 20%/12か月，痰がらみがみられ摂取栄養素等量は目標栄養素等量の90%であることから（根拠に基づき），摂食嚥下機能の低下による食事時間の延長（30〜60分）による疲労が原因となった，たんぱく質・エネルギー摂取量不足である。
P：Mx)	体重，BMI，摂取栄養素等量，食形態，痰がらみ・むせ
Rx)	目標栄養素等量（／日）：エネルギー 1,500 kcal，たんぱく質 60 g，脂質約 40 g 食事は3食＋補食，補食には栄養補助食品も利用する。 食事時間の延長を防ぐため，食形態は軟菜とする。 食事の前に，痰がらみを除去，嚥下体操。 摂食姿勢は，座位。
Ex)	軟菜の料理のための食材の選択・調理法について助言する。 起床時や食前には，ブクブクうがいを行い，咽頭のクリアランスを高める。 食べるときの姿勢と食事摂取の影響について理解し，車いすに深く座る。 エンシュア®・Hの摂取量を増やす。朝のコーンスープに混ぜたり，イオン飲料に混ぜる。 服薬用のゼリーは高栄養ゼリーを使う。 嚥下体操や食事提供時のレンジでの温めについて，ヘルパーと共有しておく。 日中独居であるため，飲食物は手が届く場所に置いておく。

【長期目標】誤嚥性肺炎で入院することなく，自宅で過ごすことができる。
【短期目標】誤嚥に注意し，適切な食事量を食べることができ，体重減少を止める。

第3章　栄養管理プロセス演習

栄養介入とモニタリング（2か月後）

栄養診断	NI-5.3　たんぱく質・エネルギー摂取量不足　→　改善傾向
S	妻：指導により起床時のうがいをするようになって，痰がらみがとれ，服薬できるようになった。体調の波はあるが，食事は30分程度で食べられている。食事は軟らかいご飯のときとおじやのときがある。おかずは食べやすいものを選んでいるが，だいたい家族と同じものを食べている。 エンシュア®・Hはなかなか進まないが，飲んだ方がよいのだろうか。日中独りなので，ずっと見ているわけではないが，用意したものは食べてくれている。夕食は疲れて食べる量が少ない日がある。服薬ゼリーは高エネルギーのものに変えた。
O	体重51.7 kg（＋3.7 kg），BMI 17.8 kg/m^2 **食生活状況** 　朝食：シリアル，牛乳，フルーツヨーグルト，サンドイッチ，エンシュア®・H 50 mL 　昼食：カレーライス，カットフルーツ，エンシュア®・H50 mL 　夕食：軟飯，コンソメスープ，メンチカツ，レタス，トマト 　間食：バナナ1本，ヨーグルト，高栄養ゼリー飲料（水分補給および服薬用） 水分：毎食100 mL，間食で100 mL×3～4＝約400 mL 食事時間：30～40分 摂取栄養素等量（/日）：エネルギー1,550 kcal，たんぱく質約60.0 g，脂質約35.0 g，飲水量約800 mL
A	体重3.7 kg/2か月増加，BMI 17.8 kg/m^{2}と改善傾向である。朝のうがいから服薬ができるようになり，3食に加え，補食の時間を栄養補給と捉え，摂取栄養素等量も増えた（約＋15%）が，体調の波は変わらず，日により食事摂取量の減量もみられる。疾患の影響により摂食嚥下機能の低下が進むことも考慮し，たんぱく質・エネルギー摂取量不足は継続課題と考える。 食形態は，主食がおじやのときもあるとのことで，今後，主食からの摂取栄養素等量が減少する可能性がある。摂食嚥下機能を考慮すると，レタスなどの生野菜はあまり適切ではない。温野菜を取り入れるとよい。
P：Mx)	体重，BMI，摂取栄養素等量，食形態，痰がらみ・むせ
Rx)	目標栄養素等量（/日）エネルギー1,500 kcal，たんぱく質60 g，脂質40 g 食事は3食＋補食，エンシュア®・H1缶/日 継続（初回介入時と同様）
Ex)	継続（初回介入時と同様）

258

栄養ケアの総合評価（アウトカム評価）

> 栄養ケアの目標は，「誤嚥性肺炎で入院することなく，自宅で過ごすことができる」である。再入院することなく，妻と2人の子どもたちと一緒に自宅で過ごしたいと望むが，家族は仕事や大学などそれぞれの予定があり，日中独居であることも考慮し介入してきた。
> パーキンソン病の診断，摂食嚥下機能の低下により体重減少がみられ，体重，BMI，摂取栄養素等量，食形態，痰がらみ，嚥下機能の変化を観察するために必要な「むせ」などをモニタリングし評価した。たんぱく質・エネルギー摂取量不足の原因は，摂食嚥下機能の低下による食事時間の延長や疲労であったが，食前の痰がらみを除去し，適切な食形態の調整をすることで，摂取栄養素等量の増加がみられ，体重は増加した。一方で，パーキンソン病は進行する疾患であり，今後も摂食嚥下機能のさらなる低下がみられる可能性がある。そのため，今後も継続的な支援を行っていく必要がある。

栄養アセスメント，栄養診断，栄養介入のポイント

低栄養状態は，誤嚥性肺炎の発症にも大きなリスクとなりうる。パーキンソン病は進行疾患であり，摂食嚥下機能の低下はみられるが，低栄養状態が加わることで，さらに全身状態は不安定となり，誤嚥性肺炎のリスクは高まる。

本事例では，パーキンソン病の進行による摂食嚥下機能の低下がみられ，食事時間の延長，疲労による摂取栄養素等量の減少，体重減少がみられた。摂食嚥下機能の低下による摂取栄養素等量の減少は，食形態や提供栄養素等量の調整のみでなく，口腔ケアや吸引による痰がらみの除去，姿勢や食べ方，嚥下リハビリの継続なども重要なポイントである。

パーキンソン病は服薬治療が重要であり，神経内科医と在宅医との連携を共有し，投薬内容を把握し，服薬状況などは訪問時に確認した。ヘルパーは，食事の準備や嚥下リハビリに関わっており，継続的な嚥下体操などを実施してもらった。さらに，日中独居であることも多く，主な介護者である妻が仕事で不在のときには，連絡ノートを使って，その時々の課題を確認しメールなどで支援した。

1日3食以外にも補食の時間を設け，栄養補助食品を利用し2か月で体重増加はみられたが，その後の増加傾向は止まっている。パーキンソン病は進行疾患であるため，今後，さらに摂食嚥下機能の低下がみられる可能性がある。そのため，体重，BMI，摂取栄養素等量，食形態，痰がらみ・むせなどをモニタリングしていく継続的な栄養ケアが必要である。

第3章　栄養管理プロセス演習

地域活動分野事例2：S状結腸がん，腸閉塞（68歳 在宅女性）

病歴

201X年S状結腸がん切除術，2年後肺転移（右肺下葉切除），3年後縦隔リンパ節転移し5年間化学療法施行。加齢に伴う認知症状の悪化が認められ，自宅での生活が困難となったため化学療法は中止，がんターミナル期であり，在宅で加療することとなった。化学療法施行中は腸閉塞の発症を繰り返していた。

服薬状況：ロキソプロフェンナトリウム水和物錠（非ステロイド性抗炎症薬），レバミピド錠（胃炎・胃潰瘍治療薬），フェキソフェナジン塩酸塩OD錠（抗ヒスタミン薬）

生活背景

家族構成／食事担当者：夫と二人暮らし／食事は夫が担当であるが，調理はできないので市販品を利用
居住環境：自宅（一軒家，2階建て）
経済状況：年金生活
その他：他県に長女，遠方に長男がいるが，長女と長女の夫が週末に交代で実家に帰省し介護を手伝っている。長男は出張が実家のエリアであるときに泊まるようにして，実家に帰省するように対応している。

生活自立度

介護認定　要介護2
ADL：障害高齢者の日常生活自立度A2，認知症高齢者の日常生活自立度Ⅱb，起居・移動は一部介助，歩行は杖歩行，意思の伝達はできる。
IADL：排泄，食事は自立しているが，入浴や更衣は一部介助が必要，入浴はシャワー浴にて対応。金銭管理は夫がしている。
その他：
利用している社会資源：月2回訪問診療，居宅療養管理指導（薬剤師・管理栄養士），訪問看護（医療で特別指示書で毎日介入），住宅改修：自宅廊下，玄関外階段手すり設置，福祉用具貸与：ベッド，介助バー，車椅子，ポータブルトイレ
本人の意向：思い通りに話すこともできなくなってきた。今まで暮らしてきた家でゆっくりとした時間を過ごせると安心である。
家族の意向：病院ではなく家で過ごすことに不安もあったが，サービスを利用しながらやっていけそうな気がする。今までと同じように家で過ごしてもらいたい。
現在の様子：病院入院中に居室がわからなくなることもあり，ここ数か月で言動の変化がみられた。家の清掃や料理などができなくなり怒りっぽくなり，孫や親族の名前を言えなくなった。内服の自己管理も困難となり，認知面の顕著な低下がみられる。

臨床検査

血液検査：TP 6.6 g/dL，Alb 3.3 g/dL，ALP 363 U/L，AST 21 U/L，ALT 11 U/L，TG 84 mg/dL，BUN 11.2 mg/dL，Cr 0.35 mg/dL，BS 172 mg/dL，CRP 4.0 mg/dL，WBC 7,700/μg，Hb 11.0 g/dL，Ht 35.6%，Lymp 13.2%，BNP 38.1 pg/mL

身体計測

身長146 cm，体重30.5 kg，BMI 14.3 kg/m^2

栄養に焦点を当てた身体所見

摂食・嚥下：言語聴覚士の評価を実施，一口量が多いこと，三口程度入れてから嚥下をするため，喉への詰まり感を感じている。姿勢も前傾になるため飲み込みが困難であり，一口量の調整と姿勢を背もたれにもたれて食べることなどが必要。

3-5. 地域活動分野

食生活状況

嘔気，嘔吐があり腸閉塞を発症，嚥下機能低下もみられるため食事が摂れない。夫が腸閉塞の食事をインターネットで調べ，調べたことを参考に調理を実施。食べてはいけない食材は使用しないように気をつけている。料理は今まで全く作っていなかったため，みそ汁は長女に作り方を教えてもらい最近作れるようになった。朝食にみそ汁（豆腐入り）と市販のお粥に卵を入れておじやを作っている。市販の介護食を薬局で購入して利用しているが，「おいしくない」と食べないので悩んでいる。

朝食（7時）：おじや（卵入り）120 g，みそ汁（豆腐入り）1杯
昼食（12時）：おじや（卵入り）120 g
夕食（18時）：おじや（卵入り）120 g
間食（15時）：ヨーグルト1個
摂取栄養素等量：エネルギー摂取量 497 kcal/日，たんぱく質 22.8 g，脂質 12.1 g，食塩 3.0 g

栄養食事指導（栄養介入）に至った経緯

長女夫婦：父が食事の準備ができないため，父に簡単に調理ができるものを指導してほしい
夫：できれば市販品ではなく手作りのものを食べさせたい，嘔吐があると何を食べさせたらよいのか困っている
以上の訴えがあり，調理指導を主とした介入の要望について訪問看護師より相談を受け栄養介入となった。

栄養ケアの記録

初回介入時

栄養診断	NI-5.3　たんぱく質・エネルギー摂取量不足 NB-1.6　栄養関連の提言に対する遵守の限界
S	本人：嘔気，嘔吐があり思うように食事がとれない。食事を飲み込むタイミングが悪いと飲み込むことができなくなり，喉の詰まり感を感じている。体重も減り，痩せた。 夫：調理を今まで全くしたことがないため食事の準備が大変である。市販品や介護食を利用しているが，妻の味の好みもありうまく食べさせることができていない。腸閉塞を繰り返している経緯もあり，食べられる食材が限られている。みそ汁は長女に作り方を教えてもらい最近作れるようになったが，どのように食事の用意をしたらよいのか日々悩んでいる。 長女夫婦：父の姿を見て協力したいと思っているが，他県在住で週末しか帰省できないため，もどかしさを感じている。 〈食生活状況〉 朝食（7時）：おじや（卵入り）120 g，みそ汁（豆腐入り）1杯 昼食（12時）：おじや（卵入り）120 g 夕食（18時）：おじや（卵入り）120 g 間食（15時）：ヨーグルト1個
O	S状結腸がん（肺転移，縦隔リンパ節転移，腸閉塞），ターミナル期で最期を自宅で過ごすことになり，在宅訪問診療を開始。 夫と二人暮らし，要介護2（週1回デイサービスに通所） 身体計測：身長 146 cm，体重 30.5 kg，BMI 14.3 kg/m^2 血液検査：TP 6.6g/dL，Alb 3.3g/dL，BS 172 mg/dL，CRP 4.0 mg/dL，WBC 7,700/μL，Hb 11.0 g/dL，Ht 35.6%，Lymp 13.2%，BNP 38.1 pg/mL 服薬状況：ロキソプロフェンナトリウム水和物錠，レバミピド錠，フェキソフェナジン塩酸塩 OD 錠 食材調達状況：本人は認知面の顕著な低下により日常生活や調理が困難。介護者の夫は，妻を置いて外出はできないため週1回の妻のデイサービス利用時に買い物に出かけ，市販のお粥などを購入している。週末は長女夫妻が生鮮食品，日用品を買い出しに出かける，宅配で介護食を送る対応を行う。 摂取栄養素等量（/日）：エネルギー 497 kcal（/日），たんぱく質 22.8 g，脂質 12.1 g，食塩 3.0 g

261

A	行動変容ステージ（準備期） 身長 146 cm，体重 30.5 kg，BMI 14.3 kg/m^2 と低体重であること，血液検査は TP 6.6 g/dL，Alb 3.3 g/dL と低栄養である。S 状結腸がんから肺転移，リンパ節転移もあり腸閉塞も発症していることから，嘔吐が併発するなど食事量の確保に困難を要す。現在のエネルギー量の確保は経口摂取のみであり，摂取量は 497 kcal と少ない。 目標栄養素等量（/日）： 　ターミナル期を考慮し，今後，体液の貯留や代謝障害を引き起こし，全身状態の悪化により食事が摂れなくなると想定されるため，現状の摂取量を維持する（エネルギー 497 kcal，たんぱく質 22.8 g）ことを当面の目標とし，病態の変化に応じて調整を行う。 〈栄養診断の根拠〉 BMI 14.3 kg/m^2，TP 6.6 g/dL，Alb 3.3 g/dL，エネルギー 497 kcal，たんぱく質 22.8 g の根拠に基づき，S 状結腸がんターミナル期，腸閉塞の発症により，嘔気・嘔吐などの消化器症候により食事量低下が原因となった，たんぱく質・エネルギー摂取量不足である。 夫は調理ができないこと，腸閉塞の食事の準備が困難なことに基づき，本人の認知面の低下により調理が困難であること，日々介護に追われ，週 1 日デイサービス利用時しか買い物ができないなどが原因となった，栄養関連の提言に対する遵守の限界である。	
P：Mx)	嘔気・嘔吐，下痢，便秘などの消化器症候，食事回数・摂取量，疼痛の有無，転倒などの確認。体重測定は，がんの進行に伴い体重減少は起こり得るため，本人，家族にとって悲観，ストレスになることも考慮して測定は行わない。	
Rx)	目標栄養素等量：現在の摂取量の維持，腸閉塞，嘔吐の症候を確認しながら食事の対応を行う。 月 2 回の居宅療養管理指導で支援を行う。食材の調達に関しては，長女に食材の提案，介護食の情報提供を行う（報告書を郵送し，指導内容も共有する）。デイサービスを週 1 日利用するため，食事の形態，気をつける点などを介護支援専門員と連携を図り，デイサービスに情報提供を行う。 食事が摂れなくなったときの対応方法については医師，看護師，介護支援専門員と方向性を確認する（アドバンス・ケア・プランニング）。	
Ex)	軟らかい食材で対応，普段は夫の介護負担にならないような介護食や市販の軟らかい商品（おじや）で対応してもらう。栄養価の高いゼリー，あいーと® などの試供品を提供し，夫，長女に情報提供を行う。 嘔吐が継続することも推測されるため，訪問時や訪問看護師と連携を図り，食事摂取状況の確認を行う。 長女の要望である調理に関しては，簡単な調理工程で作れる煮物や茶碗蒸し，ミキサーでポタージュなど簡単な献立の提案および調理指導を行う。 デイサービスでの食事摂取量は，主食全粥 1/2 量・副食軟菜食一口大 1/2 量で対応してもらうように，介護支援専門員と連携を図り調整を行う。	
【長期目標】 少量でエネルギー補給が確保できるよう支援を行う。		
【短期目標】 腸閉塞，嘔吐などの消化器症候を確認しながら食事の対応を行う。		

3-5. 地域活動分野

栄養介入とモニタリング（1か月後）

栄養診断	NI-5.3　たんぱく質・エネルギー摂取量不足→悪化 NB-1.6　栄養関連の提言に対する遵守の限界→長女夫婦，長男の協力のもと改善
S	本人：栄養士さんが来るのを楽しみにしている。食事を作るところを見るのが楽しみ。 夫：今日は朝から嘔吐があり昼食は食べられないかもしれない。昨日，総合病院にも受診したので疲れているのだと思う。今日の訪問看護で点滴をしてもらう。おそらく夕食は食べることができると思う。デイサービスへ行くもの楽しみにしている。 日曜日に長女が来てくれて，長女夫婦，長男とお互い相談して介護食を購入してくれるのがありがたい。遠慮なく長女，長男に頼ろうと思っている。 栄養士さんが自宅で調理をしてくれるのは，妻にとって刺激になっているようだ。訪問前からリビングの椅子に座って待っている。トマトの湯むきは，口にトマトの皮が残るので困っていた。
O	本日の昼食時は数口食べるが嘔吐を繰り返す。嘔吐物は胃液のようなもので，5回以上嘔吐がみられた。嘔吐量は，みそ汁碗1杯程度。1週間の食事量の平均は200～400 kcal/日程度。 血液検査：TP 5.5 g/dL，Alb 2.3 g/dL，ALP 608 U/L，AST 24 U/L，ALT 22 U/L，TG 89 mg/dL，BUN 17.5 mg/dL，Cr 0.41 mg/dL，BS 115 mg/dL，CRP 27.2 mg/dL，WBC 12,600/μg，Hb 10.9 g/dL，Ht 35.7%，Lymp 4.0%，BNP 95.4 pg/mL 医師から：低アルブミン血症，CRP高値よりがんによる体力消耗が著しいとの報告あり。 手背・下腿浮腫もみられ，K保持性利尿薬（アルダクトンA錠）を処方された。吐き気に関しては消化管運動促進薬（プラミール）から副腎皮質ステロイド（デカドロン）に吐き気止めを変更。脱水もみられるため，末梢静脈栄養を開始（アミノ酸輸液製剤・ビーフリード500 mL）。
A	1か月間でAlbが3.5 g/dLから2.1 g/dLへ低下，CRPは27.2 mg/dLと炎症反応の上昇がみられる。 嘔気，嘔吐の回数が増加，おそらく腸閉塞の悪化も考えられる。逆に嘔吐することで体力を消耗することも考えられるため，無理に食べないように助言を行い，本人，夫の心理面の負担を軽減する。 嘔吐が続いていることも考慮し，デイサービスでの食事内容は消化管の負担軽減のため食事の形態を変更，主食・副食ともにミキサー食1/2量で対応してもらうよう調整を行った。
P：Mx)	嘔気，嘔吐の頻度の確認，デイサービスの食事摂取量，自宅での食事摂取量，食事回数の確認
Rx)	・食べられるだけの食事量とする。 ・本人・夫の心理面の負担軽減を図る。
Ex)	本人が食べたいと要望したカレイの煮つけ，旬の食材である新じゃがいもとトマトのポタージュの調理指導を実施。煮魚が簡単にできるよう調味料の割合について献立を作成して提案を行った。次回は，マグロの煮つけが食べたいとの要望が出たため，調理指導を行う予定。

263

第 3 章　栄養管理プロセス演習

栄養ケア（アウトカム）の総合評価

　緩和治療期の栄養投与量の決定に関しては，静脈経腸栄養ガイドライン第 3 版などを参考に，終末期の代謝状態の低下と活動量の減少に応じて栄養投与量を調節することが推奨されている。本事例についても目標栄養素等量はターミナル期であることを考慮した。がん終末期であり，症状の進行とともにさまざまな症状が発症することで食事が摂れなくなるため，症状に合わせて食事内容の見直し，提案を実施，看取りの段階では，食事を摂らない選択を医師，看護師，介護支援専門員，介護者，家族を含め話し合い（アドバンス・ケア・プランニング）が必要になる。
　本事例の場合は，S 状結腸がん末期であったため，腸閉塞に伴う嘔気，嘔吐，がん疼痛が発症し，徐々に食事が摂れなくなった。座薬，麻薬の投与で疼痛コントロールが行われ，在宅療養開始時から 107 日目で逝去された。
　終末期のアウトカムに関しては，看取る介護者（本事例の場合は夫），家族がどのように介護し何を望まれるのか，要望と心の変化を見極めながら，専門家は現時点でできることが問われる。逝去後，弔問に伺った際，夫より「食事のことはどうしたらよいのかわからなかったが，色々とアドバイスをもらいありがとう」と言葉をいただいた。介護者，家族の QOL も，重要なアウトカムになる。

栄養アセスメント，栄養診断，栄養介入のポイント

　紹介先の総合病院主治医からの診療情報提供書（がんの治療経過，内服の確認），看護サマリー（介護者，家族の様子），理学療法士などのリハビリのサマリー（身体状況），管理栄養士の栄養情報提供，介護支援専門員のケアプラン（自宅で対象者と家族がどのように過ごしたいのか，サービスの内容）など，アセスメントでは多角的に情報収集する必要がある。栄養介入については，初回の訪問時に患者・クライエント，介護者，家族の意向を傾聴した上で栄養計画の立案をする。在宅の栄養食事指導で大事なことは，患者・クライエント，家族が自宅で療養しながらさまざまなサービスを利用して，患者・クライエントが望む生活が最期まで送れるかが重要である。終末期の場合は，徐々に容態が悪化していく中で，介護者や家族の疲弊感も強まる。多職種間で情報共有した上で介護者，家族へのサポートも必要になるため，病院のように「患者」に対応するだけでは栄養ケアプランは成り立たない。また，関わる支援者は他事業所であるため，詳細に報告や容態の変化に伴い FAX 以外に電話などで頻繁にやり取りをすることも多くなる。月 2 回の居宅療養管理指導以外に対応することも多いため，多様な情報を収集した中での月 2 回という限られた時間でできる支援を考えていかなければならない。

3-5. 地域活動分野

地域活動分野事例3：嚥下障害（86歳 男性）

病歴

2年前に脳梗塞を発症し，近医基幹病院に入院して緊急手術後に退院，当施設併設の回復期リハビリ病棟に3か月入院。その後，当施設通所リハビリを続け経口摂取していたが，2～3か月前ごろからむせることがあり，食事摂取量も減っている。最近，酢の物や水分でむせたり，食事中に食べこぼしもあり，体重も減ってきたので心配になった。

既往歴：50歳　高血圧（服薬治療開始），84歳　脳梗塞，現在左半身不随のため機能訓練中
服薬状況：プラビックス（抗血小板薬），エパデールS900（抗血栓薬），カルブロック（降圧薬）

生活背景

家族構成／食事担当者：妻と2人暮らし／食事は妻が作っている
居住環境：自宅（一軒家，2階建てだが2階には行かない）
経済状況：貯金と年金で生活
その他：長男は近郊に家族で暮らしており，年に3～4回来る。

生活自立度

介護認定（要介護2），ADL：排泄・食事は，ほぼ自立しているが着衣・入浴などは一部介助が必要。通院はタクシーを利用。通所時に入浴するが，自宅でも週に1回は妻に入浴介助してもらう。
利用している社会資源：週3回のデイサービスを利用。過去には短期入所を数回利用したことがある。
福祉用具貸与：ベッド，四点杖
住宅の改修：玄関・浴室・トイレ入口の手すり，浴室・トイレの段差解消
本人の意向：できるだけ自宅で暮らしたい。
その他：食事中にむせることが増えたので「硬い食べ物や水分が心配」との訴え。

臨床検査

血液検査：Alb 3.8 g/dL，FBS 82 mg/dL，BUN 24 mg/dL，Cr 0.82 mg/dL，Hb 11.6 g/dL

身体計測

身長163 cm，体重47 kg（脳梗塞前は54 kg，3か月前は52 kgであったが，徐々に体重が減少している），下腿周囲長30 cm，握力24 kg

栄養に焦点を当てた身体所見

軽度摂食・嚥下障害あり。歯はほとんどが自分の歯である（義歯4本）。口内炎・味覚の変化・浮腫・腹水はない。軟らかいものだけを食べている。リハビリは通所で行っている。

食生活状況

1日3食べており，夕方に菓子類も妻にもらい少し食べているので，しっかり食べているつもり。妻に食事は任せているが，むせにくい料理を知りたい。野菜は大根やにんじん，いも類やかぼちゃなどを軟らかく煮込んでもらっている。うどんや油揚げも煮込んで軟らかくしている。
朝食（7時）：お粥1膳（茶碗200 g），みそ汁，卵焼き，軟らかい煮物
　　　　　　（エネルギー380 kcal，たんぱく質12 g，脂質8 g程度）

265

第3章　栄養管理プロセス演習

昼食（12時）：煮込みうどん（2人で1玉），油揚げ，ほうれん草
　　　　　　　（エネルギー 300 kcal，たんぱく質 15 g，脂質 15 g 程度）
夕食（18時）：お粥（茶碗 200 g），ふりかけ，みそ汁，刺身 3〜4 切れ，軟らかい煮物
　　　　　　　（エネルギー 400 g，たんぱく質 15 g，脂質 10 g 程度）
菓子類（15時）：ようかん，まんじゅう，お茶
　　　　　　　（エネルギー 60 kcal，たんぱく質 1 g，脂質 1 g 程度）
摂取栄養素等量（/日）：エネルギー摂取量 1,140 kcal，たんぱく質 43 g，脂質 34 g 程度

栄養食事指導（栄養アセスメント加算→栄養改善加算）に至った経緯

通所時の栄養アセスメントで体重減少（体重減少 5 kg/3 か月）と摂取量不足が続いていたため，栄養状態の改善を目的にすることが栄養改善加算のケアプランにつながった。

栄養ケアの記録

初回介入時

栄養診断	NI-5.3 たんぱく質・エネルギー摂取量不足
S	最近，むせることや食べこぼしが増えた。 妻がむせにくい食事内容や，料理の作り方を知りたがっている。 体重が少しずつ減っているので，不安。 **食生活状況** 　朝食（7時）：お粥 1 膳（茶碗 200 g），みそ汁，卵焼き，軟らかい煮物 　昼食（12時）：煮込みうどん（2人で1玉），煮付けた油揚げほうれん草入り 　夕食（18時）：お粥（茶碗 200 g）1 膳，ふりかけ，みそ汁，刺身 3〜4 切れ，軟らかい 　　煮物 　菓子類（15時）：ようかん，まんじゅうなど妻から一口もらいお茶 1 杯
O	自宅で妻と2人暮らし，要介護2（週3回デイサービスに通所） 低栄養状態に対する栄養改善加算（2回/月　在宅訪問含む）実施 身長 163 cm，体重 47 kg（3か月前 52 kg，−5 kg/3 カ月），BMI 17.7 kg/m² 下，腿周囲長 30 cm，握力 24 kg 血液検査：Alb 3.8 g/dL，FBS 82 mg/dL，BUN 24 mg/dL，Cr 0.82 mg/dL，Hb 11.6 g/dL 服薬状況：プラビックス®，エパデール S900，カルブロック® 食材調達状況：妻がスーパーマーケットに買い出しに行く。 摂取栄養素等量：エネルギー 1,140 kcal，たんぱく質 43 g，脂質 34 g 程度
A	BMI 17.7 kg/m² で低体重である。体重減少は 5 kg/3 か月で有意な体重減少である。下腿周囲長 30 cm，握力 24 kg は筋肉量減少および筋力低下の表れであり，フレイルの診断基準にも該当する。 むせや食べこぼしのため，食事量が減少している。軟らかい食材のみを選ぶことでたんぱく質や脂質，エネルギーが不足している。 目標栄養素等量は，現在の体重を基本に，栄養状態改善を目指してエネルギーは現体重当たり 30 kcal，たんぱく質は 1.2 g とした。 目標栄養素等量（/日）：エネルギー 54 kg×30 kcal＝約 1,600 kcal，たんぱく質 54 kg×1.2 g＝約 65 g，脂質（25% エネルギー）＝約 45 g
	〈栄養診断の根拠〉 BMI 17.7 kg/m²，体重減少 5 kg/3 カ月，むせや食べこぼしの増加，摂取栄養素等量は目標量の約 71% であることから（根拠に基づき），嚥下障害による限定した食材（煮物などの軟らかい食材）に偏った食事が原因となった，たんぱく質・エネルギー摂取量不足である。

266

3-5. 地域活動分野

P：Mx)	体重，BMI，摂取栄養素等量，食事形態，飲水のとろみ状態
Rx)	摂取栄養素等量（／日）エネルギー量 1,600 kcal，たんぱく質量 65 g，脂質 45 g 嚥下機能に合わせた食事内容・形態の改善と食事量の増加を図る。 ケアマネージャーと連携して在宅訪問も加えた栄養改善加算（月に2回）による介入。
Ex)	朝食・夕食の煮物にたんぱく質を多く含む食品（卵・肉・魚豆腐など）とごま油なども加えてたんぱく質・エネルギーを増やす。昼食のうどんの量を増やす。 妻に嚥下機能に合わせた料理の形態やとろみの付け方を理解してもらい，負荷をかけない食事の準備方法（電子レンジの活用法など）も指導する。 MCT など簡易なエネルギー補給食品の紹介をする。

【長期目標】体重を戻して自宅で日常生活を維持する。
【短期目標】食事形態を調整して，食事摂取量を適正量まで増加させる。

栄養介入とモニタリング（2か月後）

栄養診断	NI-5.3 たんぱく質・エネルギー摂取量不足→改善傾向
S	お粥には MCT20 g（10×2回）を入れている。煮物には，はんぺんなど練り製品や肉類を入れて食べている。昼のうどんは，1人で1玉にしている。体重は 49 kg まで増加した。 嚥下機能訓練を家でも毎日行っている。
O	体重 49 kg（＋2 kg），BMI 18.4 kg/m²，MCT オイル 20g/日 食事の改善：MCT オイル 20 g/日，朝：煮物に練り製品や肉が加わった，昼：うどんにねぎ，卵や肉が加わった。 摂取栄養素等量（／日）；エネルギー 1600 kcal，たんぱく質 65 g，脂質 45 g
A	体重 2 kg/2 か月増加，BMI 18.4 kg/m² と改善している。 MCT オイルは毎日摂取できている。また。食物や食事を準備する妻は無理なく食事作りを継続できている。日常生活は安定し，たんぱく質・エネルギー摂取量不足は改善した。 通所リハビリテーションで嚥下訓練を行い，自宅でも意欲的に行っている。
P：Mx)	体重，食事摂取量，摂食嚥下状況
Rx)	摂取栄養素等量（／日）エネルギー量 1,600 kcal，たんぱく質量 65 g，脂質 45 g ケアマネージャーと連携して在宅訪問も加えた栄養改善加算（月に2回）による介入を継続する。
Ex)	引き続き，嚥下調整食を続ける。 妻に負担がかからないように料理の工夫を随時教育する。

栄養ケアの総合評価（アウトカム評価）

　本人の最終目標は，「自宅で日常生活を続けたい」という安定した生活である。それを実現するためには意欲の維持向上が必要である。体重，BMI，摂食嚥下状況，食事摂取量，食欲の状況をモニタリングし評価した。
　これらを基に栄養ケア計画を作成した。たんぱく質・エネルギー摂取量不足の原因は，摂食嚥下機能低下であり，それに向けた食物や食事を準備する能力の障害で，嚥下食の調理に関する知識不足であったため，ケアマネージャーと連携をとり，通所リハにおける栄養アセスメント加算の結果を踏まえて，在宅訪問を交えた栄養改善加算による介入を実施した。今後も摂食嚥下機能訓練の継続と嚥下食摂取状況の観察をすることとした。

第3章　栄養管理プロセス演習

栄養アセスメント，栄養診断，栄養介入のポイント

　本事例では，嚥下機能の低下から摂取栄養量が不足して体重減少に陥った。健常時の体重を基準に必要栄養量を算出して，現在の食事摂取量から栄養診断した。栄養ケア計画は，患者の希望に配慮しながら，問題点を総合的に考えて，今回は「自宅で暮らしたい」という QOL の維持を長期到達目標と考えた。それを実現するためには嚥下食の継続が重要であり，そのための栄養診断を行い，"たんぱく質・エネルギー摂取量不足"とした。そして，"たんぱく質・エネルギー摂取量不足"の原因は"嚥下障害"（むせ込みや食べこぼしなど）による食事摂取量の減少，食物や食事を準備する能力の障害"と考えた。栄養介入はケアマネージャーと連携をとり，栄養改善加算をケアプランに入れ，在宅訪問による妻への教育も含めた食事計画を提案することとした。

引用文献

1）厚生労働省：令和3年度介護報酬改定に関する審議報告，社会保障審議会介護給付費分科会
　　https://www.mhlw.go.jp/content/12306000/000709011.pdf（令和2年12月23日参照）
2）厚生労働省：第185回社会保障審議会介護給付費分科会，資料　自立支援・重度化防止の推進
　　https://www.mhlw.go.jp/content/12300000/000672514.pdf（令和2年9月14日参照）

3-6 保険制度と栄養管理プロセス

3-6-1 医療保険と介護保険を結ぶ栄養管理プロセス

1）地域包括ケアシステムと医療保険から介護保険の利用

　2025年を目途に地域包括ケアシステムが構築され，地域高齢者の生活支援は，医療，介護と単一の事業所から提供されるサービスで支えられるのではなく，その人の身体の状況や家族，住居等の環境等に応じたさまざまな地域資源を組み合わせて，支え合いながら複合的なサービスを行う。これらのサービス提供の機能的な連携を推進するためには，医療・介護にわたるサービス提供主体が適切かつ定期的に情報共有を図り，情報が一元化されることが目標とされている[1]。我々管理栄養士・栄養士の栄養改善および介護予防システムの構築も急がれ，医療・介護および保険の共通システムとして栄養管理プロセス（以下，NCP）の活用に期待が寄せられている。

　また，令和2年度の診療報酬改定では，外来栄養食事指導料2，在宅患者訪問栄養食事指導2および令和3年度の介護報酬改定においても通所系サービスにおいては「外部の管理栄養士による評価」，「施設サービスにおける栄養ケア・マネジメントの充実」，「多職種連携による管理栄養士の関与の強化」が具現化された。さらに，施設系サービスにおいてもNCMの取り組みを一層強化する観点から，NCMを基本サービスとして行うこととなった。これらのサービスでは，LIFE（CHASE）へのデータ提出とフィードバックの活用によるさらなるPDCAサイクルの推進・ケアの向上を図っている（図3-9）[2]。

　介護保険制度を中心に医療保険と介護保険に関わる療養者を結ぶわが国のNCPについて述べる。

2）介護保険制度と栄養ケア・マネジメント

　介護老人福祉施設などの介護保険施設の施設系サービスでは，2005年にNCM（Nutrition Care and Management）の積極的な取り組みを図ることを目的とした栄養マネジメント加算が設立された。その後，2021年4月には，基本サービスとして行うこととし，栄養マネジメント加算は廃止され，現行の栄養士に加えて，管理栄養士の配置を位置づけるとともに，入所者ごとの栄養管理を計画的に行うことを求めている。さらに，低栄養リスク改善加算が廃止され，新たに栄養マネジメント強化加算が新設された。この加算は，NCM計画に基づき週3回以上のミールラウンドを行い，栄養状態・嗜好を踏まえた食事の相談，退所後の食事の支援およびLIFE（CHACE）への報告を行い，そのフィードバックを受け利用者のケアプランや計画に反映させることとなった。通所系サービスでは，口腔・栄養スクリーニング加算および管理栄養士による栄養アセスメント加算が追加されている。施設系サービスと同じようにLIFE（CHACE）への報告を行う。高齢者における低栄養状態の改善を目的としたNCMが介護報酬として評価された。また，栄養食事相談など栄養改善加算による個々の栄養管理サービスを行

第3章 栄養管理プロセス演習

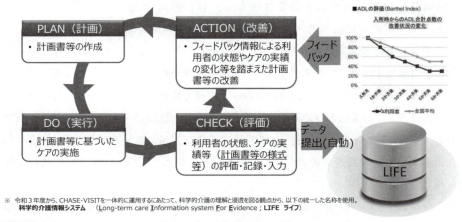

図3-9 LIFE（VISIT・CHASE）による科学的介護の推進（イメージ）

った場合に算定される。2006年には要支援者に対する介護予防サービスや要介護者に対する通所系および居宅療養管理指導の居宅系サービスとして，低栄養状態の改善を目的としたNCMが制度化されている。この居宅療養管理指導は，2020年までの病院および診療所の管理栄養士以外に他の医療機関，介護保険施設，日本栄養士会もしくは都道府県栄養士会が設置運営する「栄養ケア・ステーション」の管理栄養士が実施する場合も算定できるようになった。認知症グループホームについては，栄養改善の取り組みを進める観点から，管理栄養士が介護職員等への利用者の栄養・食生活に関する助言や指導を行う体制づくりを進めることを評価した栄養管理体制加算が創設された。

これらは，NCMの手法に基づき管理栄養士が実務を遂行している。このNCMの概念を国際基準に標準化させたNCPが取り入れられ，従来のNCMに標準化されたNCPを活用しながらマネジメントすることが求められている[3]。

3）介護福祉施設におけるマネジメント加算（NCM）との整合性

介護保険制度でのNCMとNCPの大きな違いは，NCMではアセスメントの実施からケア計画に進むが，NCPでは栄養診断（Nutrition Diagnosis）を確定し栄養介入計画・実施しPDCAサイクルを回すことであり，根拠を用いて栄養介入するための重要な判定である。摂取量（Nutrition Intake：NI），臨床栄養（Nutrition Clinical：NC），行動と生活環境（Nutrition Behavioral/environmental：NB）の3つに区分して栄養診断を行うが，わが国では国際的統一用語だけではなく，医療・介護の情報提供とともに共通用語を使い整合性を考える必要がある

3-6．保険制度と栄養管理プロセス

　介護福祉施設で活用できる栄養診断（判定）について，具体的には「PES 報告：P（Nutrition Care Process（栄養状態の判定），E（Etiology：原因や要因），S（Sign/Symptoms：栄養診断を決定すべき栄養アセスメント上のデータ）」と呼ばれる文章表現を活用し，要約した簡潔な短文で記載する [4]。

　基本例は「S（Sign/Symptoms：栄養アセスメント上のデータの根拠に基づき，E の要因が原因となった P の栄養診断（判定）である」として PES 報告書とする。

　介護福祉施設での NCM の進め方が示されている。栄養スクリーニングは栄養障害のリスクを低・中・高の 3 段階に分類した栄養評価から栄養ケア計画を立案する。低リスクでは，3 か月に 1 回，中リスクは 1 か月に 1 回，高リスクでは 2 週間に 1 回のモニタリングと再評価を行うという仕組みで実践している。施設の栄養スクリーニングは，基本的な入所利用者情報としてケアマネジャーや相談員の有無，看護師，社会福祉員などとの関わり，介護度，身体状況，移動，食事（量・嚥下状態），排泄，入浴，整容，更衣，寝具など ADL，認知度，入所の経緯や入所前の生活背景，家族（介護者）状況，病歴，使用薬剤および検査データなどの利用者情報が重要である。

　また，NCP の栄養評価とデータは，FH：食物・栄養関連の履歴（8 項目），AD：身体計測，BD（2 項目）：生化学データ，医学検査の手順，PD：栄養に焦点を当てた身体所見，CH（3 項目）：既往歴の 5 つで構成されている。BD は病院とは違いデータ不足が考えられるが，ADL 等は FH 食物・栄養に関連した履歴の中で FH-7 身体活動と機能などで評価する。それぞれの項目を NCM 上の評価用語を利用し，標準的な言語を用いて誰でもわかる栄養評価とすることが大切である。

　NCM の栄養評価では，評価後栄養ケア計画を立案するように進められている。NCP の場合には，70 個の標準的な栄養診断（判定）コードを確定，PES 報告で記録しその判定により栄養ケア計画を立案することが簡潔で理解しやすい。

4）LIFE（CHASE）情報の収集と科学的介護の取り組み

　厚生労働省では，利用者の状態やサービスの内容等の幅広い情報を集める「CHASE」とリハビリの情報に特化した「VISIT」へのデータ提出とフィードバックの活用により PDCA サイクルの推進とケアの質の向上を図る取り組みとして，科学的介護の理解と浸透を図る観点から「CHASE」と「VISIT」を一体運用し，"科学的介護情報システム「LIFE（ライフ）」：Long-term care Information system For Evidence" としている。NCM においても事業所の全ての利用者に係る「CHASE」の収集項目の各領域のデータを提出してフィードバックを受け，それに基づき事業所の特性や栄養管理の在り方等を検証し，利用者のケアプランや計画への反映，事業所単位での PDCA サイクルの推進，ケアの質の向上の取り組みを評価している。

　CHASE における NCM における基本的な項目は，身長，体重，栄養補給法，摂取栄養量，提供栄養量，主食の摂取量，副食の摂取量，血清アルブミン値，本人の意欲，食事の留意事項の有無，食事時の摂食・嚥下状況，食欲・食事の満足感，食事に対する意欲，多職種による栄

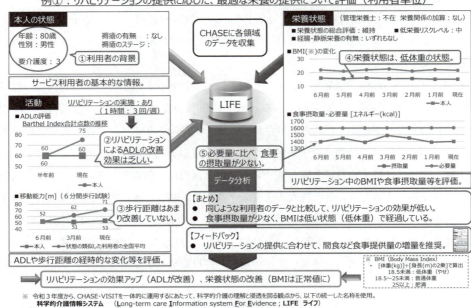

図 3-10 個別化された自立支援・科学的介護の推進例（イメージ）

養ケアの調整，口腔・嚥下では，食事の形態，誤嚥性肺炎の既往歴等であり，CHASE を行うことで NCM に反映できるとされている（図 3-10，図 3-11）[2]。

5）栄養管理における地域医療・介護連携

平成 30 年度の診療報酬改定から，退院時共同指導料を算定できる職種として管理栄養士が明記された。退院時共同指導料とは，入院中の患者が退院後に安心して療養生活を送ることができるよう，入院中の保健医療機関の専門職と退院後の在宅療養を担う専門職が，患者の同意を得て，共同で指導を行ってその内容を文書で情報提供した場合に，双方で算定できるものである。しかしながら，地域医療の中で栄養管理を行うためには，医療・介護の共通言語だけではなく，医療・介護のそれぞれの知識を融合させる必要ある。NCM と NCP を融合させることで，専門用語の標準化，地域連携の推進を図ることができると考える[2]。

引用文献

1) 厚生労働省：地域包括ケアシステムにむけて　https://www.mhlw.go.jp/stf/seisakunitsuite/bunya/hukushi_kaigo/kaigo_koureisha/chiiki-houkatsu/
2) 厚生労働省老健局：介護保険最新情報，**936**，令和 3 年 3 月 16 日（2021）
3) 公益社団法人日本栄養士会監訳：国際標準化のための栄養ケアプロセス用語マニュアル（2012）第一出版
4) 特定非営利活動法人日本栄養改善学会監修：栄養管理プロセス　第 2 版　基礎と概念，pp.1-14，医歯薬出版（2017）

3-6. 保険制度と栄養管理プロセス

総論（ADL 等）

項目名称	関連する加算等
保険者番号	・（各サービスの基本報酬）
被保険者番号	・リハビリテーションマネジメント加算
事業所番号	・個別機能訓練加算
性別	・ADL 維持等加算
生年月日	・排せつ支援加算
既往歴	・褥瘡マネジメント加算
服薬情報	等
同居人等の数・本人との関係性	
在宅復帰の有無	
褥瘡の有無・ステージ	
Barthel Index	

栄養

項目名称	関連する加算等
身長	・栄養マネジメント加算
体重	・低栄養リスク改善加算
栄養補給法	・再入所時栄養連携加算
提供栄養量＿エネルギー	・栄養スクリーニング加算
提供栄養量＿タンパク質	・栄養改善加算
主食の摂取量	・居宅療養管理指導費（管理栄養士）
副食の摂取量	等
血清アルブミン値	
本人の意欲	
食事の留意事項の有無	
食事時の摂食・嚥下状況	
食欲・食事の満足感	
食事に対する意識	
多職種による栄養ケアの課題	

口腔・嚥下

項目名称	関連する加算等
食事の形態	・口腔衛生管理体制加算
誤嚥性肺炎の既往歴等	・口腔衛生管理加算
	・居宅療養管理指導費（歯科衛生士）
	・口腔機能向上加算
	・経口維持加算
	・経口移行加算
	等

認知症

項目名称	関連する加算等
認知症の既往歴等	・認知症加算
DBD13※	・若年性認知症利用受入加算
Vitality Index※	・認知症行動・心理症状緊急対応加算
	・認知症情報提供加算
	・重度認知症疾患療養体制加算
	・認知症ケア加算
	・認知症専門ケア加算
	・認知症短期集中リハビリテーション実施加算
	等

※ モデル事業等においてさらなる項目の整理を行う

図 3-11 CHASE における基本的な項目と関連する現行の加算等

第3章　栄養管理プロセス演習

3-6-2 栄養管理計画書・栄養情報提供書における活用

栄養管理計画書並びに栄養情報提供書〔看護および栄養管理等に関する情報（2）〕記載に際して，栄養管理プロセスの活用を解説する。

1）栄養管理計画書

栄養管理計画書は，入院時に患者の栄養状態を医師，看護師，管理栄養士が共同して確認し，特別な栄養管理の必要性の有無について入院診療計画書に記載し，栄養管理の必要性がある患者に対して，医師，看護師などとともに，管理栄養士が共同で作成するものである。

入院時の低栄養リスクは，病態，症状，食事（栄養）などを分析評価し，栄養管理上の問題点について，S；主観的情報，O；客観的情報に分けて整理する。「栄養状態の評価と課題」については，これらの栄養問題につながる情報を基にA；栄養アセスメントする。栄養アセスメントには，栄養問題と判断した根拠S（sign/symptoms）とE（etiology）；栄養問題が生じた原因，P（problem）；栄養状態の問題（栄養診断）をPES報告として明示する。これら整理した情報をもとに，P（plan）を立て「栄養管理計画書」へ記入する。その目標には，Mx（monitoring plan）；モニタリング計画，Ex（educational plan）；栄養教育計画を記入し，「栄養補給に関する事項」は，Rx（therapeutic plan）の内容となり，栄養治療計画，栄養補給方法，食事内容，留意事項を記載する。「栄養状態の再評価の時期」は，個々の患者の疾病，治療の状況も視野に入れ，現栄養状態から未来を想定しつつ，さらには退院後を見据えて退院時および終了時の総合的評価視点について記載する。

栄養管理計画書は，医師，看護師，他医療従事者の情報も踏まえ管理栄養士自身が栄養評価を行い，個々の患者の栄養診断，栄養ケア（治療や支援）並びに，生活を支える栄養を中心に明文化する（ 表3-2 ）。

274

3-6. 保険制度と栄養管理プロセス

表 3-2 栄養管理計画書（入院時）

計画作成日：20××年 10 月 1 日

ふりがな：にほん　はなこ

氏名：　　日本　花子　　　殿（男・⊕）

病　棟：101 病棟

大・⊛・平・令　△△年　4 月　1 日　68 歳

担当医師名：東京　太郎

入院日：20××年　10 月　1 日

担当管理栄養士名：栄養　一子

入院時の栄養状態に関するリスク

病態：NASH・肝硬変（Child B），2 年前に食道静脈瘤により EVL（内視鏡的静脈瘤結紮術）治療
症状：吐血，黒色便―貧血（Hb 4.4 g/dL，Fe 7 ng/mL）の進行，腹水 2 L 程度
食事：1 か月前からの食欲減退と食事摂取時のつまり感の出現

栄養状態の評価と課題

S：1 か月前から食欲は減退した。ご飯を食べるとつまり感があり，全粥を子ども茶碗一杯程度に梅干し 1 個をのせて食べていた。副食は，絹ごし豆腐 1/6 丁程度を毎日 1 回/日，その他は，野菜の煮物を少々口にする程度であった。飲み物は，お茶と 100％ の果物ジュース 200 mL/日と牛乳 200 mL/日を努めて飲むようにしていた。
O：身長 155 cm，体重 53.4 kg（－腹水 2 L；51.4 kg，BMI 21.4 kg/m^2），AC12 cm（%AC 60%），TSF 8 mm（% TSF 41%），AMC 9.5 cm，（%AMC 40%），下腿周囲長 26 cm，握力 24 kg（右腕），腹水貯留 2 L 程度，検査所見：Hb 4.4 g/dL，鉄 7 μg/dL，Alb 3.1 g/dL，ChE 56 IU/L，TC 110 mg/dL，TG 48 mg/dL，HDL-C31 mg/dL，BTR*：2.69 間接カロリーメーター：EE 1,170 kcal，npRQ 0.77 推定栄養摂取量/日：エネルギー 520 kcal，たんぱく質 18.7 g（14.2%E），脂質 9.3 g（16.1% E），炭水化物 90.4 g（69.7%E），塩分 3 g
A：提案目標（必要）栄養量（目標体重 53 kg）：エネルギー 1,600 kcal，たんぱく質 60 g（うち BCAA12 g），25%E，塩分 6 g 未満 〈栄養診断〉 　S：目標栄養量に対してエネルギー摂取量 32.5%，たんぱく質摂取量 31.2% 　E：食欲減退，食事時のつまり感 　P：NI-2.9　限られた食物摂取

栄養管理計画　P

目標 Mx：退院後を想定した退院後の食事内容，量に関する栄養食事指導により理解を深める モニタリング 3 日後：食事のつまり感の確認，摂取栄養量の確認，BCAA 製剤服用状況
中間目標：食事摂取量 50％ の増加，AMC% 45 以上

栄養補給に関する事項：Rx

栄養補給		栄養補給方法　■経口　■経腸栄養　□静脈栄養
・エネルギー	1,600 kcal	食事＋アミノレバン®EN2 包（15 時 1 包，21 時 1 包）
・たんぱく質	60 g	食事内容　食道通過に配慮した内容
・水分制限	なし	アミノレバン®EN 摂取時間に配慮した分割食
・塩分制限	6 g 未満	留意事項　さばアレルギー

栄養食事相談に関する事項：Ex

第3章　栄養管理プロセス演習

入院時栄養食事指導の必要性　□なし　■あり（内容　肝硬変の食事療法　　　　　　　　）実施予定日：　10月5日 栄養食事相談の必要性　□なし　■あり（内容　分割食について　　　　　　　　　　）実施予定日：　10月2日 退院時の指導の必要性　□なし　■あり（内容　食事内容とBCAA製剤の継続摂取）実施予定日：10月20日
その他栄養管理上解決すべき課題に関する事項　肝硬変治療における栄養摂取の必要性について，継続的説明。
栄養状態の再評価の時期　　実施予定日：10月8日（1週間後）
退院時および終了時の総合的評価　栄養摂取量（BCAA製剤を含む），％AMC，npRQ，BTR

*BTR：BCAA/TYR，総分岐鎖アミノ酸/チロシンモル比。肝臓の障害で低値となる。

2）栄養情報提供書〔看護および栄養管理等に関する情報（2）〕

食事・栄養は生きる糧であり，その人の生活を支える基盤である。栄養情報提供書は，入院患者の退院時栄養サマリー（要約）の役割をもつと同時に，転院・転施設時等では，栄養管理に関する情報などを管理栄養士から管理栄養士，管理栄養士から医師など他職種へ向けて情報提供する媒体である（表3-3）。

入院中のサマリーともいえる「栄養管理・栄養指導等の経過」の項目について説明する。本項目は，今回入院に至った現病歴から，退院時の食事・栄養，栄養に影響する疾病や身体状況などについて記載する。つまり，栄養管理計画書（入院時）の要約と，さらにその計画・実施による状況の変化（成果）を明記する。

これら入院中の経過に基づき，退院後，どのような点に注意し，課題と判断しているかについて，退院前の経過記録退院時の栄養状態（P：problem）・モニタリング計画（Mx：monitoring plan）を基に，残された課題を整理し「栄養管理上の注意点と課題」に記入する。これら要約内容に基づき，管理栄養士が客観的情報を用いて「栄養評価」を記入する。特に，目標（必要）栄養素等量と摂取栄養素等量においては，エネルギー，たんぱく質に対して，標準体重と現体重当たりで算出し，栄養の目標設定と摂取栄養量の整合性を評価する。また，食事形態や禁止食品，退院時の栄養設定の詳細により，転院後ただちに転院前の病院と同じ食事療養，栄養管理を行うことができ，継続した治療，療養において注意すべき栄養ケアの視点を伝えるツールとして活用する。

まとめ

栄養ケアプロセスを用いて，栄養管理計画書・栄養情報提供書を作成することにより，個々の患者の状態や栄養管理・栄養指導の内容等について明確に他職種，他施設等と情報共有を行うことができ，シームレスな栄養管理につなげることができる。

3-6. 保険制度と栄養管理プロセス

表3-3 看護および栄養管理等に関する情報（2）

患者氏名	日本 花子	
入退院日	入院日：20××年 10 月 1 日	退院（予定）日：20××年 10 月 30 日

（太枠：必須記入）

栄養管理・栄養指導等の経過		2年前の5月 NASH 肝硬変，食道静脈瘤と診断され，某病院にて入院加療。入院，退院後においても栄食事指導歴はない。本年10月1日吐血，黒色便，貧血を主訴として当院に紹介入院。A 入院時に目標体重（53 kg）を設定し，目標栄養量を提案（エネルギー1,600 kcal，たんぱく質60 g（うち BCAA12 g）25%E，塩分6 g 未満）した。（入院時栄養診断）S：必要栄養量に対して，エネルギー 32.5% 摂取，たんぱく質 31.2% 摂取，E：食欲減退，食事時のつまり感があり，P：NI-2.9 限られた食物摂取とした。栄養食事相談は入院直後（10/2）から実施し，つまり感と嗜好に配慮した食事の提供とアミノレバン®EN2 包/日による栄養療法を行った。また栄養食事指導については，NASH 肝硬変の食事療法に対して入院5日後（10/5）から毎週1回程度継続し，退院後の食事と BCAA 製剤の継続的服用による栄養療法と LES について栄養食事指導を行った。退院時には，肝硬変の治療において栄養療法の重要性は理解できている。
栄養管理上の注意点と課題		エネルギー・栄養素の確保とともに BCAA 強化による栄養管理が必要であることから，食事とアミノレバン EN 服用と服用時間について継続的に確認する。肝機能，腹水貯留状況などにより，目標栄養量の見直しが必要である〔退院時の栄養ケア計画（P，Mx など）より，重要事項を抽出しまとめる〕。

栄養評価	評価日	20××年 10 月 28 日	過去（4週間）の体重変化	増加・変化なし・減少：（ kg %）	腹水減少あり	
	身体計測	体重 51.4kg 測定日（10/28）	BMI 21.4kg/m² (腹水除く)	下腿周囲長 26cm・不明	握力（右腕）24 kgf・不明	
	身体所見	食欲低下	無・有・不明（ ）	消化器症状	無・有（嘔気・嘔吐・下痢・便秘）・不明	
		味覚障害	無・有・不明（ ）	褥 瘡	無・有（部位等 ）・不明	
		浮 腫	無・有(胸水・腹水・下肢)・不明 腹水改善	その他	食事摂取時のつまり感あり	
		嚥下障害	無 ・ 有	特記事項	入院時主訴：吐血（黒色便あり）	
		咀嚼障害	無 ・ 有			
	検査・その他	過去1か月以内 Alb 値 ——測定なし （3.3）g/dL　測定日；10月28日	その他	貧血 Hb：入院時（10/1）4.4g/dL→退院時（10/30）6.5g/dL，Fe7μg/dL→8μg/dL 退院時処方：ラシックス20 mg/日，アルダクトン A25 mg/日，タケプロン15 mg/日	

栄養管理に関する情報			

1日栄養量	エネルギー	たんぱく質	食塩	水分	その他
必要栄養量（目標）	（ 30.2 ）kcal/標準体重 kg （ 31.1 ）kcal/現体重 kg	（ 1.13 ）g/標準体重 kg （ 1.17 ）g/現体重 kg	6 g 未満	制限なし mL	特になし
摂取栄養量	（ 31.6 ）kcal/標準体重 kg （ 32.6 ）kcal/現体重 kg	（ 1.17 ）g/標準体重 kg （ 1.21 ）g/現体重 kg	5.2 g	2,000 mL	特になし

栄養補給法	経口・経腸（経口・経鼻・胃瘻・腸瘻）・静脈	食事回数：	3 回/日（朝・昼・夕）・（その他 ）

退院時食事内容

食種	一般食 ・ 特別食（エネルギー・たんぱく調整食）・その他（ ）			

食事形態	主食種類	朝	米飯・軟飯・全粥・パン・その他（ ）	量	330	g/食
		昼	米飯・軟飯・全粥・パン・その他（ ）		330	g/食
		夕	米飯・軟飯・全粥・パン・その他（ ）		330	g/食
	副食形態		常菜・軟菜・その他（ ） ＊）自由記載：例 ペースト			
	嚥下調整食		不要・必要 コード（嚥下調整食の場合は必須） 0j・0t・1j・2-1・2-2・3・4			
	とろみ調整食品の使用		無・有	種 類 （製品名）	使用量（gまたは包）	とろみの濃度 薄い / 中間 / 濃い

その他影響する問題点	無・有 （食道静脈瘤 ）

禁止食品	食物アレルギー	無・有 乳・乳製品・卵・小麦・そば・落花生・えび・かに・青魚・大豆 その他・詳細（さばアレルギー ）
	禁止食品（治療，服薬，宗教上などによる事項）	特になし

退院時栄養設定の詳細

栄養量	補給量	エネルギー	たんぱく質（アミノ酸）	脂質	炭水化物（糖質）	食塩	水分	その他
	経口（食事）	1,250 kcal	35 g	30 g	175 g	4 g	1,000 mL	
	経腸	426 kcal	27 g	5.6 g	63 g	0.2 g	160 mL	
	静脈	0 kcal	0 g	0 g	0 g	0 g	0 mL	
	経口飲水						800 mL	
	合計	1,676 kcal	62 g	35.6 g	238 g	4.2 g	1,960 mL	
	（現体重当たり）	32.6 kcal/kg	1.2 g/kg				38 mL	

277

第3章 栄養管理プロセス演習

		経腸栄養	種類	朝：	－	昼：15時アミノレバンEN1包	タ：21時アミノレバンEN 1包
退院時栄養設定の詳細			詳細	量	朝：	－	mL	昼：50g（8mL溶解） mL	タ：50g（8mL溶解） mL
			投与経路	ⓔ経口 ・ 経鼻 ・ 胃瘻 ・ 腸瘻 ・ その他（ ）			
			投与速度	朝： － mL/時	昼： － mL/時	タ： － mL/時
			追加水分	朝： － mL	昼： － mL	タ： － mL
		静脈栄養	種類・量	なし			
		詳細	投与経路	~~末梢~~ ・ ~~中心静脈~~			
	備考						

【記入上の注意】
1. 必要がある場合には、続紙に記載して添付すること。
2. 地域連携診療計画に添付すること。

（記入者氏名） 栄養 一子

（照会先） 日本栄養士会 総合病院

3-6-3 栄養ケア・マネジメントとNCP応用のポイント

栄養ケア・マネジメント（NCM）と栄養管理プロセス（NCP）の概念を図3-12に示す。介護保険施設における栄養マネジメントは，栄養アセスメントによる「低栄養状態のリスクの判断」（図3-13）[2]で，障害者（児）施設入所者支援の栄養マネジメントでは栄養アセスメントによる「栄養状態のリスクの判断」（図3-14）[2]から栄養ケア計画に進む。これに対して，NCPでは栄養アセスメントして「栄養状態の評価」をした後，その判定結果を70のコードからなる栄養診断の中から選出する。栄養診断，すなわち栄養問題と判断した根拠データと栄養問題が生じた原因を明確にしてPES報告として示し，栄養計画・実施へと進む。

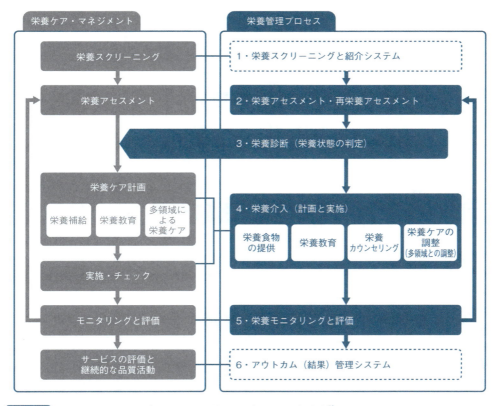

図3-12 栄養ケア・マネジメントと栄養管理プロセス（再掲）[1]

第3章　栄養管理プロセス演習

〈低栄養状態のリスクの判断〉
　すべての項目が低リスクに該当する場合には，「低リスク」と判断する。高リスクに一つでも該当する項目があれば，「高リスク」と判断する。それ以外の場合は，「中リスク」と判断する。
　BMI，食事摂取量，栄養補給法については，その程度や個々人の状態等により，低栄養状態のリスクは異なることが考えられるため，対象者個々の程度や状態等に応じて判断し，「高リスク」と判断される場合もある。

リスク分類	低リスク	中リスク	高リスク
BMI	18.5〜29.9	18.5 未満	
体重減少率	変化なし （減少率 3% 未満）	1 か月に 3〜5% 未満 3 か月に 3〜7% 未満 6 か月に 3〜10% 未満	1 か月に 5% 以上 3 か月に 7.5% 以上 6 か月に 10% 以上
血清アルブミン値	3.6g/dL 以上	3.0〜3.5g/dL	3.0g/dL 未満
食事摂取量	76〜100%	75% 以下	
栄養補給法		経腸栄養法 静脈栄養法	
褥瘡			

図 3-13　**介護保険施設における栄養アセスメントの判断**
資料）別紙様式 4-1 栄養・摂食嚥下スクリーニング・アセスメント・モニタリング（施設）（様式例）

〈栄養状態のリスクの判断〉
図 3-13 と同様。

リスク分類			低リスク	中リスク	高リスク
肥満度	成人 BMI*** （18 歳以上）	知的障害	19〜26 未満	やせ　15〜19 未満	やせ　15 未満
				肥満　26〜30 未満	肥満　30 以上
		身体障害	15〜24.5 未満	やせ　11.5〜16 未満	やせ　11.5 未満
				肥満　24.5〜28.5 未満	肥満　28.5 以上
	幼児期 カウプ指数 （3〜5 歳）		15〜19 未満	やせ　13〜15 未満	やせ　13 未満
				肥満　19〜22 未満	肥満　22 以上
	学童期 肥満度 （6〜11 歳）		−15% 未満 または 30% 未満	やせ　−15% 以下	やせ
				肥満　30〜50% 未満	肥満　50% 以上
	思春期 肥満度 （12〜17 歳）		−15% 未満 または 30% 未満	やせ　−15% 以下	やせ
				肥満　30〜50% 未満	肥満　50% 以上
体重変化率			変化なし （増減：3% 未満）	1 か月に 3〜5% 未満	1 か月に 5% 以上
				3 か月に 3〜7.5% 未満	3 か月に 7.5% 以上
				6 か月に 3〜10% 未満	6 か月に 10% 以上
血清アルブミン値 （成人のみ）			3.6g/dL 以上	3.0〜3.5g/dL	3.0g/dL 未満
食事摂取量			76〜100%	75% 以下	

280

栄養補給法		経腸栄養 静脈栄養	
褥瘡			褥瘡

図3-14 障害者（児）施設入所支援における栄養アセスメントの判断

***大和田浩子，中山健夫：知的障害者（児）・身体障害者（児）における健康・栄養状態における横断的研究—多施設共同研究—，厚生労働省科学研究費補助金「障害者の健康状態・栄養状態の把握と効果的な支援に関する研究」平成19年度総括・分担研究報告書，pp.167-174（2008）より算出
資料）別紙1　栄養・摂食嚥下スクリーニング・アセスメント・モニタリング（施設）（様式例）

　NCPを活用する際のポイントとして押さえておきたいのは，患者・クライエントの違いについてである。介護保険施設における栄養アセスメントのリスク判断は，患者・クライエントが高齢期に絞られていることから，高齢期の課題でもある「低栄養」の予防や重度化防止を目的としているため，「低栄養状態のリスク判断」に限定されている。また，障害の施設入所支援における栄養アセスメントでは，患者・クライエントが一生涯にわたっていることから栄養課題も多様化しているため，「栄養状態のリスクの判断」となっている。それに対し，NCPの栄養診断では，栄養評価を基に患者・クライエントの栄養状態を総合的に判定（栄養診断）することとされており，患者・クライエントの範囲も栄養課題も広がるということになる。

　さらに，NCPにおける栄養診断の報告書式（PES）は標準化されているため，職域の違う管理栄養士（例えば医療機関など）や他職種（医師，看護師，薬剤師など）が見ても栄養課題が明確であり，理解しやすい点である。現在，介護保険施設の入所者は，約半数が中・重度化しているという実態があり，医療機関との情報連携は欠かせない。また，地域包括ケア（地域共生社会）における介護予防の観点からも，在宅・医療機関・福祉施設〔高齢者・障害児（者）〕における栄養の共通言語化は重要である。ゆえに，これから質の高い栄養ケア・マネジメントを全国で提供していくためには，NCPは欠かせないものになる。

　具体的には，図3-15に示す介護や障害で示されている栄養・摂食嚥下スクリーニング・アセスメント・モニタリング（様式例）にて栄養アセスメントを行う際に，特記事項欄に栄養診断をPESで追記する方法をお勧めしたい。また，リスクレベルに合わせたモニタリング（高リスク：2週間，中リスク：1か月，低リスク：3か月）や，3か月ごとのアセスメント時にも栄養診断を記載していくことで，介護の場合は低栄養リスク以外の課題（肥満など）の解決につながると考える。

引用文献

1）公益社団法人日本栄養士会ホームページ　https://www.dietitian.or.jp/career/ncp/
2）別紙様式4-1〔栄養・摂食嚥下スクリーニング・アセスメント・モニタリング（施設）（様式例）〕https://www.mhlw.go.jp/content/12404000/000755893.xlsx
3）別紙1　栄養・摂食嚥下スクリーニング・アセスメント・モニタリング　（施設）（様式例）https://www.pref.niigata.lg.jp/uploaded/attachment/266858.xlsx ←URL変更予定

別紙様式４－１

栄養・摂食嚥下スクリーニング・アセスメント・モニタリング　（施設）　（様式例）

フリガナ		性別	□男　□女	生年月日	年　月　日生まれ	年齢	歳
氏名		要介護度		病名・ 特記事項等		記入者名	
						作成年月日	年　月　日
利用者 家族の意向						家族構成と キーパーソン （支援者）	本人　ー

（以下は、入所（入院）者個々の状態に応じて作成。）

実施日（記入者名）		年　月　日（　　）	年　月　日（　　）	年　月　日（　　）	年　月　日（　　）
プロセス		スクリーニング	アセスメント	★プルダウン[1]	★プルダウン[1]
低栄養状態のリスクレベル		□低　□中　□高	□低　□中　□高	□低　□中　□高	□低　□中　□高
低栄養状態のリスク（状況）	身長	cm	cm	cm	cm
	体重　／　BMI	kg　／　kg/㎡	kg　／　kg/㎡	kg　／　kg/㎡	kg　／　kg/㎡
	3%以上の体重減少率　kg/１ヶ月	□無　□有(　kg/　ヶ月)	□無　□有(　kg/　ヶ月)	□無　□有(　kg/　ヶ月)	□無　□有(　kg/　ヶ月)
	3%以上の体重減少率　kg/３ヶ月	□無　□有(　kg/　ヶ月)	□無　□有(　kg/　ヶ月)	□無　□有(　kg/　ヶ月)	□無　□有(　kg/　ヶ月)
	3%以上の体重減少率　kg/６ヶ月	□無　□有(　kg/　ヶ月)	□無　□有(　kg/　ヶ月)	□無　□有(　kg/　ヶ月)	□無　□有(　kg/　ヶ月)
	血清アルブミン値	□無　□有(　g/dl)	□無　□有(　g/dl)	□無　□有(　g/dl)	□無　□有(　g/dl)
	褥瘡	□無　□有	□無　□有	□無　□有	□無　□有
	栄養補給法	□経口のみ　□一部経口 □経腸栄養法　□静脈栄養法	□経口のみ　□一部経口 □経腸栄養法　□静脈栄養法	□経口のみ　□一部経口 □経腸栄養法　□静脈栄養法	□経口のみ　□一部経口 □経腸栄養法　□静脈栄養法
	その他				
食生活状況等	栄養補給の状態：食事摂取量（割合）	%	%	%	%
	栄養補給の状態：主食の摂取量（割合）	主食　%	主食　%	主食　%	主食　%
	栄養補給の状態：主菜、副菜の摂取量（割合）	主菜　%　副菜　%	主菜　%　副菜　%	主菜　%　副菜　%	主菜　%　副菜　%
	栄養補給の状態：その他（補助食品など）				
	摂取栄養量：エネルギー・たんぱく質（現体重当たり）	kcal（　kcal/kg）　g（　g/kg）	kcal（　kcal/kg）　g（　g/kg）	kcal（　kcal/kg）　g（　g/kg）	kcal（　kcal/kg）　g（　g/kg）
	提供栄養量：エネルギー・たんぱく質（現体重当たり）	kcal（　kcal/kg）　g（　g/kg）	kcal（　kcal/kg）　g（　g/kg）	kcal（　kcal/kg）　g（　g/kg）	kcal（　kcal/kg）　g（　g/kg）
	必要栄養量：エネルギー・たんぱく質（現体重当たり）	kcal（　kcal/kg）　g（　g/kg）	kcal（　kcal/kg）　g（　g/kg）	kcal（　kcal/kg）　g（　g/kg）	kcal（　kcal/kg）　g（　g/kg）
	嚥下調整食の必要性	□無　□有	□無　□有	□無　□有	□無　□有
	食事の形態（コード）	（コード：★プルダウン[2]　）	（コード：★プルダウン[2]　）	（コード：★プルダウン[2]　）	（コード：★プルダウン[2]　）
	とろみ	□薄い　□中間　□濃い	□薄い　□中間　□濃い	□薄い　□中間　□濃い	□薄い　□中間　□濃い
	食事の留意事項の有無（療養食の指示、食事形態 嗜好、薬剤影響食品、アレルギーなど）	□無　□有 （　　）	□無　□有 （　　）	□無　□有 （　　）	□無　□有 （　　）
	本人の意欲	★プルダウン[3]	★プルダウン[3]	★プルダウン[3]	★プルダウン[3]
	食欲・食事の満足感	★プルダウン[4]	★プルダウン[4]	★プルダウン[4]	★プルダウン[4]
	食事に対する意識	★プルダウン[4]	★プルダウン[4]	★プルダウン[4]	★プルダウン[4]
多職種による栄養ケアの課題（低栄養関連問題）	口腔関係：□腔関係	□口腔衛生　□摂食・嚥下	□口腔衛生　□摂食・嚥下	□口腔衛生　□摂食・嚥下	□口腔衛生　□摂食・嚥下
	口腔関係：安定した正しい姿勢が自分で取れない	□	□	□	□
	口腔関係：食事に集中することができない	□	□	□	□
	口腔関係：食事中に傾眠や意識混濁がある	□	□	□	□
	口腔関係：歯（義歯）のない状態で食事をしている	□	□	□	□
	口腔関係：食べ物を口腔内に溜め込む	□	□	□	□
	口腔関係：固形の食べ物を咀しゃく中にむせる	□	□	□	□
	口腔関係：食後、頬の内側や口腔内に残渣がある	□	□	□	□
	口腔関係：水分でむせる	□	□	□	□
	口腔関係：食事中、食後に咳をすることがある	□	□	□	□
	口腔関係：その他・気が付いた点				
	その他：褥瘡・生活機能関係 消化器官関係 水分関係 代謝関係 心理・精神・認知症関係 医薬品	□褥瘡（再掲）□生活機能低下 □嘔気・嘔吐　□下痢　□便秘 □浮腫　□脱水 □感染　□発熱 □閉じこもり □うつ □認知症 □薬の影響	□褥瘡（再掲）□生活機能低下 □嘔気・嘔吐　□下痢　□便秘 □浮腫　□脱水 □感染　□発熱 □閉じこもり □うつ □認知症 □薬の影響	□褥瘡（再掲）□生活機能低下 □嘔気・嘔吐　□下痢　□便秘 □浮腫　□脱水 □感染　□発熱 □閉じこもり □うつ □認知症 □薬の影響	□褥瘡（再掲）□生活機能低下 □嘔気・嘔吐　□下痢　□便秘 □浮腫　□脱水 □感染　□発熱 □閉じこもり □うつ □認知症 □薬の影響
特記事項			P：栄養診断コード E：原因した（関係した）こと S：根拠となったこと		
総合評価		□改善 □改善傾向 □維持 □改善が認められない	□改善 □改善傾向 □維持 □改善が認められない	□改善 □改善傾向 □維持 □改善が認められない	□改善 □改善傾向 □維持 □改善が認められない
計画変更		□無　□有	□無　□有	□無　□有	□無　□有

経口維持加算（Ⅰ）又は（Ⅱ）を算定している場合は必須	摂食・嚥下の課題	摂食・嚥下機能検査	□水飲みテスト □頸部聴診法 □嚥下内視鏡検査 □嚥下造影検査 □咀嚼能力・機能の検査 □認知機能に課題あり（検査不可のため食事の観察にて確認） □その他（　　） 実施日：　年　月　日	□水飲みテスト □頸部聴診法 □嚥下内視鏡検査 □嚥下造影検査 □咀嚼能力・機能の検査 □認知機能に課題あり（検査不可のため食事の観察にて確認） □その他（　　） 実施日：　年　月　日	□水飲みテスト □頸部聴診法 □嚥下内視鏡検査 □嚥下造影検査 □咀嚼能力・機能の検査 □認知機能に課題あり（検査不可のため食事の観察にて確認） □その他（　　） 実施日：　年　月　日	□水飲みテスト □頸部聴診法 □嚥下内視鏡検査 □嚥下造影検査 □咀嚼能力・機能の検査 □認知機能に課題あり（検査不可のため食事の観察にて確認） □その他（　　） 実施日：　年　月　日
		検査結果や観察等を通して把握した課題の所在	□認知機能　□咀嚼・□腔機能 □嚥下機能	□認知機能　□咀嚼・□腔機能 □嚥下機能	□認知機能　□咀嚼・□腔機能 □嚥下機能	□認知機能　□咀嚼・□腔機能 □嚥下機能
	※食事の観察	参加者	□医師　□歯科医師　□管理栄養士 □栄養士　□歯科衛生士 □言語聴覚士　□作業療法士 □理学療法士　□看護職員 □介護職員　□介護支援専門員 実施日：　年　月　日	□医師　□歯科医師　□管理栄養士 □栄養士　□歯科衛生士 □言語聴覚士　□作業療法士 □理学療法士　□看護職員 □介護職員　□介護支援専門員 実施日：　年　月　日	□医師　□歯科医師　□管理栄養士 □栄養士　□歯科衛生士 □言語聴覚士　□作業療法士 □理学療法士　□看護職員 □介護職員　□介護支援専門員 実施日：　年　月　日	□医師　□歯科医師　□管理栄養士 □栄養士　□歯科衛生士 □言語聴覚士　□作業療法士 □理学療法士　□看護職員 □介護職員　□介護支援専門員 実施日：　年　月　日
	※多職種会議	参加者	□医師　□歯科医師　□管理栄養士 □栄養士　□歯科衛生士 □言語聴覚士　□作業療法士 □理学療法士　□看護職員 □介護職員　□介護支援専門員 実施日：　年　月　日	□医師　□歯科医師　□管理栄養士 □栄養士　□歯科衛生士 □言語聴覚士　□作業療法士 □理学療法士　□看護職員 □介護職員　□介護支援専門員 実施日：　年　月　日	□医師　□歯科医師　□管理栄養士 □栄養士　□歯科衛生士 □言語聴覚士　□作業療法士 □理学療法士　□看護職員 □介護職員　□介護支援専門員 実施日：　年　月　日	□医師　□歯科医師　□管理栄養士 □栄養士　□歯科衛生士 □言語聴覚士　□作業療法士 □理学療法士　□看護職員 □介護職員　□介護支援専門員 実施日：　年　月　日
		①食事の形態・とろみ、補助食の活用	□現状維持　□変更	□現状維持　□変更	□現状維持　□変更	□現状維持　□変更
		②食事の周囲環境	□現状維持　□変更	□現状維持　□変更	□現状維持　□変更	□現状維持　□変更
		③食事の介助の方法	□現状維持　□変更	□現状維持　□変更	□現状維持　□変更	□現状維持　□変更
		④口腔のケアの方法	□現状維持　□変更	□現状維持　□変更	□現状維持　□変更	□現状維持　□変更
		⑤医療又は歯科医療受療の必要性	□現状維持　□変更	□現状維持　□変更	□現状維持　□変更	□現状維持　□変更
	特記事項					

図 3-15　介護保険施設の栄養・摂食嚥下スクリーニング・アセスメント・モニタリング（様式例）

3-7 その他

3-7-1 災害時の栄養における栄養管理プロセス

本項では，災害時の栄養管理の事例として，日本栄養士会災害支援チーム（JDA-DAT；The Japan Dietetic Association-Disaster Assistance Team）の活動を紹介する。

(1) 災害時の栄養と食

人は食べなければ生きていけない。栄養状態，健康・疾病状態の改善は平時においても重要なことであるが，災害時においては，新たな栄養問題が生じ，その対応や改善を図るよう努めなければならない。

阪神・淡路大震災（平成7；1995年）以降，東日本大震災（平成23；2011年），関東・東北豪雨災害（平成27；2015年），熊本地震（平成28；2016年）など，多くの自然災害が発生している。今後，我々が地震などの自然災害から免れることは不可能といっても過言ではない。危機管理において，平時に備えておくべき防災・減災対策の拡充や災害発生時の被災者（特に要配慮者*）への迅速な支援体制を構築する必要がある。

特に，栄養と食に関しては，災害時（災害発生から平常の生活に戻るまでの間）に被災地（避難所，仮設住宅など）で生活する際に何らかの配慮が必要な人に対しての栄養支援が，災害関連死を防ぐ上で重要である。

(2) 日本栄養士会災害支援チーム（JDA-DAT）

災害時の緊急対応を行う上で，栄養の専門職である管理栄養士・栄養士の役割は重要である。公益社団法人 日本栄養士会（以下，日本栄養士会）では，管理栄養士・栄養士を災害時に派遣し，栄養と食の支援活動を行うため，東日本大震災の経験から，「災害発生地域において栄養に関する支援活動ができる専門的トレーニングを受けた栄養支援チーム」として，日本栄養士会災害支援チーム（The Japan Dietetic Association-Disaster Assistance Team の頭文字を取り），略してJDA-DAT（ジェイディエー・ダット）を設置した。災害支援管理栄養士など2～3名と，被災地管理栄養士など1名で構成され，国内外で大規模災害が発生した地域において，避難所，施設，自宅，仮設住宅等で被災者（特に要配慮者）に対する栄養に関する支援活動ができる専門的なトレーニングを受けた栄養支援チームである。

JDA-DATの役割としては，避難所の実態把握や食事の提供状況などのポピュレーションアプローチとしての業務と，被災者個々の避難所や在宅での要配慮者に対する栄養診断などのハイリスクアプローチとしての業務があげられる。災害が発生するといち早く現地に赴き，特に要配慮者に対して支援活動を十分に行うことが大きな責務である。

避難生活においては，配給された食事が硬くて食べられない，アレルギー対応食・栄養剤な

---

*要配慮者：災害対策基本法（第8条2の15）では，要配慮者を「高齢者，障害者，乳幼児その他の特に配慮を要する者」と定義し，「国及び地方公共団体は，災害の発生を予防し，又は災害の拡大を防止するため，要配慮者に対する防災上必要な措置に関する事項の実施に努めなければならない」こととしている。

第３章　栄養管理プロセス演習

ど個々の状態に応じた物資の不足や避難所でのバリアフリー化がなされていないなど，要配慮者に対してさまざまな問題が発生し，その対応が求められてきた。

　いずれにせよ，要配慮者に対してしっかりと栄養評価を行い，栄養問題を診断（栄養診断）し，その対応に必要なモノ（特に要配慮者に必要な特殊栄養食品など）を確保し，必要な方に必要なモノを適切かつ迅速に提供するといった栄養介入を行い，個々の栄養状態をモニタリング，評価することで，栄養状態の悪化による災害関連死の危険性のある要配慮者を一人でも減らす取組を成果として判定する必要がある。

(3) 災害時の緊急対応

　災害時の栄養と食を考える際は，災害時の各フェーズに応じた栄養などを考慮した食事の提供を考える必要がある。発災直後は，水分補給とエネルギー補給が重要である。避難所に支援物資が配給されるまでの間は，非常用食品の使用により，水分とエネルギーの補給を最優先に考える。水分の不足は，脱水症や便秘，急性肺血栓塞栓症（エコノミークラス症候群）などを生じる原因となるため，積極的な水分補給が必要である。エネルギーの補給については，これまでの経験から，発災直後のフェーズ 0～1 はおにぎり，カップラーメン，菓子パンなどの炭水化物中心の物資が供給されることが多く，栄養の偏りが続くこともある。フェーズ 2 の段階に入ると，たんぱく質不足への対応，ビタミン，ミネラルの補給などについて早急な対応が求められる。特に「被災」というストレスにさらされることにより，災害時にはエネルギーとともにたんぱく質やビタミン C，抗酸化ビタミンを補給する必要がある。

　しかしながら，震災の種類，規模などによって栄養と食の状況は大きく異なるため，対応がずれ込み，すべてのフェーズで問題が発生することを考えて対処すべきである。災害救助法（災害救助法による救助の程度，方法及び期間並びに実費弁償の基準　厚生労働省告示第 164号）に基づき被災者への食事は提供されるが，さらに食事の改善を求め，場合によっては食費の一般基準の嵩上げ，期間延長を提言するなど，各フェーズの経過とともに食事提供の状況をしっかりと把握して対応することが望まれる。

(4) 栄養管理プロセスの活用

　東日本大震災の際には，厚生労働省から「避難所における食事提供の“計画”・評価のために当面の目標とする栄養の参照量（震災後 1～3 か月）」として，摂取してほしい栄養素の量の目安が示された。これらは「日本人の食事摂取基準（2010 年版）」で示されているエネルギーおよび各栄養素の摂取基準値を基に算定された。また，「避難所における食事提供の“評価”・計画のための栄養の参照量　エネルギーおよび主な栄養素について（震災後 3 か月～）」さらに「対象特性に応じて配慮が必要な栄養素について」，栄養素の摂取不足の回避を目的に，カルシウム，ビタミン A，鉄，および生活習慣病の一次予防のためにナトリウム（食塩）といった栄養素について配慮すべき事項として，食事の充足を評価するための栄養の参照量も示された。

　これら参照量と比較して，栄養管理プロセスにおける災害時に関連する項目を例として記載する。

①栄養評価　【FH 食物・栄養に関連した履歴】食物・栄養素摂取，食環境。【AD 身体計測】【CH 個人履歴】個人情報

②栄養診断　【NI 摂取量】エネルギー出納，水分摂取，栄養素。【NC 臨床栄養】機能的項目【NB 行動と生活環境】知識と信念，食の安全と入手

③栄養介入　【ND 食物・栄養素の提供】食事・間食，補助食品

④栄養モニタリングと評価によるアウトカムデータの収集と総合的影響を評価

　つまり，災害時においても栄養管理プロセスの考え方，方法を用いて実践することが重要なのである。しかしながら，災害発生時の被災地において，①栄養評価，②栄養診断，③栄養介入，④栄養モニタリングと評価によるアウトカムデータの収集と総合的影響を評価するには，まだまだ情報の入手が困難である。そこで，表3-4 被災者健康相談票，表3-5 経過用紙，表3-6 避難所栄養指導計画・報告，表3-7 特別食アセスメントシートにより，被災者の栄養状況等を把握することすら現状では難しいところである。とはいえ，今後はこの栄養管理プロセスの考え方・方法を用いて被災者の栄養状況等を把握し，適切な支援が行えるよう，努める必要がある。

　災害時にはヒト・モノ・カネ・情報・時間（時期）など，いずれが欠けても適切な食事提供ができない。栄養と食の専門職である管理栄養士・栄養士により栄養管理プロセスに基づき，迅速な栄養診断を行い，被災者や避難所の状況を把握（ポピュレーションアプローチ）し，その中から，特に前述した要配慮者に対して積極的な介入（ハイリスクアプローチ）を行うことが重要である。災害時のさまざまな情報に基づき，被災者に対して適切な栄養と食の支援を行い，災害時の栄養に関する緊急対応を行うことが重要である。

　その大きな役割を災害時の栄養と食への対応を熟知した JDA-DAT が担うこととなる。

参考文献

1）災害対策基本法，昭和 36 年 11 月 15 日法律第 223 号（最終改正　平成 27 年 9 月 11 日法律第 66 号）

2）災害救助法，昭和 22 年 10 月 18 日法律第 118 号（最終改正　平成 26 年 5 月 30 日法律第 42 号）

3）関西広域連合広域防災局：避難所の食事内容の改善に関する緊急提案（平成 23 年 5 月 2 日）

4）厚生労働省健康局：避難所における食事提供の計画・評価のために当面目標とする栄養の参照量について（平成 23 年 4 月 21 日事務連絡）

5）厚生労働省健康局：避難所における食事提供に係る適切な栄養管理の実施について（平成 23 年 6 月 14 日事務連絡）

6）公益社団法人 日本栄養士会：災害復興支援活動および日本栄養士会災害支援チームに関する報告書（平成 26 年 9 月 24 日）日本栄養士会災害支援チーム JDA-DAT

第3章　栄養管理プロセス演習

表 3-4　被災者健康相談票

相談日　　　　年　　　　月　　　　日

No		担当者名	
種別	・面接→避難所名又は住所（　　　　　　　　　　　　　　　　　　　　　　　） ・TEL（電話番号：　　　　　　　　　　　　　　　　　）　　　・その他（　　　　　　　）		
相談者氏名			
対象者	・本人 ・本人以外→氏名（　　　　　　　　　　　　　）　　（続柄：　　　　　　　　）		

※以下は，対象者の方についてご記入下さい。

生年月日	明治・大正・昭和・平成・令和　（　　　　）年（　　　　）月（　　　　）日　（　　　　）歳
対象者属性	・乳幼児　・妊婦　・授乳婦　・食物アレルギー
現病歴	・糖尿病　・高血圧　・腎臓病　・その他（　　　　　　　　　　　）
現病歴の治療状況	現在の服薬状況 （　中継　・　継続　） 薬品名（　　　　　　　　　　　　　　　　　　　　　　　　　）
これまでの食事制限	食事制限　　（　　有　・　　無　） 具体的な制限内容　（　　　　　　　　　　　　　　　　　　　　　　）
現在の自覚症状	・発熱　　・吐き気　　・便秘　　・下痢　　・口腔内症状（　　　　　　　） ・歯に関する症状　　・その他（　　　　　　　　　　　　　　　）
現在の食事内容	乳児の場合　　　　（　母乳　・　粉ミルク　・　混合　） 離乳食　　　　　　（　開始　・　未開始　）
	子ども・成人・妊婦・授乳婦・高齢者の場合 （主食　・　たんぱく質を多く含む食品（肉, 魚, 卵, 乳類等）　・　野菜　・　果物） 具体的な食事内容　（　　　　　　　　　　　　　　　　　　　　）
	1日の食事回数（　1回　・　2回　・　3回　・　その他（　　　　　））
	食欲　　　　（　　有　・　　無　）
	水分摂取状況　（　　　　　　　　　mL）
身体活動	（　1日座位・寝ていることが多い　・　身体を動かしている　）
相談内容	
指導内容	
今後の支援計画	（　解決　・　継続　）
自由記載欄	

286

3-7. その他

表3-5 経過用紙

被災者栄養相談票（経過用紙）

救護場所		氏名		No.

年月日 相談方法	相談内容	指導内容	担当者

表3-6 避難所栄養指導計画・報告

　　　　　　年　　　月　　　日（　　　）

巡回日時	避難所名	対象者氏名	年齢	性別	主な疾患	栄養指導実施有無	指導状況	担当者	特記事項

表3-7 特別食アセスメントシート

No.＿＿＿＿＿＿＿

記入日	月　　　日
記入者氏名（	）

No	お名前	年齢	性別	特別食の種類	滞在場所	特別食の具体的内容
1	No. [　　　]		男・女	□乳児用ミルク・離乳食 □摂食・嚥下困難対応食 □アレルギー除去食 　鶏卵・牛乳・小麦・そば・ 　ピーナッツ 　その他（　　　　　　） □塩分制限　□たんぱく制限 □エネルギー調整食 □その他	部屋 No. [　　　]	
2	No. [　　　]		男・女	□乳児用ミルク・離乳食 □摂食・嚥下困難対応食 □アレルギー除去食 　鶏卵・牛乳・小麦・そば・ 　ピーナッツ 　その他（　　　　　　） □塩分制限　□たんぱく制限 □エネルギー調整食 □その他	部屋 No. [　　　]	

287

第 3 章　栄養管理プロセス演習

3–7–2 病診連携での活用

病診連携事例：嚥下障害・低栄養 （73 歳 女性）

病歴

現病歴：10 年前より左手のふるえが出現し，9 年前近医でパーキンソン病初期の診断で L-DOPA が開始された。その後，すくみ足が顕著となり，1 年前より小声，呂律が回らない症状が顕著となり，同年 10 月より歩行不能で車椅子移動となった。今年 1 月に夫が心筋梗塞で急逝して以降，食思低下が出現した。3 か月前から食事を口の中に溜め込んだ後，嚥下困難感があり，吐き出すようになった。体重も 6 か月で 7.6 kg の減少を認めたため，かかりつけ医より 6 月 1 日に当院摂食嚥下外来紹介受診となった。短期間に体重減少，低栄養が進行しているため，在宅療養のままでは栄養状態改善は困難と判断され，入院下での嚥下機能，栄養状態の評価・治療，在宅医療のための環境整備を目的に 6 月 5 日に当科入院。

栄養治療，摂食嚥下機能評価およびリハビリ目的にて当科短期入院となった。

既往歴：パーキンソン病 （64 歳時）

身体所見：頭頚部 眼瞼結膜蒼白，小声，意思疎通は頷きで可能，仮面様顔貌，歯牙欠損，歯動揺あり。左上下肢優位に筋固縮あり，SpO$_2$ 98%，頚部聴診による呼吸音平静

服薬状況 （/日）：（B クリニック処方）エクセグラン® 錠 （抗てんかん薬）100 mg×0.25 錠朝食後，ノウリアスト® 錠 （抗パーキンソン薬）20 mg×1 朝食後，ドパコール® 配合錠 L100 （抗パーキンソン薬）×7 （8 時 1 錠，10 時 1.5 錠，12 時 1 錠，15 時 1.5 錠，18 時 1 錠，23 時 1 錠），ミラペックス®LA 錠 （パーキンソン治療薬）1.5 mg×1 朝食後，コムタン® 錠 （抗パーキンソン薬）100 mg×3 毎食後，セレギリン塩酸塩錠 2.5 mg×2 朝・夕食後，レバミピド錠 （胃粘膜病変改善薬）100 mg×3 毎食後，マグミット® 錠 （緩下剤）×3 毎食後，アローゼン® 顆粒 （便秘治療薬）1 g×1 就寝前 （1 包 0.5 g，調節服用）。

（C 皮膚科処方）タリオン®OD 錠 （鼻炎・皮膚炎治療薬）5 mg×2 朝・夕食後 （内服は家族管理で懸濁せず服用）

生活背景

家族構成／食事担当者：長女，次女と 3 人暮らし／調理担当は次女 （夫：約半年前に死去）

キーパーソン：次女，長女 （次女の方が仕事をしていないため，サポートしやすい）

食事：次女が準備したものを摂取，配膳し自己で摂取できる

居住環境：自宅 （一軒家）

経済状況：年金および同居娘の支援

生活自立度：介護認定 （要介護 1）

歩行・移動：屋内では起き上がり介助，手引き歩行，屋外では車椅子，転倒歴あり

排泄：排尿誘導，見守りが必要，おむつ （リハビリパンツ）使用あり

清潔：娘が介助で入浴

その他：夫が逝去してから気分の落ち込みあり。また，同時期により嚥下困難感が強くなった。

利用している社会資源：デイサービス 1 回/週，リハビリ 2 回/週，関節炎 （CM）：A 整形外科

本人の意向：娘たちと暮らしたい。

臨床検査

血液検査：TP 6.8 g/dL，Alb 3.8 g/dL，Hb 11.8 mg/dL，BUN 13.8 mg/dL，Cr 0.61 mg/dL，UA 3.9 mg/dL，TC 245 mg/dL，HDL-C 79 mg/dL，TG 101 mg/dL，LDL-C （F式）146 mg/dL，Na 130 mEq/L，K 4.4 mEq/L，Cl 91 mEq/L，無機 P 3.2 mg/dL，CRP 0.07 mg/dL

288

3-7. その他

身体計測

身長 148.5 cm，体重 30.4 kg（6月），体重 34.2 kg（4月），BMI13.8 kg/m^2，UBW38.0 kg（80.0%），IBW48.5 kg（62.7%），下腿周囲長 26 cm，体脂肪率 12.9%（体成分分析装置 InBody にて測定）

栄養に焦点を当てた身体所見

発声弱く，発語まで時間を要す。3月頃より嚥下困難感が強くなり，食事（常食一口大）を口の中に溜め込んで飲み込めず，最終的には吐き出している。嚥下評価では口腔期，咀嚼に問題があるが，咽頭期には軽度の障害のみみられたとのこと。歯動揺あり，るい痩著明。

食生活状況

次女と同じ食事を食べているが嚥下困難感あり，最終的に吐き出しているため，どのくらい飲み込んでいるか（摂取できているか）は不明。デイサービス，デイケアでの食事摂取状況も不明。

栄養食事指導（栄養介入）に至った経緯

半年前に夫が心筋梗塞で急逝して以降，食思低下が出現した。3月より食事を口の中に溜め込んだ後，嚥下困難感があり吐き出すようになった。かかりつけ医より6月1日に当院摂食嚥下外来紹介受診となり，入院下での嚥下機能，栄養状態の評価，在宅医療のための環境整備を目的に6月5日に当科入院となり，嚥下機能評価やこれを踏まえた適切な食事調整と栄養補給による栄養状態改善のため栄養介入依頼となった。

栄養ケアの記録

初回介入時

栄養診断	NI-2.1　経口摂取量不足 NC-1.1　嚥下障害
S	最近飲み込みづらくなった。好きなものしか食べたくない。体重が減った。 家に帰りたい。
O	身長 148.5 cm，体重 30.4 kg（1月 38.0 kg，6 か月で−7.6 kg，体重減少率 20%），BMI 13.8 kg/m^2，%UBW 80.0%，%IBW 62.7%，るい痩著明 長女，次女と3人暮らしで調理者は次女，自宅では準備された食事をセッティングし自ら摂取していた。 食形態：嚥下調整食学会分類 2013　コード3相当（施設での食事） 提供食事内容：ミキサー粥，牛乳→ヨーグルト，すべてとろみをつけて提供，笑顔でうなずき摂取するが，嚥下できず，すべて吐き出す。入院にて環境変化による緊張もある様子。食事摂取は困難で，PPN 開始。 ST による簡易評価 　①アイス綿棒による冷圧刺激　嚥下反射惹起なし，むせなし 　②RSST　0 回/30 秒 　③MWST：とろみ（中）水　1〜7 mL/回，複数回嚥下なし，咽頭貯留なし，反射遅延あり，喉頭挙上きわめて弱い，むせなし，嚥下後の湿性嗄声なし 　　※メイバランスミニをストローでむせなく摂取可能 　④フードテスト：咀嚼，食塊形成弱い，反射遅延あり，喉頭挙上きわめて弱い，むせなし，嚥下後の湿性嗄声なし 　⑤舌圧測定（kPa）： i ）10.4， ii ）14.3， iii ）13.8 入院前摂取栄養素等量：不明

289

第3章　栄養管理プロセス演習

	A	夫の急逝後，食思低下が出現した。3月頃より，食事を口の中に溜め込んだ後嚥下困難感があり，吐き出すようになった。体重も6か月で−20％（−7.6kg）の減少を認めており，高度栄養不良である。歯動揺により食事形態が不適切であった可能性がある。摂食嚥下簡易評価にて，摂食嚥下機能低下も認め，高度低栄養でリハビリの効果も十分に得られない状態と推測。摂食嚥下スクリーニングによる嚥下機能に合わせた食形態，調理方法の提案が必要と思われる。目標栄養量確保と摂取量の確認等，栄養療法と並行して摂食嚥下機能評価，リハビリを進めていく必要がある。 目標栄養素等量（/日）：UBW を目標に，エネルギー 1,400〜1,600 kcal（46.3 kg UBW×30〜35 kcal≒1,400〜1,600 kcal），たんぱく質；5 g（46.3 kg×1.0〜1.2，エネルギー比率16％，NPC/N≒150），炭水化物175 g，脂質51 g（エネルギー比率33％），水分1,400 mL 超
		〈栄養診断の根拠〉 　夫の急逝による気分の落ち込みや食事量の低下，6か月で−20％（−7.6 kg）の体重減少があることから，歯動揺のための食形態不適切が原因となった経口摂取量不足である。 　摂食嚥下簡易評価で摂食嚥下機能低下を認めたことから，パーキンソン病進行による嚥下困難増悪が原因となった嚥下障害である。
P：Mx)		摂食機能訓練状況，嚥下機能改善状況（嚥下困難感の確認），食形態の適正度，食事摂取量，体重，気分の落ち込み
	Rx)	目標栄養素等量（/日）：1,400 kcal，たんぱく質 55 g 咀嚼・嚥下機能に合った食形態の調整 確実な内服の確認 かかりつけ医やケアマネージャー・家族への情報提供と情報共有により支援を強化する。 デイサービス・デイケアでの食事摂取状況記録の依頼 かかりつけ医への栄養情報提供書送付による継続支援
	Ex)	嚥下調整食の調理方法（通所事業所・家族調理担当者へ） 必要栄養量確保の必要性を説明する。

【長期目標】経口摂取量確保による ADL の維持。
【短期目標】嚥下状態に応じた食事支援を含めて在宅での栄養療法につなげる。

栄養介入とモニタリング（入院3週間後）

栄養診断	NI-2.1　経口摂取量不足　→　改善傾向 NC-1.1　嚥下障害　→　改善傾向
S	飲み込めるようになってうれしい。訪問リハビリはあまり好まない。外のリハビリに行くほうがよい。
O	体重 30.8 kg（＋0.4 kg），BMI14.0 kg/m^2 食事提供量（/日）：エネルギー 1,400 kcal，たんぱく質 55.0 g （経口 500 kcal，補助食品 910 kcal；エンシュア®・H 朝晩 1 缶 500 kcal，牛乳 1 本 130 kcal，アイスクリーム 200 kcal，ヨーグルト 80 kcal） 食形態：学会分類 2013・コード 2-2〜3，たんぱく質 39.0 g レベル相当の食事を普通量の 1/3 程度目安 栄養素等摂取量（/日）：エネルギー 1,230 kcal （食事 2/3 程度，補助食品 10 割）
A	水分摂取時のむせはみられず，好きなものは問題なく飲めている。食事は舌の動きと飲み込みのタイミングにより口腔内に貯留しているときがあるが，飲み物との交互嚥下でため込みは解消されている。内服による症状の調整，体力の回復とリハビリ継続にて摂食嚥下機能のさらなる改善も見込める状態となった。在宅での療養環境の調整が重要。 改善の要因：栄養状態改善や内服調整により，筋力，嚥下関連器官の協調運動の改善，嚥下のタイミングのずれの軽減ができた。

P：Mx)	摂食機能訓練状況，嚥下機能改善状況（嚥下困難感の確認），食形態の適正度確認，食事摂取量（栄養補助食品から食事への切り替え），体重
Rx)	目標栄養素等量（/日）：エネルギー 1400 kcal/日，たんぱく質 55 g 以下，前回と同様
Ex)	前回内容を継続指導する。

栄養ケア（アウトカム）の総合評価*

夫の急逝去による気分的な落ち込みを機に，食思低下，パーキンソン症状が悪化し，口腔内溜め込みなどの症状を中心とした食事や内服薬などの嚥下困難が出現した。半年で 7.6 kg の体重減少があり衰弱した状態であったが，嚥下機能に合った食事・嗜好品を提供し，リハビリ励行により回復傾向となっている。3 週間で体重増加は 0.4 kg 程度に留まっているが，今後の QOL を左右する重要な時期であり，在宅療養においてもかかりつけ薬局の薬剤師による情報提供，家族への指導，かかりつけ医には主治医より情報提供，ケアマネージャー，施設（ショートステイ先），通所事業所などへ栄養，リハビリ添書にて情報提供を行った。

嚥下機能や食事の経過，嚥下造影検査の結果と解釈，楽しみレベルの経口摂取において適している食形態，個別性が高い対象者であったため，生活期へのサポートスタッフへ情報が伝わるよう工夫した。

在宅での栄養管理は，経腸栄養剤（エンシュア®・H 朝昼で 1 缶ずつ，内服用 1 缶）を基本に栄養補給を行う。経腸栄養剤（1,125 kcal）＋楽しみ程度の食事（約 500 kcal）を提案した。

市販の食品（朝：牛乳 130 kcal　昼：アイスクリーム 200〜250 kcal　夕：ヨーグルト 80 kcal）の摂取で食に対する楽しみ，意識も高く，学会分類 2013・コード 2-2〜3 レベル相当の食事を普通量の 1/3 程度目安に摂取していることを共有した。

*アウトカムの総合評価が情報提供内容のポイントとなる。

栄養アセスメント，栄養診断，栄養介入のポイント

今回の事例のように通所事業所を利用しているが，低栄養リスクに対する視点が不足していた症例では，在宅に関しては対象者の生活を支える多くの職種と連携して栄養改善を継続的に行っていく必要がある。医療資源に限りがある在宅支援を効果的に行うため，退院時カンファレンスにおいて訪問看護事業所，通所事業所スタッフ，家族，かかりつけ医，ケアマネージャーなどと目標について情報共有を行った。入院期間が短縮化される中で，退院後の栄養管理を必要とする患者に適切に介入するためには，入院時の栄養評価で適切に対象者を把握し，退院後の生活支援スタッフとも密に連携して介入する。

しかし，管理栄養士がすべての在宅に退院する患者の退院時カンファレンスに同席できる機会は少なく，栄養管理については他職種が代行している現状がある。今後，病棟配置の強化や栄養管理の時間の捻出が課題となる。

第3章　栄養管理プロセス演習

巻末表 1　栄養診断コード：NI（Nutrition Intake：摂取量）

「経口摂取や栄養補給法を通して摂取するエネルギー・栄養素・液体・生物活性物質に関わることがら」と定義される				
NI-1	エネルギー出納	「実測または推定エネルギー出納の変動」と定義される		
		NI-1.1	エネルギー消費量の亢進	
		NI-1.2	エネルギー摂取量不足	
		NI-1.3	エネルギー摂取量過剰	
		NI-1.4	エネルギー摂取量不足の発現予測	
		NI-1.5	エネルギー摂取量過剰の発現予測	
NI-2	経口・経腸・静脈栄養素補給	「患者・クライエントの摂取目標量と比較した実測または推定経口・非経口栄養素補給量」と定義される		
		NI-2.1	経口摂取量不足	
		NI-2.2	経口摂取量過剰	
		NI-2.3	経腸栄養量不足	
		NI-2.4	経腸栄養量過剰	
		NI-2.5	最適でない経腸栄養法	
		NI-2.6	静脈栄養量不足	
		NI-2.7	静脈栄養量過剰	
		NI-2.8	最適でない静脈栄養法	
		NI-2.9	限られた食物摂取	
NI-3	水分摂取	「患者・クライエントの摂取目標量と比較した，実測または推定水分摂取量」と定義される		
		NI-3.1	水分摂取量不足	
		NI-3.2	水分摂取量過剰	
NI-4	生物活性物質	「単一または複数の機能的食物成分，含有物，栄養補助食品，アルコールを含む生物活性物質の実測または推定摂取量」と定義される		
		NI-4.1	生物活性物質摂取量不足	
		NI-4.2	生物活性物質摂取量過剰	
		NI-4.3	アルコール摂取量過剰	
NI-5	栄養素	「適切量と比較した，ある栄養素群または単一栄養素の実測または推定摂取量」と定義される		
		NI-5.1	栄養素必要量の増大	
		NI-5.2	栄養失調	
		NI-5.3	たんぱく質・エネルギー摂取量不足	
		NI-5.4	栄養素必要量の減少	
		NI-5.5	栄養素摂取のインバランス	
		NI-5.6	脂質とコレステロール	NI-5.6.1	脂質摂取量不足
				NI-5.6.2	脂質摂取量過剰
				NI-5.6.3	脂質の不適切な摂取
		NI-5.7	たんぱく質	NI-5.7.1	たんぱく質摂取量不足
				NI-5.7.2	たんぱく質摂取量過剰
				NI-5.7.3	たんぱく質やアミノ酸の不適切な摂取
		NI-5.8	炭水化物と食物繊維	NI-5.8.1	炭水化物摂取量不足
				NI-5.8.2	炭水化物摂取量過剰
				NI-5.8.3	炭水化物の不適切な摂取
				NI-5.8.4	不規則な炭水化物摂取
				NI-5.8.5	食物繊維摂取量不足
				NI-5.8.6	食物繊維摂取量過剰
		NI-5.9	ビタミン	NI-5.9.1	ビタミン摂取量不足 （1）ビタミンA，（2）ビタミンC，（3）ビタミンD，（4）ビタミンE，（5）ビタミンK，（6）チアミン（ビタミンB$_1$），（7）リボフラビン（ビタミンB$_2$），（8）ナイアシン，（9）葉酸，（10）ビタミンB$_6$，（11）ビタミンB$_{12}$，（12）パントテン酸，（13）ビオチン，（14）その他のビタミン
				NI-5.9.2	ビタミン摂取量過剰 （1）ビタミンA，（2）ビタミンC，（3）ビタミンD，（4）ビタミンE，（5）ビタミンK，（6）チアミン（ビタミンB$_1$），（7）リボフラビン（ビタミンB$_2$），（8）ナイアシン，（9）葉酸，（10）ビタミンB$_6$，（11）ビタミンB$_{12}$，（12）パントテン酸，（13）ビオチン，（14）その他のビタミン
		NI-5.10	ミネラル	NI-5.10.1	ミネラル摂取量不足 （1）カルシウム，（2）クロール，（3）鉄，（4）マグネシウム，（5）カリウム，（6）リン，（7）ナトリウム（食塩），（8）亜鉛，（9）硫酸塩，（10）フッ化物，（11）銅，（12）ヨウ素，（13）セレン，（14）マンガン，（15）クロム，（16）モリブデン，（17）ホウ素，（18）コバルト，（19）その他のミネラル

			NI-5.10.2	ミネラル摂取量過剰 （1）カルシウム，（2）クロール，（3）鉄，（4）マグネシウム，（5）カリウム，（6）リン，（7）ナトリウム（食塩），（8）亜鉛，（9）硫酸塩，（10）フッ化物，（11）銅，（12）ヨウ素，（13）セレン，（14）マンガン，（15）クロム，（16）モリブデン，（17）ホウ素，（18）コバルト，（19）その他のミネラル
		NI-5.11	すべての栄養素	NI-5.11.1	最適に満たない栄養素摂取量の予測
				NI-5.11.2	栄養素摂取量過剰の予測

巻末表 2 栄養診断：NC（Nutrition Clinical：臨床栄養）

		「医学的または身体的状況に関連する栄養問題」と定義される			
NC	臨床栄養	「必要栄養素の摂取を阻害・妨害したりする身体的または機械的機能の変化」と定義される			
		NC-1	機能的項目	NC-1.1	嚥下障害
				NC-1.2	噛み砕き・咀嚼障害
				NC-1.3	授乳困難
				NC-1.4	消化機能異常
		「治療薬や外科療法あるいは検査値の変化で示される代謝できる栄養素の変化」と定義される			
		NC-2	生化学的項目	NC-2.1	栄養素代謝異常
				NC-2.2	栄養関連の検査値異常
				NC-2.3	食物・薬剤の相互作用
				NC-2.4	食物・薬剤の相互作用の予測
		「通常体重または理想体重と比較した，継続した体重あるいは体重変化」と定義される			
		NC-3	体重	NC-3.1	低体重
				NC-3.2	意図しない体重減少
				NC-3.3	過体重・肥満
				NC-3.4	意図しない体重増加

第 3 章　栄養管理プロセス演習

巻末表 3　栄養診断：NB（Nutrition Behavioral/environmental：行動と生活環境）

「知識，態度，信念（主義），物理的環境，食物の入手や食の安全に関連して認識される栄養所見・問題」と定義される

NB	行動と生活環境	「関連して観察・記録された実際の知識と信念」と定義される			
		NB-1	知識と信念	NB-1.1	食物・栄養関連の知識不足
				NB-1.2	食物・栄養関連の話題に対する誤った信念（主義）や態度（使用上の注意）
				NB-1.3	食事・ライフスタイル改善への心理的準備不足
				NB-1.4	セルフモニタリングの欠如
				NB-1.5	不規則な食事パターン（摂食障害：過食・拒食）
				NB-1.6	栄養関連の提言に対する遵守の限界
				NB-1.7	不適切な食物選択
		「報告・観察・記録された身体活動・セルフケア・食生活の質などの実際の問題点」と定義される			
		NB-2	身体の活動と機能	NB-2.1	身体活動不足
				NB-2.2	身体活動過多
				NB-2.3	セルフケア管理能力や熱意の不足
				NB-2.4	食物や食事を準備する能力の障害
				NB-2.5	栄養不良における生活の質（QOL）
				NB-2.6	自発的摂食困難
		「食の安全や食物・水と栄養関連用品入手の現実問題」と定義される			
		NB-3	食の安全と入手	NB-3.1	安全でない食物の摂取
				NB-3.2	食物や水の供給の制約
				NB-3.3	栄養関連用品の入手困難

巻末表 4　栄養診断：NO（Nutrition Other：その他の栄養）

「摂取量，臨床または行動と生活環境の問題として分類されない栄養学的所見」と定義される

NO		「摂取量，臨床または行動と生活環境の問題として分類されない栄養学的所見」と定義される			
		NO-1	その他の栄養	NO-1.1	現時点では栄養問題なし

巻末表

巻末表5 略語表

略語	正式名	訳
AC	arm circumference	上腕周囲長
ADL	activities of daily living	日常生活動作
Alb	albumin	アルブミン
ALP	alkaline phosphatase	アルカリホスファターゼ
ALT	alanine amino transferase	アラニンアミノトランスフェラーゼ
AST	aspartate aminotransferase	アスパラギン酸アミノトランスフェラーゼ
BNP	brain natriuretic peptide	脳性ナトリウム利尿ホルモン
BP	blood plessure	血圧
BS	blood sugar	血糖
BT	body temperature	体温
BTR	branched chain amino acid to tyrosine ratio	総分岐鎖アミノ酸/チロシンモル比
BUN	blood urea nitrogen	血液尿素窒素
BV	bevacizumab	ベバシズマブ
Ca	calcium	カルシウム
CA19-9	carbohydrate antigen 19-9	糖鎖抗原 19-9；腫瘍マーカー
CC	calf circumference	下腿周囲長
ChE	cholinesterase	コリンエステラーゼ
CONUT	controlling nutritional status	CONUT 法による栄養評価
COPD	chronic obstructive pulmonary disease	慢性閉塞性肺疾患
Cr	creatinine	クレアチニン
CRP	C-reactive protein	C 反応性たんぱく
DWI	diffusion-weighted imaging	拡散強調像
％E	percent energy	エネルギーパーセント
FBS	fasting blood glucose(sugar)	空腹時血糖
Glu	glucose	グルコース
γGT	gamma-glutamyl transpeptidase	γ-グルタミルトランスペプチダーゼ
Hb	hemogllolbin	ヘモグロビン
HbA1c	hemogllolbin A1c	ヘモグロビン A1c
HDL-C	high density lipoprotein cholesterol	HDL コレステロール
HR	heart rate	心拍数
Ht	hematocrit	ヘマトクリット
IADL	instrumental activities of daily living	手段的日常生活動作
IBW	ideal body weight	理想体重
K	potassium	カリウム
LBM	lean body mass	除脂肪体重

295

LDH	lactate dehydrogenase	乳酸脱水素酵素
LDL-C	low density lipoprotein cholesterol	LDL コレステロール
Lymp	lymphocyte	リンパ球
MCH	mean corpuscular hemoglobin	平均赤血球ヘモグロビン量
MCHC	mean corpuscular hemoglobin concentration	平均赤血球ヘモグロビン濃度
MCV	mean corpuscular volume	平均赤血球容積
METs	metabolic equivalents	メッツ（運動強度の単位）
MetS	metabolic syndrome	メタボリックシンドローム
MRA	magnetic resonance angiography	核磁気共鳴血管検査
MRI	magnetic resonance imaging	磁気共鳴画像
MWST	modified water swallowing test	改訂水飲みテスト
Na	sodium	ナトリウム
Neut	neutrophils	好中球
NIHSS	national institutes of health stroke scale	脳卒中神経学的重症度
NPC/N	non-protein calorie/nitrogen	非たんぱく質カロリー/窒素比
PLT	platelet count	血小板数
RBC	red blood cell count	赤血球数
rt-PA	recombinant tissue plasminogen activator	（アルテプラーゼ）静注療法（血栓溶解療法）
SBP	systolic blood pressure	収縮期血圧
SGA	subjective global assessment	主観的包括的栄養評価
SMI	skeletal muscle mass index	骨格筋量指数
TC	total cholesterol	総コレステロール
TG	triglyceride	トリグリセリド
TLC	total lymphocyte count	総リンパ球数
TTR	transthyretin	トランスサイレチン（プレアルブミン）
TP	total protein	総たんぱく質
UA	uric acid	尿酸
WBC	white blood cell count	白血球数
Zn	zinc	亜鉛
XELOX	caoecitabine＋oxaliplatine therapy	カペシタビンとオキサリプラチンを組み合わせた治療法（セロックス）

巻末演習

第一出版（株）のウェブサイトより演習問題，解答用紙，解答例がダウンロードできます。

1）演習問題・解答用紙ダウンロードページ

https://daiichi-shuppan.co.jp/pages/ncp_exercise

2）解答例ダウンロードページ

https://daiichi-shuppan.co.jp/pages/ncp_example

索 引

あ

アウトカム	184
アウトカム管理システム	184
アウトカム指標	176
アテローム血栓性脳梗塞	210
アルコール摂取量過剰	84
安全でない食物の摂取	138

い

胃がん術後	198
意図しない体重減少	121
意図しない体重増加	123
医療診断	7
医療分野の栄養管理プロセス	188
医療用補助食品	145, 154

え

鋭敏度	16
栄養改善法	2
栄養介入	143, 146, 148, 150
——のための戦略	164
栄養介入計画	61, 146
栄養カウンセリング	143, 148, 156
栄養管理	13
——の記録方法	178
栄養管理記録票（例）	182
栄養管理計画書	274
栄養管理プロセス	4, 5, 8, 10, 176
医療分野の——	188
学校教育分野の——	233
公衆栄養分野の——	227
災害時の——	283
地域活動分野の——	254
病診連携の——	288
福祉分野の——	216
保険制度と——	269

栄養関連の検査値異常	117
栄養関連の提言に対する遵守の限界	130
栄養関連用品の入手困難	141
栄養教育	143, 146, 148, 155
栄養教育-応用	146, 156
栄養教育計画	61
栄養教育-内容	146, 156
栄養教諭	233
栄養ケア関連領域との調整	144
栄養ケア・マネジメント	3, 10, 216, 279
栄養失調	86
栄養障害の二重負荷	3
栄養情報提供書	276
栄養処方	147
栄養所要量	2
栄養診断	6, 10, 26, 57
——の用語	62
栄養診断コード	57, 62
栄養スクリーニング	16
——の評価項目	17
栄養素摂取のインバランス	90
栄養素摂取量過剰の予測	111
栄養素代謝異常	116
栄養素必要量の減少	89
栄養素必要量の増大	85
栄養治療計画	61
栄養に関連した薬物療法管理	146, 155
栄養に焦点を当てた身体所見	45, 48, 173
栄養評価	24, 25
栄養評価データ	25
栄養評価用語とコード	50
栄養不良における生活の質	136
栄養不良の分類	41
栄養モニタリング	61, 170, 173
S状結腸がん	260
エネルギー消費量の亢進	65
エネルギー摂取量過剰	67
——の発現予測	69
エネルギー摂取量不足	66
——の発現予測	68
嚥下障害	112, 265, 288

か

介護福祉施設 ……………………………………271
介護保険 ……………………………………………269
介護保険施設 ………………………………269, 279
介護保険制度 ………………………………………269
改訂水飲みテスト …………………………………46
介入成果 ……………………………………………174
限られた食物摂取 …………………………………78
過体重・肥満 ………………………………………122
学校教育分野の栄養管理プロセス ………233
噛み砕き・咀嚼障害 ………………………………113
感度 …………………………………………………16

き

基礎代謝量の推定式 ………………………………29

け

経過/過程評価 ……………………………………184
経口摂取時の提言項目 …………………………147
経口摂取量過剰 ……………………………………71
経口摂取量不足 ……………………………………70
経腸栄養量過剰 ……………………………………73
経腸栄養量不足 ……………………………………72
経腸・静脈栄養 ……………………………145, 153
結果評価 ……………………………………………184
健康寿命の延伸 ……………………………………3
健康信念モデル ……………………………………158
現時点では栄養問題なし ………………………142

こ

高血圧治療 …………………………………………36
公衆栄養分野の栄養管理プロセス ………227
構造評価 ……………………………………………184
行動変容段階モデル ……………………………162
行動変容理論 ………………………………………12
国際栄養士連盟 ……………………………………4
国立健康・栄養研究所の基礎代謝量の推定
式 ……………………………………………………30
個人情報 ……………………………………………49

さ

災害時の栄養 ………………………………………283

災害時の栄養管理プロセス ………………283
在宅訪問栄養食事指導 …………………………254
最適でない経腸栄養法 …………………………74
最適でない静脈栄養法 …………………………77
最適量に満たない栄養素摂取量の予測 …110
サプリメント ………………………………………145
サルコペニア ………………………………………3, 37

し

脂質摂取量過剰 ……………………………………92
脂質摂取量不足 ……………………………………91
脂質の不適切な摂取 ………………………………93
自発的摂食困難 ……………………………………137
社会的学習理論・社会的認知理論 ………160
主観的包括的評価 …………………………………16
授乳困難 ……………………………………………114
消化機能異常 ………………………………………115
上行結腸がん回盲部切除術後 ……………202
静脈栄養量過剰 ……………………………………76
静脈栄養量不足 ……………………………………75
職業倫理 ……………………………………………10
食事・間食 …………………………………145, 153
食事環境 ……………………………………145, 155
食事・ライフスタイル改善への心理的準備
不足 …………………………………………………126
食物アレルギー ……………………………………239
食物・栄養関連の知識不足 …………………124
食物・栄養関連の履歴 …………………27, 170
食物・栄養関連の話題に対する誤った信念
（主義）や態度 …………………………………125
食物・栄養素の提供 ………………143, 145, 152
食物繊維摂取量過剰 ……………………………102
食物繊維摂取量不足 ……………………………101
食物テスト …………………………………………46
食物・薬剤の相互作用 …………………………118
　――の予測 ………………………………………119
食物や食事を準備する能力の障害 ………135
食物や水の供給の制約 …………………………139
腎疾患 ………………………………………………193
身体活動過多 ………………………………………133
身体活動不足 ………………………………………132
身体計測 ……………………………………40, 173

索引

身体所見　栄養に焦点を当てた…45, 48, 173

す

推定エネルギー必要量 …………………28
推定脂質必要量 …………………………30
推定食物繊維必要量 ……………………32
推定水分必要量 …………………………32
推定炭水化物必要量 ……………………32
推定たんぱく質必要量 …………………31
推定ビタミン必要量 ……………………33
推定微量元素必要量 ……………………33
推定ミネラル・微量元素必要量 ………33
水分摂取量過剰 …………………………80
水分摂取量不足 …………………………79
ストラクチャー …………………………184

せ

生化学データ ………………………48, 173
成果説明責任 ……………………………176
生活習慣病 ………………………………3
生活の質 …………………………………3
　　栄養不良における―― ……………136
生物活性物質 ……………………………154
生物活性物質摂取量過剰 ………………82
生物活性物質摂取量不足 ………………81
摂食支援 ……………………………145, 155
セルフケアの管理能力や熱意の不足……134
セルフモニタリングの欠如 ……………127
専門職 ……………………………………10

そ

巣状分節性糸球体硬化症 ………………193
咀嚼障害 …………………………………113

た

体重減少 …………………………………121
体重増加 …………………………………123
多系統筋萎縮症 …………………………255
炭水化物摂取量過剰 ……………………98
炭水化物摂取量不足 ……………………97
炭水化物の不適切な摂取 ………………99
たんぱく質・エネルギー摂取量不足 ……88

たんぱく質摂取量過剰 …………………95
たんぱく質摂取量不足 …………………94
たんぱく質やアミノ酸の不適切な摂取 …96

ち

地域活動分野の栄養管理プロセス………254
地域包括ケアシステム …………………261
超高齢社会 ………………………………3
腸閉塞 ……………………………………260

て

低栄養 ………………………223, 280, 288
低体重 ……………………………………120

と

糖尿病 ……………………………………189
特異度 ……………………………………16

に

日本栄養士会災害支援チーム …………283
認知・行動理論 …………………………158
認知症 ……………………………………217

の

脳性麻痺 …………………………………220

は

パーキンソン病 ……………………223, 255
ハリス・ベネディクト式 ………………30
反復唾液飲みテスト ……………………46
汎理論的モデル・行動変容段階モデル…162

ひ

PES 報告書 ………………10, 12, 60, 271
比較基準値 ………………………………27
非感染性慢性疾患 ………………………2
非経口摂取時の提言と指標 ……………148
ビタミン摂取量過剰 ……………………105
ビタミン摂取量不足 ……………………103
ビタミン・ミネラル補助食品 …………154
肥満 …………………………34, 122, 234
病診連携の栄養管理プロセス …………288

ふ

不規則な食事パターン ················· 128
不規則な炭水化物摂取 ················ 100
福祉分野の栄養管理プロセス ·········· 216
不適切な食物選択 ····················· 131
フレイル ·······················3, 37, 45
プロセス ···························· 184

へ

偏食 ·························· 249

ほ

保険制度と栄養管理プロセス ·········· 269
補助食品 ····················145, 154

ま

慢性閉塞性肺疾患 ····················· 206

み

水飲みテスト ························46
ミネラル摂取量過剰 ·················· 109
ミネラル摂取量不足 ·················· 107

め

メタボリックシンドローム ·········3, 228
　　――の診断基準 ··············45, 232

も

目標体重 ··························40
モニタリング計画 ················61, 146
問題志向型システム ··········178, 188
問題志向型診療記録 ··········179, 188

や

薬物療法管理 ······················· 155
痩せ ····························· 245

よ

要配慮者 ·························· 283

り

理論的基礎・アプローチ ··············· 157

臨床栄養 ····················63, 112
臨床検査値 ························· 177

欧文

accountability ……………………176

ADIME ……………………………178

Body Mass Index（BMI）……………40

CHASE ……………………………271

Controlling Nutritional Status（CONUT）
………………………………………22

COPD ……………………………206

CS ……………………………………27

double burden malnutrition（DBM）………3

Geriatric Nutritional Risk Index（GNRI）
………………………………………22

Global Leadership Initiative on
Malnutrition（GLIM）………………45

International Confededration of Dietetic
Association（ICDA）…………………5

JARD2001 …………………………43

LIFE ……………………………216, 271

Malnutrition Screening Tool（MST）……20

Malnutrition Universal Screening Tool
（MUST）……………………………18

medical diagnosis ……………………7

Mini Nutritional Assessment（MNA）…17

MNA®-SF …………………………17

MNA®-short form …………………17

Nutrition Assessment ………………24

Nutrition Care and Management（NCM）
…………………………………3, 10

Nutrition Care Process（NCP）
…………………………………4, 24

Nutrition Diagnosis ………………6, 10

Nutrition Risk Screening 2002（NRS2002）
……………………………………19

outcome …………………………184

PES ……………………7, 12, 60, 188

POMR ……………………179, 188

POS ………………………178, 188

process …………………………184

quality of life（QOL）………………3

SOAP………………………180, 182

structure …………………………184

subjective global assessment（SGA）……16

VISIT ……………………………271

URL https://daiichi-shuppan.co.jp
上記の弊社ホームページにアクセスしてください。

＊訂正・正誤等の追加情報をご覧いただけます。
＊書籍の内容，お気づきの点，出版案内等に関するお問い合わせは，
　「ご意見・お問い合わせ」専用フォームよりご送信ください。
＊書籍のご注文も承ります。
＊書籍のデザイン，価格等は，予告なく変更される場合がございます。
　ご了承ください。

改訂新版　栄養管理プロセス

平成30（2018）年 9月 1日	初 版 第 1 刷 発 行
令和 3（2021）年 3月22日	2 版 第 1 刷 発 行
令和 4（2022）年 4月 7日	改訂新版初版第 1 刷発行
令和 7（2025）年 3月12日	改訂新版第 2 版第 1 刷発行

監修　　　　栄養ケアプロセス研究会

編著者　　　木戸　康博
　　　　　　中村　丁次
　　　　　　寺本　房子

発行者　　　井上　由香

発行所　　　第一出版株式会社

　　　　　　〒105-0004　東京都港区新橋5-13-5　新橋MCVビル7階

　　　　　　電話 (03) 5473-3100　FAX (03) 5473-3166

印刷・製本　　大日本法令印刷

※ 著者の了解により検印は省略
定価は表紙に表示してあります。乱丁・落丁本は，お取替えいたします。

©Eiyo Kea Purosesu Kenkyu-kai, 2025

JCOPY ＜（一社）出版者著作権管理機構 委託出版物＞
本書の無断複写は著作権法上での例外を除き禁じられています。複写される場合は，そのつど事前に，
（一社）出版者著作権管理機構（電話 03-5244-5088, FAX 03-5244-5089, e-mail: info@jcopy.or.jp)
の許諾を得てください。

ISBN978-4-8041-1501-6　C1077